高等职业学校"十五五"规划临床医学专业新形态教材

供临床医学、预防医学、公共卫生管理、护理等专业使用

基本公共卫生服务实务

Jiben Gonggong Weisheng Fuwu Shiwu

主　编　◎　杨晓波　　王永红　　郭嘉丽

副主编　◎　刘楠楠　　王玉平　　赵俊杰　　马九零

编　者　（以姓氏笔画为序）

马九零　湖北三峡职业技术学院

王玉平　邢台医学院

王永红　邢台医学院

冯亚静　承德护理职业学院

刘楠楠　广西卫生职业技术学院

杨晓波　广西卫生职业技术学院

张力文　雅安职业技术学院

赵俊杰　南阳医学高等专科学校

郭嘉丽　湖北三峡职业技术学院

董　赟　雅安职业技术学院

熊田甜　深圳市宝安区公共卫生服务中心

华中科技大学出版社

http://press.hust.edu.cn

中国·武汉

内 容 简 介

本书是高等职业学校"十五五"规划临床医学专业新形态教材。

本书围绕国家基本公共卫生服务项目涵盖的内容，共五章，分别为绪论、全人群的基本公共卫生服务项目、重点人群的基本公共卫生服务项目、面向患病人群的基本公共卫生服务项目和卫生计生监督协管。

本书可供临床医学、预防医学、公共卫生管理、护理等专业使用，也可作为基层全科医师、基层社区卫生护理人员等继续教育培训的参考教材。

图书在版编目(CIP)数据

基本公共卫生服务实务 / 杨晓波，王永红，郭嘉丽主编. -- 武汉：华中科技大学出版社，2025.1.
ISBN 978-7-5772-1588-4
Ⅰ．R199.2
中国国家版本馆 CIP 数据核字第 2025BU5280 号

基本公共卫生服务实务
Jiben Gonggong Weisheng Fuwu Shiwu

杨晓波　王永红　郭嘉丽　主编

策划编辑：居　颖
责任编辑：李　佩　张　琴
封面设计：廖亚萍
责任校对：李　琴
责任监印：周治超

出版发行：华中科技大学出版社(中国·武汉)　　电话：(027)81321913
　　　　　武汉市东湖新技术开发区华工科技园　　邮编：430223
录　　排：华中科技大学惠友文印中心
印　　刷：武汉市洪林印务有限公司
开　　本：889mm×1194mm　1/16
印　　张：11
字　　数：310千字
版　　次：2025年1月第1版第1次印刷
定　　价：48.00元

本书若有印装质量问题，请向出版社营销中心调换
全国免费服务热线：400-6679-118　竭诚为您服务
版权所有　侵权必究

高等职业学校"十五五"规划临床医学专业新形态教材

丛书编委会

主任委员： 沈曙红

委　　员（按姓氏笔画排序）

马慧玲（汉中职业技术学院）
王　磊（沧州医学高等专科学校）
牛莉娜（海南医科大学）
邓元荣（福建卫生职业技术学院）
申社林（邢台医学院）
冯　丽（随州职业技术学院）
吕　亮（承德护理职业学院）
朱慧芳（廊坊卫生职业学院）
刘西常（齐鲁医药学院）
李小山（重庆三峡医药高等专科学校）
杨晓波（广西卫生职业技术学院）
张　雪（广州卫生职业技术学院）
张永霞（广州卫生职业技术学院）
张晓玲（达州职业技术学院）
陈　平（广东茂名健康职业学院）
陈铁军（益阳医学高等专科学校）
陈雅静（漳州卫生职业学院）
范国正（娄底职业技术学院）
林　坚（红河卫生职业学院）
林建兴（漳州卫生职业学院）
周毕军（南阳医学高等专科学校）
周志宏（益阳医学高等专科学校）
赵艳芝（首都医科大学燕京医学院）
宫爱民（海南医科大学）
郭凌志（湘潭医卫职业技术学院）
黄　涛（黄河科技学院）
符勤怀（广州卫生职业技术学院）
彭海波（广东茂名健康职业学院）
路风贤（石家庄人民医学高等专科学校）
蔺　坤（德宏职业学院）
熊海燕（广东茂名健康职业学院）
魏双平（邢台医学院）

编写秘书： 蔡秀芳　居颖　余雯

网络增值服务

使用说明

欢迎使用华中科技大学出版社资源网

教师使用流程

（1）登录网址：https://bookcenter.hustp.com/resource/index.html（注册时请选择教师用户）

注册 → 登录 → 完善个人信息 → 等待审核

（2）审核通过后，您可以在网站使用以下功能：

下载教学资源　建立课程　管理学生　布置作业　查询学生学习记录等（教师）

学生使用流程

（建议学员在PC端完成注册、登录、完善个人信息的操作。）

（1）PC端学员操作步骤

① 登录网址：https://bookcenter.hustp.com/resource/index.html（注册时请选择普通用户）

注册 → 登录 → 完善个人信息

② 查看课程资源：（如有学习码，请在个人中心-学习码验证中先验证，再进行操作。）

首页课程 →（选择课程）课程详情页 → 查看课程资源

（2）手机端扫码操作步骤

手机扫码 → 登录 → 查看数字资源 / 注册

总 序

近年来,以习近平同志为核心的党中央高度重视教材建设,加强了党对教材工作的全面领导,明确教材建设国家事权,专门成立了国家教材委员会,充分体现出教材建设的重要性和紧迫性。《国家职业教育改革实施方案》《国务院办公厅关于加快医学教育创新发展的指导意见》等文件明确指出,要立足于服务基层医疗卫生服务体系,大力推进基层医疗卫生人才培养,助力乡村振兴,赋能健康中国。

为了进一步贯彻落实文件精神,适应临床医学职业教育改革发展的需要,服务"健康中国"对高素质技能人才培养的需求,充分发挥教材建设在提高人才培养质量中的基础性作用,华中科技大学出版社经调研后,在全国卫生健康职业教育教学指导委员会专家和国家"双高"院校建设核心团队的指导下,组织全国70余所高职高专医药院校的400余位老师编写本套高等职业学校"十四五"规划临床医学专业新形态教材。

本套教材积极贯彻教育部《"十四五"国家信息化规划》要求,推进教材的信息化建设水平,打造具有时代特色的"融合教材",服务并推动教育信息化。本套教材充分反映了各院校的教学改革成果和研究成果,教材编写体系和内容均有所创新,在编写过程中重点突出以下特点。

1. 专家指导,铸造精品 在全国卫生健康职业教育教学指导委员会专家的指导下,紧跟医学教育改革的发展趋势和职业教育教材建设工作,具有鲜明的高等卫生职业教育特色,旨在打造一批精品教材。

2. 岗课赛证,融通协同 对接健康中国战略,面向基层医疗确定教学内容,聚焦"岗课赛证"融通,贯穿以校企双元为依托,案例为载体,项目为导向,突出实用性,根据最新颁发的国家标准、规范、政策、准则要求,突出基于岗位胜任力进行编写,重点强调培养学生用理论去解决实践问题的能力,打造"书—岗—课—网"新形态一体化教材。

3. 课程思政,德育并举 落实立德树人的根本任务,注重医德医风教育,着力培养学生"敬佑生命、救死扶伤、甘于奉献、大爱无疆"的医者精神,以"融盐于水"的理念体现课程思政。教学中的思政元素包括职业素养、创新素养、科学精神、人文伦理、安全意识、规范意识、工匠精神、团队精神等。

4.创新形态,理念先进 采用"互联网+"思维编写教材,配套多样化数字资源,构建信息量丰富、学习手段灵活、学习方式多元的新形态一体化教材体系,推进教材的数字化建设。

本套教材得到了专家和领导的大力支持与高度关注,我们衷心希望这套教材能在相关课程的教学中发挥积极作用,并得到读者的青睐。我们也相信这套教材在使用过程中,通过教学实践的检验和实际问题的解决,能不断得到改进、完善和提高。

高等职业学校"十五五"规划临床医学专业新形态教材
丛书编委会

前言

一直以来,党和国家高度重视人民健康,始终把保障人民健康放在优先发展的战略位置。党的二十届三中全会通过的《中共中央关于进一步全面深化改革、推进中国式现代化的决定》提出了"实施健康优先发展战略,健全公共卫生体系,促进社会共治、医防协同、医防融合"的改革任务。2009年开始实施的国家基本公共卫生服务项目成为"医防协同、医防融合"的关键切入点,该项目具有全面性、系统性和公益性等显著特点。

编者期望本书能为临床医学、预防医学、公共卫生管理、护理等专业的学生以及新入职从事基层公共卫生服务的医疗卫生人员提供公共卫生服务的基本知识和技能,为促进国家基本公共卫生服务项目的高质量实施、推动"医防协同、医防融合"改革任务尽绵薄之力。本书围绕国家基本公共卫生服务项目涵盖的内容,共分为五章:绪论、全人群的基本公共卫生服务项目、重点人群的基本公共卫生服务项目、面向患病人群的基本公共卫生服务项目和卫生计生监督协管。教师在教学过程中可引导学生理解基本公共卫生服务的基本概念和原理,了解我国基本公共卫生服务的发展历程,熟悉我国基本公共卫生服务的相关政策要求,并掌握其基本理论、基本知识和基本技能,提高分析和解决在工作岗位中常见问题的能力,最重要的是培养学生以人民为中心,甘于奉献、大爱无疆的医者精神。

本书的编者不仅有来自教学一线的教师,也有来自基层一线从事基本公共卫生服务的工作人员。编者在编写过程中力求对接岗位需求和执业资格考试内容。本书配备了相应的课件、习题、微课等教学资源,以便教师教学使用。

感谢华中科技大学出版社对本书出版的大力支持以及居颖编辑的

悉心帮助！编者在编写过程中参考了同类教材、专著和期刊等，也参考了相关考试的培训辅导资料，在此对原作者一并表示衷心的感谢！因编写时间有限，本书还有诸多不完善之处，恳切希望广大读者提出宝贵意见。

目 录

MULU

第一章 绪论 /1

第一节 基本公共卫生服务概述 /1
第二节 我国基本公共卫生服务的发展历史与现况 /5

第二章 全人群的基本公共卫生服务项目 /7

第一节 居民健康档案管理服务规范 /7
第二节 健康教育 /11
第三节 健康素养促进行动及免费提供避孕药具 /23

第三章 重点人群的基本公共卫生服务项目 /36

第一节 预防接种 /36
第二节 0～6岁儿童健康管理 /51
第三节 孕产妇健康管理 /69
第四节 老年人健康管理 /83
第五节 中医药健康管理 /101

第四章 面向患病人群的基本公共卫生服务项目 /116

第一节 慢性病管理 /116
第二节 传染病及突发公共卫生事件管理 /135

第五章 卫生计生监督协管 /147

主要参考文献 /163

第一章 绪 论

第一节 基本公共卫生服务概述

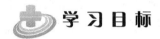

知识目标： 能说出基本公共卫生服务的相关概念和国家基本公共卫生服务项目包含的内容，能区分公共卫生服务与基层公共卫生服务的概念。

能力目标： 能分辨不同人群对应的国家基本公共卫生服务项目，能对国家基本公共卫生服务项目的内容进行介绍。

素质目标： 树立扎根基层，做党和人民信赖的好医生的理想信念。

在《"健康中国 2030"规划纲要》中，明确了要坚持"以基层为重点，以改革创新为动力，预防为主，中西医并重，将健康融入所有政策，人民共建共享的卫生与健康工作方针"，强调了高质量的基层公共卫生服务对提升人民健康水平的重要性。要做好基层公共卫生工作，首先要理解基层公共卫生工作的一些基本概念。

一、公共卫生基本知识

（一）公共卫生的内涵

公共卫生的内涵是随着社会经济的发展和人类对健康认识的加深而不断发展的。19 世纪，公共卫生在很大程度上等同于环境卫生和预防疾病的策略。20 世纪，公共卫生的内涵已经扩大到包括环境卫生、控制传染病、进行个体健康教育、组织医护人员对疾病进行早期诊断和治疗，发展社会体制，保障公民享有生命健康权。目前，学术界通常采取 WHO 对公共卫生所下的定义：公共卫生是一门通过有组织的社区活动来改善环境、预防疾病、延长生命和促进心理和躯体健康，并能发挥个人更大潜能的科学和艺术。

2003 年 7 月 28 日，时任国务院副总理的吴仪同志在全国卫生工作会议的报告中指出，公共卫生就是组织社会共同努力，改善环境卫生条件，预防控制传染病和其他疾病流行，培养良好卫生习惯和文明生活方式，提供医疗卫生服务，达到预防疾病，促进健康的目的。因此公共卫生需要政府、团体和民众的广泛参与，共同努力。

（二）公共卫生的特点

1. 以健康为中心 促进健康是公共卫生的目标，以健康为中心是公共卫生的重要特征。公共卫生的健康观是指身心的全面健康,强调健康不仅仅是一种状态,更是一种能力和资源,是人们适应和应对生活挑战和改变生活的能力。

2. 预防为主 "公共卫生"和"预防"始终紧密相连。公共卫生的首要任务便是预防疾病。在人民群众中,"预防"甚至比"公共卫生"更深入人心,"预防"是一个被广泛理解与重视的概念。

3. 依赖多学科支撑 公共卫生是一门学科。解决公共卫生问题需要应用多学科的知识,需要预防医学、基础医学、临床医学和社会科学等诸多学科协同作战。这种依赖多学科协作的方法也是公共卫生的特点之一。

4. 政府发挥主导作用 公共卫生属于国家的公共事业,所关注的是整个社会人民群众的健康,同时具备公有、公用和公益的性质。①公有:公共卫生采用公共生产和公共供应方式提供服务。②公用:公共卫生产品为全民服务。③公益:公共卫生以社会公众获取健康为目的,通过加强公共卫生体系建设、增加公共卫生产品的供给、改善公共卫生服务质量,为整个社会公众带来更多的健康和福利。

5. 需要各部门协作,全社会参与 健康受到社会、政治、经济、文化、教育等多种因素的影响,因此公共卫生工作不是仅依靠卫生部门,而是需要相应机构和部门的共同协作,具有极强的社会性。公共卫生为公众服务,也需要公众参与。公共卫生的特点就是组织社会,共同努力,预防疾病,促进健康;公共卫生无时不在,无处不有,人人参与,人人享有。缺少公众的参与,就无法实现公共卫生的目标。

6. 法律法规保证 公共卫生是社会安全的重要组成部分,为了保障和促进人民身体健康和生命安全,公共卫生监督和管理必不可少,因此公共卫生需要相应的法律法规和制度来规范人们的行为。

7. 公共卫生的产出 公共卫生的最终产出是公共政策,即国家为解决公共健康问题、达成公共目标、实现公共利益发布的管理方案,这也再次强调政府主导在公共卫生工作中发挥关键性作用。

(三) 公共卫生的工作范畴

现代公共卫生的工作范畴大致包括以下 8 个方面。

(1) 构建与完善公共卫生体系,综合考虑卫生资源的投入与分配,最大限度地发挥公共卫生体系的作用。

(2) 鉴别与评价健康危险因素,包括物理、化学、生物、社会-心理-行为等因素以及这些健康危害因素的来源,改善与健康相关的自然环境和社会环境。

(3) 预防与控制疾病和伤残,包括开展公共卫生监测、进行免疫接种、提供医疗保健与必要的医疗服务、健康教育、国民健康素养的培养等。

(4) 公共卫生的实质是公共卫生政策问题,公共卫生管理的长效机制必须建立在法治的基础上。

(5) 突发公共卫生事件与公共卫生危机的处理。

(6) 维护公共卫生安全。公共卫生安全是国家安全的重要组成部分,是构建和谐社会的重要内容,全球化给各国带来了各种益处,但同时要防范全球化带来的更多不确定因素和风险。

(7) 公共卫生伦理是医疗卫生机构及其工作人员行为的规范,公共卫生伦理的原则包括行动利益最大化、公正、对个体的尊重以及信任。

(8) 公共卫生的国际合作,是世界各国发展的迫切需要。应对疟疾、获得性免疫缺陷综合征(AIDS)、严重急性呼吸综合征(SARS)、禽流感、埃博拉病毒、新型冠状病毒感染等全球公共卫生问题,需要广泛开展公共卫生国际合作。

二、国家基本公共卫生服务项目基本知识

（一）相关定义

1. 基本公共卫生服务　是指由疾病预防控制机构、城市社区卫生服务中心（站）、乡镇卫生院等城乡基层医疗卫生机构向全体居民提供的、公益性的公共卫生干预措施，其主要目的是预防、控制疾病。

2. 国家基本公共卫生服务项目　是促进基本公共卫生服务逐步均等化的重要内容，是深化医药卫生体制改革的重要工作，是我国政府针对当前城乡居民存在的主要健康问题，以0～6岁儿童、孕产妇、老年人、慢性病患者为重点人群，面向全体居民免费提供的最基本的公共卫生服务。开展国家基本公共卫生服务项目所需资金主要由政府承担，城乡居民可直接受益。

国家基本公共卫生服务项目覆盖我国所有人口，与人民群众的生活和健康息息相关。实施该项目可促进居民健康意识的提高和不良生活方式的改变，逐步树立自我健康管理的理念；可以减少主要健康危险因素，预防和控制传染病及慢性病的发生和流行；可以提高公共卫生服务和突发公共卫生服务应急处置能力，建立起维护居民健康的第一道屏障，对于提高居民健康素质有重要促进作用。在该项目中，每位中华人民共和国公民，无论性别、年龄、种族、居住地、职业、收入，都能平等地获得国家基本公共卫生服务。这可以理解为人人享有服务的权利是相同的，居民获得相关的国家基本公共卫生服务的机会是均等的，但并不意味着每个人都必须得到完全相同、没有任何差异的国家基本公共卫生服务。国家基本公共卫生服务项目中提供的很多内容是针对重点人群的，如老年人、孕产妇、0～6岁儿童、高血压等慢性病患者等。

（二）确定方式

国家根据经济社会发展状况，考虑政府财政的支持能力，确定对国家基本公共卫生服务项目的经费补偿标准。在此基础上，国家找出对居民健康影响大、具有普遍性和严重性的主要公共卫生问题，综合居民的健康需求、实施健康干预措施的可行性及其效果等多种因素，选择和确定优先的国家基本公共卫生服务项目，努力做到将有限的资源应用于与居民健康关系最密切的问题上，使国家基本公共卫生服务项目工作取得最佳效果。

（三）国家基本公共卫生服务项目的内容

当前，国家基本公共卫生服务项目分为以下14个类别。

1. 居民健康档案管理　在自愿与引导的基础上，为辖区居民免费建立统一、规范的居民健康档案（健康档案主要包括居民基本信息、主要健康问题及卫生服务记录），并对健康信息及时更新以及实行计算机信息化管理，以儿童、孕产妇、老年人、慢性病患者、严重精神障碍患者等为重点人群。

2. 健康教育　针对健康素养基本知识及技能、优生优育、传染病预防及辖区内重点健康问题的内容，向广大居民提供免费健康教育宣传咨询服务，发放健康教育宣传资料，定期更新健康教育宣传栏，举办健康知识讲座，开展公众健康咨询及义诊活动等。

3. 预防接种　为辖区内适龄儿童免费接种乙肝疫苗、卡介苗、脊髓灰质炎疫苗（脊灰疫苗）、百白破疫苗、麻风疫苗、流脑疫苗、乙脑疫苗、麻腮风疫苗等国家免疫规划疫苗。同时，开展非免疫规划疫苗（自费疫苗）接种服务。发现、报告预防接种的疑似异常反应，并协助调查处理。

4. 0～6岁儿童健康管理　为0～6岁儿童免费建立儿童保健手册，开展新生儿访视及儿童保健系统管理。出生后的新生儿可以在家中享受医务人员上门的家庭访视服务。针对儿童不同的生长发育阶段，为其提供生长发育评估、体格检查（体检）、辅助检查、健康指导等服务内容。

5. 孕产妇健康管理 为适龄备孕妇女发放叶酸制剂,并建立产妇孕产检档案,并进行产后访视。

6. 老年人健康管理 对辖区内65岁及以上老年人进行登记管理,每年可以免费获得1次健康管理服务,包括生活方式和健康状况评估、体格检查、辅助检查和健康指导等。其中,辅助检查项目包括肝功能、肾功能、血脂、血常规、尿常规、空腹血糖、腹部彩超、腹部B超、心电图检测等。

7. 慢性病患者健康管理(高血压患者、糖尿病患者) 对原发性高血压、2型糖尿病等慢性病患者进行指导;对35岁以上人群进行门诊首诊测血压;对确诊原发性高血压和2型糖尿病患者登记管理,每3个月至少提供一次面对面随访,每次随访要询问病情、进行体格检查及用药及饮食、运动、心理健康指导。每年对管理的慢性病患者进行一次免费健康体检,内容包括身高、体重、血压、腰围臀围测量和免费做一次空腹血糖检测。

8. 严重精神障碍患者管理 对辖区确诊的严重精神障碍患者进行登记管理;在专业机构指导下对在家居住的严重精神障碍患者进行治疗随访和健康指导。每年对管理的严重精神障碍患者进行一次免费的健康体检,内容包括身高、体重、血压、腰围臀围测量、空腹血糖、血常规、肝功能、肾功能、尿常规及心电图等检查。

9. 肺结核患者健康管理 开展肺结核患者健康管理服务,实行可疑者推介转诊,对患者进行随访管理,监督其规范服药。

10. 传染病及突发公共卫生事件报告和处理 及时发现、登记并报告辖区内发现的传染病病例,参与现场疫点处理。开展结核、艾滋病等传染病防治知识宣传和咨询服务,配合上级医疗卫生机构对非住院结核病患者、艾滋病患者进行治疗管理。

11. 中医药健康管理 积极应用中医药方法重点为辖区65岁及以上老年人和0～36月龄儿童提供保健、疾病预防等健康指导,并通过中医体质辨认对老年人进行体质分型,针对不同体质人群进行精准保健指导。

12. 卫生计生监督协管 主要提供食品安全信息报告、职业卫生咨询指导、饮用水卫生安全巡查、学校卫生服务、非法行医和非法采供血信息报告、非法性别鉴定等卫生计生监督协管服务。

13. 免费提供避孕药具 通过计划生育药具自助机等形式免费向本辖区居民提供避孕药具。

14. 健康素养促进行动 健康素养是指个体获取和理解基本健康信息和服务,并运用这些信息和服务做出正确决策,以维护和促进自身健康的能力。通过促进和提升居民健康素养,加强居民对自身健康的维护意识。

(四) 国家基本公共卫生服务项目的服务主体与服务对象

1. 服务主体 国家基本公共卫生服务主要由乡镇卫生院、村卫生室、社区卫生服务中心(站)负责具体实施。村卫生室、社区卫生服务站分别接受乡镇卫生院和社区卫生服务中心(站)的业务管理,合理承担基本公共卫生服务任务。其他基层医疗卫生机构也可以按照政府部门的部署提供相应的服务。

2. 服务对象 凡是中华人民共和国的公民,无论是城市或农村、户籍或非户籍的常住人口,都能享受国家基本公共卫生服务。但不同的服务项目有不同的服务对象,分类如下。

(1) 面向所有人群的公共卫生服务,如居民健康档案管理、健康教育、传染病及突发公共卫生服务事件报告和处理以及卫生计生监督协管服务。

(2) 面向特定年龄、性别、人群的公共卫生服务,如预防接种、孕产妇与儿童健康管理、老年人健康管理等。

(3) 面向患者的公共卫生服务,高血压、2型糖尿病、严重精神障碍患者健康管理等。

第二节 我国基本公共卫生服务的发展历史与现况

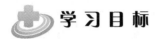

扫码看课件

知识目标:能说出我国基本公共卫生发展的关键时间点。
能力目标:能描述国家基本公共卫生服务项目的发展概况。
素质目标:从我国基本公共卫生服务项目的发展历程感受民族自豪感。

一、发展由来

2009年,作为新一轮深化医药卫生体制改革的一项重要措施,《中共中央 国务院关于深化医药卫生体制改革的意见》中首次提出了开展"促进城乡居民逐步享有均等化的基本公共卫生服务"。同年7月,卫生部、国家人口和计划生育委员会(现国家卫生健康委员会)、财政部联合印发《关于促进基本公共卫生服务逐步均等化的意见》,国家基本公共卫生服务项目自此逐步开展、实施。随后各省均制定了《促进基本公共卫生服务均等化的实施意见》相关文件,明确了促进基本公共卫生服务均等化的目的、目标、原则、措施、要求等,并且每年根据国家下发的《国家基本公共卫生服务项目实施方案》,制定各地的实施方案。

二、政策进展

国家卫生行政部门制定了《国家基本公共卫生服务规范(2009年版)》(卫妇社发〔2009〕98号)、《国家基本公共卫生服务规范(2011年版)》(卫妇社发〔2011〕38号)、《中医药健康管理服务规范》(国卫基层发〔2013〕7号)和《国家基本公共卫生服务规范(第三版)》(国卫基层发〔2017〕13号)。与《国家基本公共卫生服务规范(2011年版)》相比,《国家基本公共卫生服务规范(第三版)》合并了《中医药健康管理服务规范》和《肺结核患者健康管理服务规范》,对有关服务规范内容进行了修改完善,精简和优化了部分工作指标。

三、实施进展

在过去十几年中,国家基本公共卫生服务包含的内容不断扩大,人均筹资水平和总体财政投入不断增长,到2024年,人均国家基本公共卫生服务经费财政补助标准由2009年的15元提高至94元。服务项目从最初的10类服务项目,即居民健康档案管理、健康教育、0~36月龄儿童健康管理、孕产妇健康管理、老年人健康管理、预防接种、传染病报告和处理、高血压患者健康管理、2型糖尿病患者健康管理、严重精神障碍患者管理,发展到如今包含居民健康档案管理、健康教育、预防接种、0~6岁儿童健康管理、孕产妇健康管理、老年人健康管理、慢性病患者健康管理、严重精神障碍患者管理、肺结核患者健康管理、中医药健康管理、传染病及突发公共卫生事件报告和处理、健康素养促进行动、免费提供避孕药具和卫生计生监督协管。其中肺结核患者健康管理、中医药健康管理、卫生计生监督协管是主要扩充项目。

基本公共卫生服务项目的实施,是中国政府切实履行在公共卫生领域职责的实际行动,是中国公共财政管理领域颇具创新的支出形式,在中国公共卫生服务体系的建立健全、进一步改善全体居民的健康状况及社会公平的实现等方面均发挥了积极的、实质性的作用。

四、发展方向

基于我国基本公共卫生服务项目的当前现况,持续做好项目实施工作需要建立由国家政府牵头的以科学证据为基础的项目动态调整机制,制定基本公共卫生服务项目的动态调整和遴选机制。项目遴选要以居民主要健康问题和群众需求为导向,可遵循以下原则。

1. 重要性 紧密围绕《"健康中国 2030"规划纲要》的指导思想,制定"以人民健康为中心""全人群全生命周期"的公共卫生服务项目,以有利于促进健康中国战略规划的主要健康指标的实现为优先原则,选取人群患病率高、疾病负担重或者对家庭、社会造成灾难性影响的疾病或危险因素。

2. 基本性 一方面,要抓住基本公共服务均等性要求,从重要项目中进一步筛选出"基本项目",即选取满足人民群众最需要的公共卫生服务项目;另一方面,基本性也要体现在服务规范中,即提供针对某种公共卫生问题的基本干预措施。

3. 可干预性 即能够通过人群公共卫生干预,通过一级、二级、三级预防措施取得良好效果的疾病或危险因素。

4. 可行性 基本公共卫生服务项目要考虑基层医疗卫生机构服务能力,符合实际,同时要注意选择循证证据充分的干预措施和适宜技术。

5. 敏感性 选择对改善我国居民主要健康指标效果最显著的项目,在服务规范上要强化敏感、有效的干预手段。

6. 经济性 充分考虑各级财政的可负担性,符合成本效益最大化原则,项目纳入前要进行科学严谨的成本测算,同时也要考虑不同地区的成本差异。

练习题及答案

第二章　全人群的基本公共卫生服务项目

第一节　居民健康档案管理服务规范

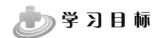

知识目标：能说出居民健康档案的建立流程，居民健康档案的内容。
能力目标：能顺利完成居民健康档案的建立、更新、保管和调用工作。
素质目标：培养良好的沟通能力，养成严谨、务实、认真的工作态度。

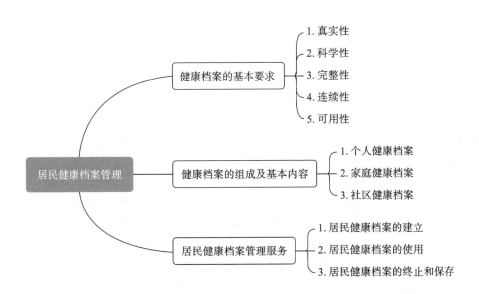

居民健康档案是医疗卫生机构为城乡居民提供医疗卫生服务过程中的规范记录，是以居民个人健康为核心、贯穿整个生命过程、涵盖各种健康相关因素的系统化文件记录，是居民享有均等化公共卫生服务的重要体现，是医疗卫生机构为居民提供高质量医疗卫生服务的有效工具，是各级政府及卫生行政部门制定卫生政策的参考依据。全面、系统、完整的居民健康档案可帮助基层医疗卫生人员了解居民个人及其家庭、社区的相关资料，正确开展居民的健康管理，为居民提供综合、协调、连续和完整的医疗卫生保健服务。

一、健康档案的基本要求

（一）真实性

健康档案应真实地反映居民当时的健康状况,如实地记录居民的病情变化、治疗经过、康复状况等详尽资料;记录时,对于某些不太明晰的情况,一定要通过调查获取真实的结果,不能想当然地加以描述;已经记录在案的资料,不能任意改动。

（二）科学性

健康档案不仅具有医学效力,还具有法律效力,应按医学科学通用规范记录,图表、文字、计量单位使用规范准确,健康问题名称符合疾病分类标准,健康问题描述符合医学规范。

（三）完整性

健康档案资料齐全,记录内容完整。

（四）连续性

居民的健康问题应进行分类记录,每次患病的资料累加,保持资料的连续性。

（五）可用性

记录格式简洁、明了,内容描述条理清晰,保管简便,查找方便,能充分体现其使用价值。

二、健康档案的组成及基本内容

我国健康档案一般由个人健康档案、家庭健康档案、社区健康档案三个部分组成。档案中各表单内容及填写说明可参照《国家基本公共卫生服务规范(第三版)》。

（一）个人健康档案

个人健康档案是指自然人从出生到死亡的整个过程中,其健康状况的发展变化情况以及所接受的各项卫生服务记录的总和。居民个人健康档案内容包括个人基本信息、健康体检、重点人群健康管理记录和其他医疗卫生服务记录。

1. 个人基本信息 包括姓名、性别等基础信息和既往史、家族史等基本健康信息。居民首次建立健康档案时填写个人基本信息表。如果居民的个人信息有所变动,可在原条目处修改,并注明修改时间或重新填写。若失访,在空白处写明失访原因;若死亡,写明死亡日期和死亡原因。若迁出,记录迁入地点基本情况、档案交接情况。0~6 岁儿童无须填写个人基本信息表。

2. 健康体检 包括一般健康体检、生活方式、健康状况及疾病用药情况、健康评价等。老年人,高血压、2 型糖尿病和严重精神障碍患者等的年度健康体检需填写《国家基本公共卫生服务规范(第三版)》所附的健康体检表。一般居民的健康体检可参考使用,肺结核患者、孕产妇和 0~6 岁儿童无须填写该表。体检表中带有 * 的项目,为一般居民建立健康档案时不免费的项目。不同重点人群的免费检查项目按照各专项服务规范的具体说明和要求执行。

3. 重点人群健康管理记录 包括国家基本公共卫生服务项目要求的 0~6 岁儿童、孕产妇、老年人、慢性病患者、严重精神障碍患者和肺结核患者等各类重点人群的健康管理记录。

4. 其他医疗卫生服务记录 包括上述记录之外的其他接诊、转诊、会诊记录等。

个人健康档案采用 17 位编码制(□□□□□□-□□□-□□□-□□□□□),以国家统一的行政区划编码为基础,以村(居)委会为单位,编制居民健康档案唯一编码。前 6 位是县级及县级以上的行政区划,统一使用中华人民共和国行政区划代码;7~9 位是乡镇(街道)级行政区划,按照国家标准《县级以下行政区划代码编码规则》编制;10~12 位是村(居)民委员会等,具体划分为 001~099 表示居委会,101~199 表示村委会,901~999 表示其他组织;后 5 位是居民个人序号,由建档机构根据建档顺序编制。同时将建档居民的身份证号作为身份识别码,为在信息平台上实现资源共享奠定基础。

（二）家庭健康档案

家庭健康档案是指以家庭为单位，记录家庭成员和家庭整体在医疗保健活动中产生的有关健康基本状况、疾病动态、预防保健服务利用情况等的文件材料。

家庭健康档案主要内容如下。

(1) 家庭基本资料：包括家庭住址、家庭成员及每个人的基本资料等。

(2) 家系图：用以表示家庭结构及各成员的健康状况和社会关系。

(3) 家庭卫生保健：记录家庭环境的卫生状况和居住条件、生活起居方式。

(4) 家庭评估资料：包括对家庭结构、功能、家庭生活周期等的评价。

(5) 家庭主要问题目录及其描述：主要记录家庭生活压力事件及危机发生日期问题描述及结果等。

(6) 家庭成员健康资料。

（三）社区健康档案

社区健康档案是记录社区基本资料、社区健康资料、社区卫生服务状况及社区卫生资源等的文件资料。

社区健康档案的主要内容如下。

1. 社区基本资料　包括社区地理位置、经济状况、人口学资料等。

2. 社区健康资料　社区健康问题分布及控制情况、主要健康问题、危险因素情况等。

3. 社区卫生服务状况　门诊统计，如门诊量、门诊常见健康问题种类及构成等；住院统计，如住院患者数量、患病种类及构成等，转诊统计，如转诊患者数量、转诊病种等。

4. 社区卫生资源　包括辖区内卫生服务机构的种类、数量、位置、服务范围等。

三、居民健康档案管理服务

社区卫生服务机构为辖区内常住居民（指居住半年以上的户籍及非户籍居民）提供健康档案管理服务，0～6岁儿童、孕产妇、老年人、慢性病患者、严重精神障碍患者和肺结核患者等为重点人群。居民健康档案内容包括个人基本信息、健康体检、重点人群健康管理记录和其他医疗卫生服务记录。

（一）居民健康档案的建立

(1) 辖区居民到乡镇卫生院、村卫生室、社区卫生服务中心（站）接受服务时，由医务人员负责为其建立居民健康档案，并根据其主要健康问题和服务提供情况填写相应记录，为其填写并发放居民健康档案信息卡。建立电子健康档案信息系统的地区，逐步为服务对象制作发放居民健康卡，替代居民健康档案信息卡，作为电子健康档案进行身份识别和调阅更新的凭证。

(2) 通过入户服务（调查）、疾病筛查、健康体检等多种方式，由乡镇卫生院、村卫生室、社区卫生服务中心（站）组织医务人员为居民建立健康档案，并根据其主要健康问题和服务提供情况填写相应记录。

(3) 已建立电子健康档案信息系统的地区应由乡镇卫生院、村卫生室、社区卫生服务中心（站）通过上述方式为个人建立电子健康档案，并按照标准规范上传至辖区人口健康卫生信息平台，实现电子健康档案数据的规范上报。

(4) 将医疗卫生服务过程中填写的健康档案相关记录表单装入居民健康档案袋统一存放。居民电子健康档案的数据存放在电子健康档案数据中心。

（二）居民健康档案的使用

(1) 已建档居民到乡镇卫生院、村卫生室、社区卫生服务中心（站）复诊时，接诊医生在调取其健康档案后,根据复诊情况,及时更新、补充相应内容。

(2)入户开展医疗卫生服务时,应事先查阅服务对象的健康档案并携带相应表单,在服务过程中记录、补充相应内容。已建立电子健康档案信息系统的机构应同时更新电子健康档案。

(3)对于需要转诊、会诊的服务对象,由接诊医生填写转诊、会诊记录。

(4)所有的服务记录由责任医务人员或档案管理人员统一汇总,及时归档。

(三)居民健康档案的终止和保存

(1)居民健康档案的终止缘由包括死亡、迁出、失访等,均需记录日期。对于迁出辖区的还要记录迁入地点的基本情况、档案交接情况等。

(2)纸质健康档案应逐步过渡到电子健康档案,纸质和电子健康档案由健康档案管理单位(即居民死亡或失访前管理其健康档案的单位)参照现有规定中病历的保存年限、方式负责保存。

【实训案例】

2024年6月8日,某社区新迁入居民廖女士,65岁,既往有高血压病史,服用原居住地门诊医生所开药物治疗,今天首次来到某社区卫生服务中心要求测量血压。

半年以后,廖女士的孙子从外地归来在本地上幼儿园,一家人迁入本社区居住,廖女士因为半月前体检发现血压偏高,已按医生建议更换药物。今天特意来到社区卫生服务中心进行咨询。社区医生为其复测血压为160/85 mmHg。

任务:1.社区医生为廖女士建立居民健康档案。
　　　2.社区医生对廖女士健康档案进行更新。

实训案例材料分析见下表。

工作流程	内容要点	注意事项
判断是否需要建档	确定该居民是否是辖区的常住居民,与居民充分沟通,建立相互信任的关系。档案的建立遵循自愿加引导的原则,对于初诊患者,可以利用诊疗机会建档	
明确建档内容	建立家庭档案:详细询问家庭基本情况、户籍类型等	
	建立个人健康档案:询问个人基本信息,例如姓名、性别、血型、出生日期、民族、身份证号码、家庭住址、联系电话、文化程度、婚姻状况、医疗费用支付方式、有害因素暴露史、过敏史及过敏物质、慢性病史、遗传史等;询问相关的个人健康行为,例如吸烟、饮酒及饮食偏好等	
	对患者进行健康体检	
	评估该居民的主要健康问题:该居民既往患有高血压,记录疾病的发生时间、处理情况及疾病转归	
	根据该次血压测量情况及既往病史,为其建立高血压及老年人健康管理专项档案、记录初次随访及分层评估结果	
	根据该次血压测量情况及既往病史,为其建立高血压及老年人健康管理专项档案、记录初次随访记录及分层评估结果	
健康档案更新	复诊患者首先应调阅该居民的健康档案	
	若换住所,应修改家庭住址	
	家庭成员变化,应进一步完善家庭成员信息	
	确认居民的常住时间,为其新建健康档案,包括免疫接种内容	

续表

工作流程	内容要点	注意事项
健康档案更新	进行一次家庭访视,确认是否有其他新增人员或其他需要了解的具体信息	
	现场对廖女士的血压进行复测,血压测量结果为160/85 mmHg。通过询问了解到廖女士已经更换了高血压药物2周,没有明显好转	
	患者血压连续2次以上控制不理想,药物调整效果不明显,建议转诊上级医院	
	记录患者详细信息,填写预约转诊单	

(马九零)

第二节 健康教育

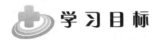

扫码看课件

知识目标:能说出健康教育的定义、分类及特点;健康教育相关理论;健康传播常见方法、健康教育传播材料的制作等。

能力目标:能对不同人群、在不同场所应用恰当的健康教育传播材料和健康教育传播方法进行健康教育活动;能够基于健康教育理论做出健康相关的决策和判断。

素质目标:树立全民健康的观念,培养科学素养与社会责任感,鼓励人们积极参与人民群众健康教育和促进活动。

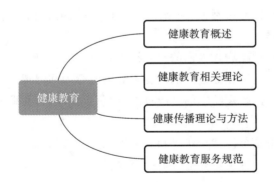

健康是人民群众的基本需求,是国家富强和民族振兴的重要标志。随着社会经济的发展和人民生活水平的提高,人民群众对健康的关注和需求日益增长。健康教育作为公共卫生服务的重要组成部分,对于提升国民健康素质、预防疾病、促进健康发挥着至关重要的作用。通过学习健康教育的基本理论和基本方法,了解并认识健康教育的重要性,在日常生活和工作中更好地推广和实践健康教育。

一、健康教育概述

（一）健康教育的定义

健康教育是指通过有计划、有组织的社会教育活动,促使人们自觉采取有益于健康的行为和生活方式,消除或减轻影响健康的危险因素,预防疾病,促进健康,提高生活质量,并对教育效果做出评价的过程。健康教育的核心是帮助人们树立健康意识、改变健康观念、改善健康相关行为,从而防治疾病,促进健康。健康教育的着眼点是促使个体或群体改变不良行为与生活方式。

（二）健康教育的分类

健康教育可以根据不同的标准和目的进行分类。以下是常见的健康教育的分类方式。

1. 根据教育对象分类

（1）儿童健康教育:针对学龄前儿童和学龄儿童的健康教育。

（2）青少年健康教育:针对中学和大学年龄段青少年的健康教育。

（3）成人健康教育:针对成人的健康教育,包括职业人群、家庭主妇等。

（4）老年人健康教育:针对老年人的健康教育,关注老年病的预防和健康管理。

（5）特殊人群健康教育:针对孕妇、残疾人、慢性病患者等特殊群体的健康教育。

2. 根据教育内容分类

（1）生活方式健康教育:包括饮食、运动、睡眠、戒烟限酒等生活习惯的教育。

（2）疾病预防健康教育:针对特定疾病(如心血管疾病、癌症、传染病等)的预防知识教育。

（3）心理健康教育:关注心理健康知识,如压力管理、情绪调节等。

（4）性健康教育:包括性生理、性心理、性道德和性病预防等方面的教育。

（5）环境健康教育:关于环境保护与健康关系的教育。

3. 根据教育形式分类

（1）学校健康教育:在学校以课程方式进行的健康教育。

（2）社区健康教育:在社区层面进行的健康教育,包括社区活动、讲座等。

（3）职场健康教育:在工作和企业环境中进行的健康教育。

（4）媒体健康教育:通过电视、广播、互联网等媒体进行的健康教育。

（5）自我健康教育:个体通过阅读、网络学习等方式进行的自我教育。

4. 根据教育目的分类

（1）增知性健康教育:旨在增强人们的健康知识和意识。

（2）行为改变健康教育:旨在促使人们改变不健康的行为和习惯。

（3）技能培训健康教育:教授特定的健康技能,如急救技能、自我监测技能等。

5. 根据教育策略分类

（1）个体健康教育:根据个体健康状况和需求进行的健康教育。

（2）群体健康教育:针对特定群体进行的健康教育。

（3）大众健康教育:面向广泛公众,不考虑个体差异的健康教育。

（三）健康教育的特点

1. 具有多学科性 健康教育要运用教育学和行为学的理论和方法进行健康信息的传播和改善健康相关行为。健康教育不仅是一项教育传播活动,同时也是一项社会活动,它离不开社会各部门和社区居民的参与。

2. 以目标人群为中心 以目标人群的健康需求为导向,确定优先解决的问题,提出预期目标和相应的策略和方法,并对活动过程、实施效果和健康影响等做出评价。

3. 以行为改变为目标　健康教育的核心是通过行为干预,促使教育对象的行为发生改变。通过政策干预、组织干预、信息干预及环境干预等,达到预防疾病、促进健康、提高生活质量的目的。

4. 效果具有延迟性　健康教育是一个长期的、持续的过程,其健康结局往往要在几年、十年,甚至数十年后才能显现,具有延迟性。同时,即使出现了健康结局,由于健康的影响因素十分复杂,因此在健康教育效果的归因方面也会存在一定难度。

二、健康教育相关理论

健康教育是一门应用多学科理论的综合性学科,以下是一些与健康教育相关的理论。

（一）健康信念模型(health belief model,HBM)

该模型认为个体的健康行为受到其对疾病威胁的感知、对行为改变益处的感知、促进和阻碍因素以及自我效能的影响。该模型为健康教育模型提供了框架,帮助健康教育工作者理解为什么有些人会采取健康行为,而有些人则不会。健康信念模型的应用可以更有效地设计干预措施,促进健康行为的改变。HBM自创建以来,被广泛应用于控烟、营养、性病艾滋病、高血压筛查、安全带使用、乳腺自检、锻炼等众多的健康教育与健康促进项目和活动的计划、设计和实施工作之中。

1. 感知到威胁和易感性　是指个体对某种疾病或健康问题的严重性和易感性的认识。①感知到威胁是指个体对疾病或健康问题可能导致后果的严重性的看法。如果个体认为某种疾病会导致严重的健康问题、生活质量下降或死亡,那么他可能会认为该疾病是一个严重的威胁。例如,如果个体认为流感可能会导致严重的并发症,如肺炎,那么他可能会更加重视接种流感疫苗。②感知到易感性是指个体认为自己患某种疾病或遇到健康问题的可能性。如果个体认为自己很容易感染某种疾病,他可能会更加关注预防措施。例如,个体知道其家族有心脏病史,他可能会认为自己有较高的患心脏病风险,并因此采取健康的生活方式来降低患病风险。

2. 对健康行为的益处和障碍的感知　对健康行为的益处和障碍的感知是影响个体采取健康行为的关键因素。①对健康行为益处的感知是指个体相信采取特定健康行为将带来的正面结果。这些益处可以是直接的,比如改善健康状况或减少患病风险,也可以是间接的,比如提高生活质量或获得社会认可。益处包括健康改善、心理益处、社会益处等。如果个体认为健康行为的益处很大,他更有可能采取行动。例如,如果个体相信定期锻炼可以显著降低心脏病风险,他可能更有动力坚持锻炼计划。②对健康行为障碍的感知是指个体在采取健康行为时所预期或遇到的困难、挑战或成本。这些障碍可以是实际的,也可以是心理上的,并且可能阻止或延缓个体采取行动。这些障碍包括经济成本、时间投入、身体不适、心理障碍、社会或文化障碍等。如果个体认为采取健康行为的障碍很大,他可能不会采取行动,或者即使开始也可能不会持续。例如,人体认为健康的饮食习惯太昂贵或太难维持,他可能不会尝试改变饮食。

3. 自我效能　是个体对自己完成特定任务或达成目标能力的信念,它涉及个体对自己能力的判断,而不是实际的能力水平。自我效能在健康教育中的应用非常广泛,例如,帮助个体戒烟、增加体育活动、改善饮食习惯等。通过提高自我效能,健康教育者可以帮助人们相信自己能够成功地改变不健康的行为,并维持健康的生活方式。

4. 提示因素　是指激发个体采取健康行为改变的触发器或动机。这些因素可以是内在的或外在的,它们提醒个体采取行动,以预防疾病、促进健康或应对现有的健康问题。①内在提示因素包括个体健康状况变化、个体经验、情绪状态、自我反思等。②外在提示因素包括健康教育活动、媒体信息、他人建议、健康警示、环境变化等。

(二) 阶段变化模型(transtheoretical model,TTM)

该模型也称为行为变化阶段模型(或跨理论模型),在健康行为领域应用较为广泛,在实际工作中为健康教育提供了理论指导。它将行为变化过程分为五个阶段:无转变打算阶段、打算转变阶段、转变准备阶段、行动阶段和行为维持阶段。阶段变化模型的应用可以帮助健康教育和行为干预的设计者更好地理解个体在行为改变过程中的心理状态,从而提供针对性更强的支持和干预。

1. 无转变打算阶段 是指个体在这个阶段没有考虑在未来六个月内改变他的不健康行为。在这个阶段,个体可能没有认识到他的行为有问题,或者他可能认识到问题但不愿意承认或考虑改变。在这一阶段,可以通过以下策略迈入下一个阶段。①增强意识:通过提供健康信息和教育,帮助个体认识到他行为的潜在危害。②建立信任:与个体建立良好的关系,使他更愿意听取关于行为改变的建议。③激发兴趣:使用吸引人的信息和沟通技巧来激发个体对健康行为的兴趣。④提供激励:展示行为改变的积极结果,包括健康改善和生活质量的提高。

2. 打算转变阶段 是指个体在这个阶段开始考虑改变他的不健康行为,并且可能正在权衡改变行为的利弊。这个阶段的个体通常已经认识到他的行为对健康有害,并且可能会开始思考改变的可能性。在这一阶段可以通过以下策略迈入下一个阶段。①增强动机:通过强调行为改变的长期益处和当前行为的潜在风险来增强个体改变的动机。②提供信息:提供关于如何改变行为的具体信息和资源,以减少不确定性。③建立自信:通过正反馈和鼓励来提高个体对自己能够成功改变行为的信心。④社会支持:提供来自家人、朋友或专业人士的社会支持,以帮助个体克服改变的障碍。

3. 转变准备阶段 是指个体在这个阶段已经开始准备改变他的行为,通常在接下来的一个月内他会采取行动。在这个阶段,个体已经完成了对改变行为利弊的权衡,并开始做出实际的准备来实施新的健康行为。在这一阶段可以通过以下策略迈入下一个阶段。①提供具体指导:为个体提供如何实施行为改变的具体指导和技巧。②强化动机:继续强化个体改变行为的动机,强调改变的积极影响。③解决障碍:帮助个体识别并解决可能阻碍行为改变的具体障碍。④建立支持系统:确保个体有获得支持的环境,包括家人、朋友或专业人士的支持。

4. 行动阶段 是指个体在这个阶段积极地、逐步地改变他的行为,并且这种改变已经持续了几个月。在这个阶段,个体已经从准备转变为实际采取行动。为了帮助个体在行动阶段保持动力并成功维持新的行为,可以采取以下策略。①提供支持:继续提供情感支持和实际帮助,以帮助个体克服挑战。②鼓励自我监控:鼓励个体记录他的进步,这可以让他看到自己的成就并保持动力。③设定里程碑:为个体设定短期和长期的里程碑目标,以帮助他跟踪进度并获得成就感。④正反馈:为个体在行动阶段取得的成就提供正反馈和认可。

5. 行为维持阶段 是指个体在这个阶段已经成功地改变了自己的行为,并且这种改变已经持续了一段时间,通常是六个月或更长时间。在这个阶段,个体需要持续的努力来维持新的行为模式。

(三) 社会学习理论(social learning theory,SLT)

该理论强调了观察学习在行为获得和发展中的重要性,并认为学习不仅仅包括直接经验,还包括观察他人的行为及其结果。该理论也称为观察学习理论,该理论强调观察学习在行为获得中的重要性,认为人们可以通过观察他人的行为及其结果的方式进行学习。这种学习方式不需要个体直接体验行为的后果,而是通过观察他人的行为来获得信息。社会学习理论主要包括注意力过程、保留过程、动作复制过程、动机过程四个相互关联的组成部分。

(四) 自我效能理论(self-efficacy theory)

该理论由班杜拉提出,它是社会学习理论的一个重要组成部分。自我效能是指个体对自己能否成功执行某一特定行为以达成预期结果的信念。它不仅是个体对自己能力的简单评估,而且包含了个体对自己能力的信心以及在面对挑战时的坚持和努力程度。自我效能理论强调个体对自己能力的信念在行为动机、行为选择和行为表现中的核心作用。自我效能的形成和改变受到已掌握经验、替代经验、言语说服、情绪状态四个主要因素的影响。自我效能理论在教育、工作场所、健康促进和心理咨询等领域都有广泛的应用。

(五)健康促进模型(health promotion model,HPM)

该模型是一个综合性的模型,它强调个体特征、先前经验、行为结果和互动影响在健康行为中的作用。健康促进模型在健康教育、公共卫生和护理实践中有着广泛的应用。例如,在健康教育中,通过了解个体的个人特质、先前经验和行为结果,设计更有效的健康教育干预措施。

(六)计划行为理论(theory of planned behavior,TPB)

该理论是理性行为理论(theory of reasoned action,TRA)的扩展。TPB是理解人类行为决策过程的一个重要理论,它认为行为意图是预测行为最直接的因素,而行为意图又受到三个因素的影响:个体对行为的态度、主观规范和感知行为控制。个体对行为的态度:个体对执行某一特定行为的积极或消极评价。个体对行为的态度是基于对行为结果的评价,它反映了个体对行为结果的信念和这些结果的评估。主观规范:个体对自己重要他人(如家人、朋友、同事)应该或不应该执行某一行为的感知。主观规范是基于对重要他人期望的信念和对遵从重要他人期望的动机。感知行为控制:个体对自己执行某一行为的难易程度的感知。感知行为控制反映了个体对促进或阻碍行为执行的因素的信念。TPB的优势在于它提供了一个清晰的行为预测框架,并且相对容易测量和应用。

(七)社会认知理论(social cognitive theory,SCT)

该理论是健康教育与健康促进实践的常用理论之一。社会认知理论是一个综合性的理论框架,旨在解释个体如何通过观察、思考和行为来影响自己的行为和信念。该理论认为个体通过观察他人的行为、自我效能感、目标和期望,以及外部环境等因素来影响自己的行为。

(八)生态模型(ecological model,EM)

生态模型强调健康行为受到个体、社会、物理环境等多层次因素的影响,并强调在不同层次上采取干预措施的重要性。该模型主要包括个体、家庭、社区、组织、社会五个层次,强调健康行为受个体、家庭、社区、组织和社会等多个层次因素的影响;不同层次的因素之间存在相互作用和相互依赖的关系;针对不同层次的因素,可以采取相应的干预策略来促进健康。生态模型在健康促进、公共卫生和护理实践中有着广泛的应用。例如,在健康促进中,通过考虑个体所处环境的多层次因素,可以设计更有效的健康干预措施。

(九)健康赋权理论(health empowerment theory,HET)

该理论是一个用于解释和预测个体如何通过赋权过程来促进健康的理论框架。健康赋权理论强调了个体在促进自身健康过程中的主动性和能动性,认为赋权是个体通过自我意识、自我决策和自我行动来获得和维持健康的过程。健康赋权理论在健康教育、公共卫生和护理实践中有着广泛的应用,例如,在健康教育中,通过提高个体的自我意识、自我决策和自我行动能力,帮助个体更好地促进自身健康。健康赋权理论强调了个体在促进自身健康过程中的主动性和能动性。

三、健康传播理论与方法

(一)传播概念及传播过程模式

1. 传播概念 是个体之间、集体之间以及个体与集体之间交换、传递信息的过程。其本质是信息传递,即信息互动、反馈与分享的过程。传播的目的是改变人们的认知、态度、价值观、技能

2. 传播过程模式

（1）拉斯韦尔五因素传播模式：该模式认为，一个传播过程或行为，包含五个环节或因素（图2-2-1），即传播者、信息、媒介、受传者和效果，也就是回答五个问题，即"谁（who）""说什么（what）""通过什么渠道（through what channel）""对谁（to whom）""取得什么效果（with what effect）"，故常称为"5W"模式。

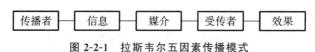

图 2-2-1 拉斯韦尔五因素传播模式

根据拉斯韦尔五因素传播模式，一个基本的传播活动主要由以下五个因素构成。

①传播者（communicator）：传播行为的发起者，即在传播过程中是信息传播的首次发布者。在信息传播过程中，传播者可以是个体，也可以是群体、组织或传播机构。在生活中，我们每个人都在扮演着传播者的角色。

②信息（information）：用一定符号表达出来的对人或事物的态度、观点、判断及情感。这里的信息是指传播者所传递的内容，泛指人类社会传播的一切内容。

③传播媒体（media）：又称为传播渠道，即信息传递的方式和渠道，是信息的载体。通俗来讲，传播媒体就是传送信息的快递员，它是连接传播者和受传者的纽带。在人类社会传播活动中，传播媒体是多种多样的。采取不同的传播媒体对传播的效果有直接的影响。通常传播媒体可以分为以下几类。口头传播：如报告、座谈、演讲、咨询等。文字传播：如传单、报纸、杂志、书籍等。形象化传播：如照片、图画、模型、实物等。电子媒体传播：如电影、电视、广播、互联网等。

④受传者（audience）：信息的接受者和反应者，传播者的作用对象。受传者可以是个体、群体或组织。大量的受传者又称为受众。不同的人对同样的信息也会有不同的理解，究其原因，一是信息本身的意义会随时代的发展而变化，二是受传者有着不同的社会背景。

⑤传播效果（effect）：传播活动对受传者所产生的一切影响和作用。指受传者在接收信息后，在知识、情感、态度、行为等方面发生的变化，通常体现传播活动实现传播者的意图或目的的程度。

（2）施拉姆双向传播模式：该模式强调，传播双方都是传播的主体，在传播过程中，传受双方的角色不是固定不变的，人体在发出信息时是传播者，在接受信息时则是受传者。在施拉姆双向传播模式中，引进了传播符号和反馈两个重要的传播要素。符号是信息的载体，是能被感知并揭示意义的现象形式，即能还原成"意思"的传播要素。人类传播信息主要靠语言符号，也经常借助非语言符号。传播符号是人们在进行传播活动时，将自己的意思转换成语言、动作、文字、图画或其他形式的感知觉符号。人们进行信息交流的过程，实质上是符号往来的过程：传播者编码、制作和传递符号；受传者接收和还原符号，做出解释。传播者和受传者相互沟通必须以对传播符号含义的共通理解为基础。例如，在健康咨询中，医生和患者之间不断进行着这样的沟通和互动。反馈指受传者在接受传播者的信息后引起的心理和行为反应。在传播过程中，反馈是传播者进行传播的初衷，也是受传者做出的自然反应。反馈是体现信息交流的重要机制，其速度和质量依据传播媒体不同而不同。反馈的存在体现了传播过程的双向性和互动性，是一个完整的传播过程不可或缺的因素，具体模式见图2-2-2。

（二）传播方式

人类的传播活动纷繁复杂，形式多样，可从多种角度进行分类。按照传播符号，人类的传播

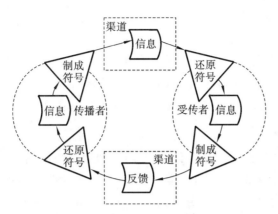

图 2-2-2 施拉姆双向传播模式

活动可分为语言传播和非语言传播；按照传播媒体，人类的传播活动可分为口头传播、文字传播和电子媒体传播；按照传播模式和传受双方的关系，人类的传播活动可分为以下 5 种类型。

1. 自我传播（intra-personnel communication） 又称人内传播，是指个体接受外界信息并自我进行信息处理的活动。例如，自言自语、独立思考、批评和自我批评等都属于自我传播。自我传播是个体最基本的传播活动，是一切社会传播活动的前提和生物性基础。

2. 人际传播（inter-personnel communication） 又称亲身传播，是指人与人之间的信息交流。这是社会生活中最常见、最直观的传播现象。两个人之间的面对面谈话、网上聊天、打电话等都是人际传播。人际传播是人际关系得以建立的基础，也是人与人之间社会关系的直接体现。人际传播反映了社会生活的多样性。

3. 群体传播（group communication） 又称小组传播。群体是指具有特定的共同目标和共同归属感，存在着互动关系的复数个人的集合体。每一个人都生活在一定的群体中，群体是将个体与社会相连接的纽带和桥梁，群体构成了社会的基础。群体传播是指一群人以面对面或以互联网为媒介的方式参与交流互动的过程，这个群体有着共同的目标和观念，并通过信息交流以相互作用的形式达到他们的目标。群体传播有两种形式，一种是固定式群体传播，一种是临时性群体传播。

4. 组织传播（organizational communication） 又称团体传播，是指组织之间或组织成员之间的信息交流行为。组织传播包括组织内传播和组织外传播。组织是按照一定的宗旨和目标建立起来的集体，如工厂、机关、学校、医院、各级政府部门、各个层次的经济实体、各个党派和政治团体等。组织是人类活动的一种重要手段和形式，是人类社会协作的群体形态之一。组织传播是以组织为主体的信息传播活动。在现代社会中，组织传播已发展成为一个独立的研究领域，即公共关系。

5. 大众传播（mass communication） 是指职业性传播机构通过大众传播媒体向社会大众传播社会信息的过程。20 世纪以来，随着广播、电视等电子媒体的出现和发展，大众传播已成为普遍的社会现象。在信息社会中，社会的核心资源是信息，通过大众传播向人们迅速、大量地提供信息，倡导健康的生活观念，促使人们形成健康的行为和生活方式。因此，大众传播推动了社会环境和文化环境的变化，人们的生活越来越与大众传播联系紧密。

（三）健康传播定义及特点

1. 健康传播 是指为维护和促进人类健康而收集、制作、传播、分享健康信息的过程。健康传播学是研究如何通过传播学的策略与方法，有效传播健康信息的学问，是传播学在健康领域的应用。健康传播不仅是健康教育工作的基本手段之一，而且在提高患者依从性、医患沟通、应对突发公共卫生事件以及风险沟通等方面发挥重要作用。

2. 特点 健康传播是一项复杂的活动,是应用传播策略告知、影响、激励公众,促使个体及群体掌握信息与知识、转变态度、做出决定并采取有利于健康的行动。健康传播是一般传播行为在公共卫生与医疗服务领域的具体和深化,它具有一般传播行为共有的基本特征,如社会性、互动性、普遍性、共享性等基本特征,同时,健康传播有其独特性和内在规律。

(四)健康传播常用方法

健康传播常用方法主要包括个体指导、健康咨询、健康讲座、小组讨论、同伴教育等。

1. 个体指导 个体指导的对象是个体,采取面对面谈心、问答的形式,是传播预防疾病知识、保健知识与技能的一种人际传播方式。这种方式具有对答自由、论题具体、对象少、范围小的特点,易于相互交流和理解,内容可多可少,知识可深可浅,是医院和家庭开展宣传指导的一种好办法。

(1)指导环境的选择:选择一个安静、安全、舒适、不受外界干扰、受教育者乐意接受的环境。①门诊指导:通常是由卫生服务机构对前来就诊的居民进行针对性的健康教育指导,根据患者的个体情况,提出关于合理用药、自我保健、改变不健康行为和生活方式等的建议。②病房指导:医生、护士在病房结合病情变化、诊疗过程、康复程度等情况,对患者进行科学、恰当的宣传教育与技能指导,促进疾病康复。③家庭访视:在居民或患者家中,医务人员实施的一种医疗、保健指导的行为。如在产后家庭访视中,在了解产后母婴康复情况的基础上,对其进行康复、保健、生活方面的科学指导,以保障母婴健康。

(2)语言的运用:语言包括有声语言和体态语言两大类。有声语言在个别指导中起关键作用。施教者在语言的运用方面力求做到:语言要正确、明确、朴实,并且精练与符合逻辑。体态语言在人际沟通中发挥着重要作用。施教者力求做到:手势运用要恰当,目光专注要自然,面部表情要亲切,仪容朴素又大方。

2. 健康咨询 是一种非常直接的健康教育形式,主要任务是解答人民群众提出的健康相关问题,给出科学、可行的建议,传播健康知识,指导并修正其不良行为。

健康咨询类型如下。①门诊咨询:最常见的一种健康咨询形式,是患者、家属或健康者到卫生服务机构寻求保健知识或医疗技能的一种方式。如咨询者通过挂号或预约应诊的方式,向坐诊医生进行面对面的咨询;孕妇、产妇(产后42天)或慢性病(如肿瘤、高血压、糖尿病等)患者,通过与卫生服务机构约定,按时到卫生服务机构参加集体咨询,接受指导与交流康复经验。②电话咨询:十分便捷,对于因路途远或身体原因不能前来当面咨询的人群较为方便,特别是由于双方不见面,保密性较好,对某些涉及隐私内容的问题,如性病、艾滋病、心理健康等,采用电话咨询更适合。电话咨询时要求态度友好、语言富有亲和力、学会倾听并及时反馈,做好记录,与咨询者共同分析问题并提出建议,对于无法准确回答的问题,应建议咨询者到专业机构及时咨询。③网络咨询:随着网络的快速发展,网络咨询成为新型咨询方式。与电话咨询类似,网络咨询方便、适用面广,解答时应语言简洁、准确,尽量使用规范的语言,对于不能准确回答的问题,不宜勉强回复,应建议到专业机构咨询。④电视咨询:通过电视媒体解答广大观众所提出的问题,是现代健康知识和技能传播的较好方式,影响力强,覆盖面广,可信度高。

3. 健康讲座 即讲课,是针对具有普遍意义的某个健康问题进行群体宣传教育的一种方式,主题明确、内容实在、针对性强、影响面广、经济实惠、简便易行。开展健康讲座应做到以下几点。①目的明确:首先要了解目标人群主要存在和关注哪些健康问题,讲座内容应围绕这些问题。②了解对象:要了解传播对象和目标人群,包括目前的健康知识和相关技能水平、文化程度和接受水平等,再根据目标人群的特点,设计讲座内容、材料和方式。③熟悉内容:演讲者对内容要熟悉、融会贯通,选材要丰富、正确。内容要符合当时当地的实际情况,尽可能多选一些当地的事实、数据、文件及实例。若要提出改变不符合当地条件的问题的意见或建议,则所选用的材料应该是最新的、明确的、使人信服的、容易理解的,并在某一地区证明确实是行之有效的。④教具准备:辅助教具主要是指配合演讲所需要的一些形象化材料,如图表、实物、模型、投影、幻灯、电脑多媒体等。这些形象化教具不但能强化宣传效果,强化主题,加深记忆,还能集中或转移听众注意力,所以要尽量准备完善。讲座的主要适用范围:健康知识的讲解、发病机理的讲解与分析、健康技能的传授。

4. 小组讨论 是一种较少人群面对面交流的方法。组织者为某一目的将一定数量(8~15人)具有相似背景的个群召集在一起,在主持人的主持下,对某一共同关心的主题或对大家某一共同经历进行开放性的座谈讨论。通过小组讨论可以了解医疗信息,传播健康知识,影响部分个体的信念、态度和行为,评估健康教育活动效果。参与者可以就某一共同的与健康有关的问题谈论自己的认识和看法,使参与者在讨论中加深对信息的理解;小组讨论中形成的意见倾向可能产生一种群体压力,这种压力可以帮助部分参与者改变不正确的态度和做出正确的选择。小组讨论需要有主持人,其主要责任是组织、协调和引导。主持人应做到:事先做好充分准备,拟好讨论提纲;明确中心议题,随时消除讨论中出现的障碍;最后把大家的意见归纳起来,得出正确的结论,并给予参与者支持和鼓励。讨论座位最好排成"U"形或"O"形,使参与者更容易形成讨论的氛围,方便讨论进行。小组讨论的适用范围较广泛,可以单独进行也可以和其他方法结合使用,主要用于知识、技能的传授,适宜于讨论参与者不太了解的内容或主题。

5. 同伴教育 是指年龄相仿、知识背景和兴趣爱好相近的同伴、朋友之间传播知识、分享经验、传授技能的过程。同伴教育是以同伴关系为基础开展的信息交流和分享,可分为正式与非正式的同伴教育。非正式的同伴教育可以随时开展,任何具有同伴特征的个体在一起分享信息、观念或行为技能,向同伴讲述自己的经历或体会,引起同伴的共鸣,从而影响他们的态度、观念乃至行为,可以发生在任何方便的地方,如办公室、宿舍、社区,同伴随时随地都可以以教育者或被教育者的身份交流信息,并进行角色互换。首先,正式的同伴教育有明确的目标、较为严格的设计和组织。首先征募同伴教育者,要求其具有良好的人际交流能力、为目标人群所接受、富有组织和领导能力,以及对同伴教育所涉及的内容有正确的认识并在同伴中成为行为的典范;其次,对同伴教育者进行培训,使其掌握教育的目的、内容和方法,最后选择适当的场所实施同伴教育。目前同伴教育已广泛应用于劝阻吸烟、预防和控制药物滥用,以及同性恋、性行为、艾滋病等敏感问题的教育,取得了较好效果。

(五) 健康传播材料及制作步骤

1. 健康传播材料 是在健康教育传播活动中健康信息的载体。健康传播材料一般可分为三类:第一类是文字印刷材料,包括宣传单、折页、小册子、宣传画、海报、画册杂志、书籍等;第二类是音像视听材料,包括电视、广播、电影、幻灯片、视频、音频、手机短信、网络等;第三类是其他各种实物材料。

2. 健康传播材料的制作步骤 健康传播材料有其共同的制作思路和步骤。在制作前,健康教育专业人员要思考的问题:健康传播活动的具体目标是什么?已经确定的传播主题和核心信息是什么?活动的受众是哪些人?他们需要什么样的信息?他们获取信息的渠道有哪些?项目用于开发健康传播材料的预算有多少?在此基础上才能选择合适的材料形式。传播材料制作的基本思路包括以下几个步骤:分析需求及确定信息、制定计划、形成初稿、预试验、设计制作、生产发放与使用、检测与评价。

四、健康教育服务规范

实施国家基本公共卫生服务项目是促进基本公共卫生服务逐步均等化的重要内容,是我国公共卫生制度建设的重要组成部分。2017年,国家卫生和计划生育委员会(现国家卫生健康委员会)在《国家基本公共卫生服务规范(2011年版)》基础上,修订、完善并形成了《国家基本公共卫生服务规范(第三版)》(以下简称《规范》)。在此《规范》中,分别对国家基本公共卫生服务项目的服务对象、内容、流程、要求、工作指标及服务记录表等做出了规定。

(一)服务对象

服务对象为辖区内常住居民。

(二)服务内容

1. 健康教育内容

(1)宣传普及《中国公民健康素养——基本知识与技能(2024年版)》,配合有关部门开展公民健康素养促进行动。

(2)对青少年、妇女、老年人、残疾人、0~6岁儿童的家长等人群进行健康教育。

(3)开展合理膳食、控制体重、适当运动、心理平衡、改善睡眠、限盐、控烟限酒、科学就医、合理用药、戒毒等健康生活方式和可干预危险因素的健康教育。

(4)开展心脑血管疾病、呼吸系统疾病、内分泌系统疾病、肿瘤、精神疾病等重点慢性非传染性疾病和肺结核、肝炎、艾滋病等重点传染性疾病的健康教育。

(5)开展食品卫生、职业卫生、放射卫生、环境卫生、饮水卫生、学校卫生和计划生育等公共卫生问题的健康教育。

(6)开展突发公共卫生事件应急处置、防灾减灾、家庭急救等健康教育。

(7)宣传普及医疗卫生法律法规及相关政策。

2. 服务形式及要求

(1)提供健康教育资料。

①发放印刷资料:印刷资料包括健康教育折页、健康教育处方和健康手册等,放置在乡镇卫生院、村卫生室、社区卫生服务中心(站)的候诊区、诊室、咨询台等处。每个机构每年提供不少于12种内容的印刷资料,并及时更新补充,保障使用。

②播放音像资料:音像资料为视听传播资料(如VCD、DVD等各种影音视频资料),可在机构正常应诊时间内,在乡镇卫生院、社区卫生服务中心(站)门诊候诊区、观察室、健教室等场所或宣传活动现场播放。每个机构每年播放的音像资料不少于6种。

(2)设置健康教育宣传栏:乡镇卫生院和社区卫生服务中心(站)宣传栏不少于2个,村卫生室和社区卫生服务站宣传栏不少于1个,每个宣传栏的面积不少于2米^2。宣传栏一般设置在机构的户外、健康教育室、候诊室、输液室或收费大厅的明显位置,宣传栏中心位置距地面1.5~1.6米。每个机构每2个月至少更换1次健康教育宣传栏内容。

(3)开展公众健康咨询活动:利用各种健康主题日或针对辖区重点健康问题,开展健康咨询活动并发放宣传资料。每个乡镇卫生院、社区卫生服务中心(站)每年至少开展9次公众健康咨询活动。

(4)举办健康知识讲座:定期举办健康知识讲座,引导居民学习、掌握健康知识及必要的健康技能,促进辖区内居民的身心健康。每个乡镇卫生院和社区卫生服务中心(站)每月至少举办1次健康知识讲座,村卫生室和社区卫生服务站每2个月至少举办1次健康知识讲座。

(5)开展个体化健康教育:乡镇卫生院、村卫生室和社区卫生服务中心(站)的医护人员在提供门诊医疗、上门访视等医疗卫生服务时,要开展有针对性的个体化健康知识和健康技能的教育。

(三)服务流程

健康教育服务流程见图 2-2-3。

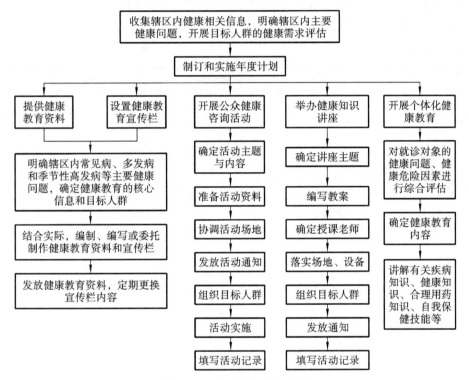

图 2-2-3 健康教育服务流程

(四)服务要求

(1)乡镇卫生院和社区卫生服务中心(站)应配备专(兼)职人员开展健康教育工作,每年接受健康教育专业知识和技能培训不少于8学时。树立全员提供健康教育服务的观念,将健康教育与日常提供的医疗卫生服务结合起来。

(2)具备开展健康教育的场地、设施、设备,并保证设施设备完好,正常使用。

(3)制订健康教育年度工作计划,保证其可操作性和可实施性。健康教育内容要通俗易懂,并确保其科学性、时效性。健康教育材料可委托专业机构统一设计、制作,有条件的地区,可利用互联网等新媒体开展健康教育。

(4)有完整的健康教育活动记录和资料,包括文字、图片、影音文件等,并存档保存。每年做好年度健康教育工作的总结评价。

(5)加强与乡镇政府、街道办事处、村(居)委会、社会团体等辖区其他单位的沟通和协作,共同做好健康教育工作。

(6)充分发挥健康教育专业机构的作用,接受健康教育专业机构的技术指导和考核评估。

(7)充分利用基层卫生和计划生育工作网络和宣传阵地,开展健康教育工作,普及卫生计生政策和健康知识。

(8) 运用中医理论知识,在饮食起居、食疗药膳、运动锻炼等方面,对居民开展养生保健知识宣教等中医健康教育。在健康教育印刷资料、音像资料、宣传栏内容以及讲座、咨询活动中,应有一定比例的中医药内容。

(五) 工作指标

(1) 发放健康教育印刷资料的种类和数量。

(2) 播放健康教育音像资料的种类、次数和时间。

(3) 健康教育宣传栏的设置和内容更新情况。

(4) 举办健康教育讲座和健康教育咨询活动的次数和参加人数。

(六) 附件:健康教育活动记录表

健康教育活动记录表见下表。

活动时间:	活动地点:
活动形式:	
活动主题:	
组织者:	
主讲人:	
接受健康教育人员类别:	接受健康教育人数:
健康教育资料发放的种类及数量:	
活动内容:	
活动总结评价:	
存档材料请附后 □书面材料　□图片材料　□印刷材料　□影音材料　□签到表 □其他材料	

填表人(签字):　　　　　　　负责人(签字):

填表时间:　　年　　月　　日

【实训案例】

案例一

某学校开展健康生活方式教育活动,通过讲座向学生传授科学的生活方式知识,引导学生养成良好的作息习惯、良好的社交习惯和健康的娱乐方式,提高学生的身心健康水平。

任务:设计针对本次健康教育的活动方案,明确参与对象、活动内容、活动时间,并进行效果评价等。

案例二

近期某社区开展一项健康调研,调查发现社区居民普遍缺乏健康意识,导致许多常见疾病的发病率居高不下,尤其是老年群体匮乏平衡膳食方面的知识。针对这一情况,社区卫生服务中心的医生、护士和社区志愿服务工作者计划通过开展健康教育活动,提高居民平衡膳食、合理营养的健康意识。

任务:设计健康传播材料,并利用合适的健康教育传播方式开展一次健康教育活动。

第三节　健康素养促进行动及免费提供避孕药具

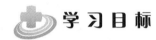

扫码看课件

知识目标:能说出健康促进的核心概念、基本策略、工作领域;能认识到健康素养促进行动的重要性和必要性;能说出基本避孕服务项目工作的主要项目目标、项目对象及项目流程。

能力目标:能充分理解健康促进五大工作领域的关键点,并将健康促进理念应用到不同的场所和人群;能充分把握健康素养促进项目管理工作的重点任务和项目内容;能掌握免费提供避孕药具工作的重点任务和工作内容。

素质目标:树立辩证唯物主义的生命观和价值观,培养良好的问题分析能力,对健康工作有责任心,养成严谨、投入、细致、全面的工作风格。

健康素养促进行动对于推进卫生计生事业和经济社会全面协调可持续发展具有重大意义,可进一步推动卫生健康工作从"以治病为中心"向"以健康为中心"转变,更加全面系统地提升居民健康素养,教育并引导居民成为自己健康的"第一责任人",是提高全民健康水平最根本最经济的有效措施。

一、健康促进

(一) 健康促进的概念

健康促进(health promotion)一词最早出现在 20 世纪 20 年代的公共卫生文献中,19 世纪 80 年代得到较大发展。1986 年,世界卫生组织在《渥太华宪章》中提出了健康促进的定义、内涵、工作领域和基本策略。《渥太华宪章》指出:健康促进是提高人们改善自身和他人健康能力的过程。2005 年,世界卫生组织《曼谷宪章》又重新指出,健康促进是增加人们对健康及其决定因素的控制能力,从而促进健康的过程。可见,健康促进是一个为了保护和促进人们健康而开展的社会倡导、跨部门合作和人人参与的社会行动,通过健康政策的出台和健康环境的改善,促使人们能够为了保护和改善自身和他人的健康而掌握健康技能,改变自身的行为和生活方式,并获得公平、可及的健康服务资源。

健康促进是帮助人们改变其生活方式以实现最佳健康状况的过程。最佳健康是指身体、情绪、社会适应性、精神和智力健康的适宜水平。从多年的实践中发现，提高认知、改变行为和创造支持性环境三个方面的联合作用会促进健康水平的提升。支持性环境是健康水平持续提升的最大影响因素，人们健康水平的提升是支持性环境最直接效果的体现。

（二）健康促进的五大工作领域

《渥太华宪章》指出健康促进的五大工作领域，即通过在五个方面开展促进工作，促使人们提高、维护和改善自身健康。

1. 建立促进健康的公共政策　健康促进的含义已超出卫生保健的范畴，各个部门、各级政府和组织的决策者都要把健康问题提上议事日程，落实到政策中。政策是人们做出有益于健康选择的重要保障，一项有益的政策可以规范和改变千百万人的行为和生活方式。健康政策可大可小，也并非单一的卫生政策，还包括很多部门的法规、财政、税收和组织改变等，涉及保护和促进健康的法律法规、条例，如《中华人民共和国传染病防治法》《中华人民共和国环境保护法》；机构和部门制定的有益于健康的规章制度也是健康促进政策的体现。

2. 创造健康支持性环境　社会人文环境、治安和安全环境、居住环境、工作环境、生活和休闲环境、体育活动设施、社区卫生服务、自然生态环境、食品和饮水等，都是影响人们健康的重要环境因素，其中有社会环境，也有自然环境，良好的环境是人们获取健康的重要资源和保证。

3. 发展个人健康技能　健康技能是人们做出健康的选择、保护和促进自身健康的技术和能力，包括学习和应用健康知识的能力、做出有益于健康的决定的能力、改善行为和生活方式的技术、改善人际关系的技术、应急避险和自救互救技术等。一般通过健康教育的方式，通过提供健康信息，教育并帮助人们提高做出健康选择的技能，以支持个人和社会的发展。

人们能够更好地控制自己的健康和环境，不断地从生活中学习健康知识，有准备地应对人生各个阶段可能出现的健康问题，并很好地应对慢性病。

4. 增强社区的能力　社区是人们获取健康信息、做出有益于健康决定的重要场所，健康促进的重点是社区，需要发动社区的力量，充分挖掘社区资源，制订和实施健康促进计划，提高社区解决健康问题的能力。

5. 调整卫生服务的方向　卫生部门不仅应提供疾病治疗服务，还应把以疾病治疗为中心的工作模式转变为以健康为中心的工作模式。个体、社区、机构、团体、卫生专业人员、医疗保健部门和政府机构应共同承担为人们提供卫生保健服务以及保护和促进健康的责任。调整卫生服务类型与方向，将健康促进和预防作为提供卫生服务模式的组成部分，让广大人群受益。

（三）健康促进的基本策略

健康促进的基本策略包括倡导、赋权和协调三项。

1. 倡导　是指提出有益的观点或主张，并尽力争取其他人给予支持的社会活动，是一种有组织的个体及社会的联合行动。为了创造有利于健康的政治、社会、文化、环境条件，要倡导政策支持，开发领导，争取获得政治承诺；倡导社会对各项健康举措的认同，激发社会对健康的关注以及群众的参与意识；倡导卫生及相关部门提供全方位的支持，最大限度地满足群众对健康的愿望和需求。健康促进通过倡导促使人们做出共同努力，主动控制和改变这些影响因素，使之朝着有利于健康的方向发展。

2. 赋权　健康是基本人权，健康促进的重点在实施健康方面的平等，缩小目前存在的资源分配和健康状况的差异，保障人人都享有卫生保健的机会与资源。赋权是提高人们能力的过程，这些能力包括辨识影响健康因素的能力以及在健康方面做出正确选择和决定的能力。通过赋权，人们在保护和促进健康方面获得责任感、效能感和自主意识，提高管理健康影响因素的能力，并采取有益于健康的决定和行动。社会动员、能力建设、健康传播和健康教育都是为社区赋权的重要方法。健康促进的目标是改善健康公平,为此必须投入资金,创建健康支持性环境,开辟使人们更好获取健康信息和健康技能的途径,为人们创造选择健康生活方式的机会,提高人们控制健康危险因素的能力,这些都需要"赋权"来实现。

3. 协调　控制健康的影响因素,实现健康的愿望,仅仅靠卫生部门是不能达到的,需要协调利益相关各方,建立伙伴关系,共同努力。政府机构、卫生部门和其他社会经济部门、非政府和志愿者组织、地方权威机构、企业和媒体等都是利益相关方,个体、家庭和社区成员都应该参与进来。为了促进人们健康,专业人员、社会机构和卫生服务人员应承担社会协调责任。同时,在开展社会协调时,应保证健康促进的策略和项目切合本地区的实际需要,并应考虑不同的社会、文化和经济系统对这些策略和项目的接受程度。

（四）健康促进的性质与特点

（1）健康促进涉及人民群众健康和生活的各个层面,并非仅限于某一部分人群和针对某一疾病的危险因素。

（2）健康促进更强调社会环境因素对人类健康的影响。健康教育为个体和群体提供正确的知识、价值导向和技能,保证人们能够实施有效的健康行动,而健康促进不仅涵盖了健康教育,也通过促发政治承诺、政策改革、社会行动和服务提供,提高人们对健康的关注,激发人们保护和促进健康的需求。Tones曾提出"健康促进＝健康教育×健康的公共政策"的公式,借此体现健康教育与健康促进的区别。根据这个公式,健康教育致力于提高个人的自我保健能力,而有益于健康的公共政策则为鼓励和维持人们的行为改善,提供支持性环境。

（3）社区和群众参与是健康发展的基础,而人群的健康知识和观念是主动参与的关键。通过健康教育激发领导者、社区和个人参与的意愿,营造健康促进的氛围。因此,健康教育是健康促进的基础,健康促进若不以健康教育为先导,则是无源之水、无本之木;而健康教育若不向健康促进发展,则其作用会受到极大限制。

（4）与健康教育相比,健康促进融健康教育、行政措施、环境支持为一体。前者注重调动社会力量,后者则着重于个人与社会的参与意识与参与水平。因而健康促进不只涵盖了健康教育信息传播和行为干预的内容。它比健康教育领域更为宽广,是新的公共卫生方法的精髓,充分表明健康促进不是仅为卫生部门的事业,更是要求全社会参与和多部门合作的系统社会工程。

（5）健康促进的目标之一是促使人们居住、生活、工作和休闲的场所成为保护和促进人们健康的资源。1986年第一届国际健康促进大会以来,《渥太华宪章》中规定的健康促进思想和理念被世界各国广泛应用到医疗卫生实践中,实施了健康促进学校、健康促进医院、健康村等场所的健康促进行动。

（6）健康促进的重要目标之一是推动健康文化的形成,即人人爱护健康、崇尚健康,人人都能做到积极主动地保护和促进健康。将健康理念融入所有政策,融入社会和个人生活的方方面面,人人坚持健康的生活方式,积极承担对保护和促进健康所应负有的责任,这些都是健康文化的具体体现。

二、中国居民健康素养基本知识与技能

（一）健康素养

1. 素养与健康素养

（1）素养:个体通过平时训练和日常实践所获得的品行和气质等修养,也指学识、造诣、技艺、才能、品格等方面的基本状况。

（2）健康素养:个体能够获取和理解基本的健康信息和服务,并运用这些信息和服务做出正确的判断和决定,以维持并促进自身健康的能力。健康素养包括知晓基本的健康知识和理念,形成健康的生活方式及行为,以及掌握基本的健康技能。

2. 健康素养的基本知识与技能 为界定中国公民健康素养的基本内容,普及现阶段健康生活方式和行为应具备的基本知识和技能,国家卫生健康委员会(简称国家卫生健康委)办公厅于 2024 年 5 月 28 日印发了《中国公民健康素养——基本知识与技能(2024 年版)》,其分为三个部分共 66 条,包括基本知识和理念、健康生活方式与行为、基本技能。

(二)中国公民健康素养

1. 基本知识和理念

(1)健康不仅仅是没有疾病或虚弱,而是身体、心理和社会适应的良好状态。预防是促进健康最有效、最经济的手段。

(2)公民的身心健康受法律保护,每个人都有维护自身健康和不损害他人健康的责任。

(3)主动学习健康知识,践行文明健康生活方式,维护和促进自身健康。

(4)环境与健康息息相关,保护环境,促进健康。

(5)无偿献血,助人利己。

(6)每个人都应当关爱、帮助、不歧视病残人员。

(7)定期进行体检。

(8)血压、体温、呼吸和心率是人体的四大生命体征。

(9)传染源、传播途径和易感人群是传染病流行的三个环节,防控传染病人人有责。

(10)儿童出生后应按照免疫程序接种疫苗,成年人也可通过接种疫苗达到预防疾病的效果。

(11)艾滋病、乙肝和丙肝通过血液、性接触和母婴三种途径传播,日常生活和工作接触不会传播。

(12)出现咳嗽、咳痰 2 周以上,或痰中带血,应及时检查是否得了肺结核;坚持规范治疗,大部分肺结核患者能够治愈。

(13)家养犬、猫应接种兽用狂犬病疫苗;人被犬、猫抓伤、咬伤后,应立即冲洗、消毒伤口,并尽早注射狂犬病人免疫球蛋白(或血清或单克隆抗体)和人用狂犬病疫苗。

(14)蚊子、苍蝇、老鼠、蟑螂等会传播多种疾病。

(15)不加工、不食用病死禽畜。不猎捕、不买卖、不接触、不食用野生动物。

(16)关注血压变化,控制高血压危险因素,高血压患者要做好自我健康管理。

(17)关注血糖变化,控制糖尿病危险因素,糖尿病患者要做好自我健康管理。

(18)关注肺功能,控制慢性阻塞性肺疾病危险因素,慢性阻塞性肺疾病患者要做好自我健康管理。

(19)积极参加癌症筛查,及早发现癌症和癌前病变。

(20)预防骨质疏松症,促进骨骼健康。

(21)关爱老年人,预防老年人跌倒,识别老年期痴呆。

(22)关爱青少年和女性生殖健康,选择安全、适宜的避孕措施,预防和减少非意愿妊娠,保护生育能力。

(23)劳动者依法享有职业健康保护的权利;劳动者要了解工作岗位和工作环境中存在的危害因素(如粉尘、噪声、有毒有害气体等),遵守操作规程,做好个人防护,避免职业健康损害。

(24)保健食品不是药品,正确选用保健食品。

2. 健康生活方式与行为

(1)体重关联多种疾病,要吃动平衡,保持健康体重,避免超重与肥胖。

(2)膳食应以谷类为主,多吃蔬菜、水果和薯类,注意荤素、粗细搭配,不偏食,不挑食。

(3)膳食要清淡,要少盐、少油、少糖,食用合格碘盐。

(4)提倡每天食用奶类、大豆类及其制品,适量食用坚果。

(5) 生、熟食品要分开存放和加工,生吃蔬菜水果要洗净,不吃变质、超过保质期的食品。

(6) 珍惜食物不浪费,提倡公筷分餐。

(7) 注意饮水卫生,每天足量饮水,不喝或少喝含糖饮料。

(8) 科学健身,贵在坚持。健康成年人每周应进行150～300 min中等强度或75～150 min高强度有氧运动,每周应进行2～3次抗阻训练。

(9) 不吸烟(含电子烟),吸烟和二手烟暴露会导致多种疾病。电子烟含有多种有害物质,会对健康产生危害。

(10) 烟草依赖是一种慢性成瘾性疾病。戒烟越早越好。任何年龄戒烟均可获益,戒烟时可寻求专业戒烟服务。

(11) 少饮酒,不酗酒。

(12) 重视和维护心理健康,遇到心理问题时应主动寻求帮助。

(13) 每个人都可能出现焦虑和抑郁情绪,正确认识焦虑症和抑郁症。

(14) 通过亲子交流、玩耍促进儿童早期发展。发现心理行为及发育问题应及时就医。

(15) 劳逸结合,起居有常,保证充足睡眠。

(16) 讲究个人卫生,养成良好的卫生习惯,科学使用消毒产品,积极预防传染病。

(17) 保护口腔健康,早晚刷牙,饭后漱口。

(18) 科学就医,及时就诊,遵医嘱治疗,理性对待诊疗结果。

(19) 合理用药,能口服不肌注,能肌注不输液,遵医嘱使用抗生素。

(20) 遵医嘱使用麻醉药品和精神药品等易成瘾性药物,预防药物依赖。

(21) 拒绝毒品。

(22) 农村使用卫生厕所,管理好禽畜粪便。

(23) 戴头盔、系安全带;不超速、不酒驾、不分心驾驶、不疲劳驾驶;儿童使用安全座椅,减少道路交通伤害。

(24) 加强看护和教育,预防儿童溺水,科学救助溺水人员。

(25) 冬季取暖注意通风,谨防一氧化碳中毒。

(26) 主动接受婚前和孕前保健,适龄生育,孕期遵医嘱规范接受产前检查和妊娠风险筛查评估,住院分娩。

(27) 孩子出生后应尽早开始母乳喂养,满6个月时合理添加辅食。

(28) 青少年要培养健康的行为生活方式,每天应坚持户外运动2 h以上,应较好掌握1项以上的运动技能,预防近视、超重与肥胖,避免网络成瘾和过早性行为。

3. 基本技能

(1)关注健康信息,能够正确获取、理解、甄别、应用健康信息。

(2)会阅读食品标签,合理选择预包装食品。

(3)会识别常见危险标识,远离危险环境。

(4)科学管理家庭常用药物,会阅读药品标签和说明书。

(5)会测量心率、体重、体温和血压。

(6)需要紧急医疗救助时,会拨打120急救电话。

(7)妥善存放和正确使用农药,谨防儿童接触。

(8)遇到呼吸、心搏骤停的伤病员,会进行心肺复苏,学习使用自动体外除颤器(AED)。

(9)发生创伤出血时,会进行止血、包扎;对怀疑骨折的伤员不要随意搬动。

(10)会处理烧烫伤,会用腹部冲击法排出气道异物。

(11)抢救触电者时,要首先切断电源,不直接接触触电者。

(12)发生建筑火灾时,拨打119火警电话,会自救逃生。

(13) 发生滑坡、崩塌、泥石流等地质灾害和地震时,选择正确避险方式,会自救互救。

(14) 发生洪涝灾害时,选择正确避险方式,会自救互救。

(三) 健康促进社区

健康促进社区是指在保护和促进人们健康方面持续保持努力的社区。通过健康教育与社会支持,改变个体和群体行为、生活方式和环境影响,降低社区的发病率和死亡率,提高社区人民的健康水平和生活质量。创建健康促进社区需要两个重要条件:健康教育及其他一切能促使行为和环境向有益于健康改变的社会支持系统。

1. 健康促进社区创建的主要工作内容

(1) 树立科学的健康理念,加强居民健康教育。通过开展多种形式的健康教育活动,增强居民自我保健意识和技能。

(2) 明确社区职能,制定社区健康政策。通过争取社区领导的理解和支持,建立社区健康教育与健康促进专门机构,统筹相关工作的开展,形成以政府负责、部门配合、群众参与为特点的运行机制,制定有益于社区居民健康的社区控烟、全民健身、环境卫生等规章制度,全面促进社区居民健康发展。

(3) 创建社区健康支持性环境。为居民营造健康、清洁和安全的生活环境,提供可靠和持久的食品、饮水、能源供应,具有有效的垃圾清除和污水排放的系统,使社区居民更加积极参与社区活动。

(4) 开发利用社区资源,动员居民广泛参与。社区资源是指社区赖以生存和发展的物质和非物质资源。社区资源是开展社区健康教育与健康促进的能源和基础,应积极挖掘社区内部的资源潜力。社区居民的参与是健康教育与健康促进的必要条件,也是宝贵的社区资源之一。社区居民可以在两个方面参与健康促进社区创建行动:一是社区领导和居民代表共同参与健康教育项目的制定、实施与评价,尤其应重视项目设计阶段的参与;二是动员社区居民把维护社区健康视为己任,积极主动参与健康教育与健康促进的各项活动。

(5) 调整社区卫生服务方向。通过对社区进行社会诊断、流行病学诊断、行为与环境诊断、教育与生态学诊断、管理与政策诊断,确定社区居民主要健康问题及影响因素,有针对性地调整社区卫生服务机构工作方向,使现有卫生服务资源发挥出最大作用。

2. 健康促进社区的主要形式 根据社区广义的定义,目前在我国实施的社区创建主要包括健康区(县)、健康街道(镇、乡)、健康村等。

(1) 健康区(县):在健康促进理念指导下的辖区开展健康促进工作,旨在通过制定促进健康的多部门政策,鼓励社区和居民广泛参与,共同创建促进健康的生活和工作环境,建立促进公民健康的长效机制。

(2) 健康街道(镇、乡):街道(镇、乡)是我国行政体系中重要的组成部分,其人口、经济等特征相似,组织机构健全,人与人之间、机构与机构之间、单位与单位之间联系紧密,有利于开展部门之间合作和发动社区参与,是开展健康促进行动最理想的场所。另外,几乎每个街道(镇、乡)都有社区卫生服务中心(站)或者卫生院,可为创建健康促进场所提供有力的支持。

(3) 健康村:健康村就是以行政村为单位开展健康促进的一种工作模式,属于场所健康促进的一种类型,是世界卫生组织倡导的健康促进活动之一。健康村被定义为具有卫生安全的物质和社会环境、良好的健康意识和生活方式,疾病得到较好的预防和控制,并能在保护和促进村民健康方面可持续开展工作的行政村。健康村是一个主动积极地促进和保护健康的理念,它是一个由村民自己不断发现问题,确定健康目标,并为此采取切实有效措施的过程,它强调的是过程,而不是结果。

三、健康素养促进项目管理工作规范

(一)项目目标

1. 总体目标 组织实施健康素养促进项目,采取健康促进区(县)和健康促进场所建设、健康科普和健康传播、对重点人群、重点问题、重点领域开展有针对性的健康教育等措施,普及健康生活方式,建设促进健康的支持性环境,使影响健康的社会、环境等因素得到进一步改善。

推动无烟环境创建,开展简短戒烟干预及戒烟门诊建设,普及烟草危害,确保实现《"健康中国2030"规划纲要》中关于"到2030年,15岁以上人群吸烟率降低到20%"的目标。

2. 年度目标 各地区按照本地有关规划、计划目标确定本年度居民健康素养水平目标,原则上应较上一年度增长不少于2%。

各地区结合实际情况,全面推进本地区无烟环境建设,建立健全戒烟服务体系,充分利用世界无烟日等宣传日,提高居民对烟草危害的认知水平。原则上,各地区15岁以上人群吸烟率平均每年下降不少于0.5%。

(二)项目对象和项目范围

1. 项目对象 全人群。

2. 项目实施范围 全国31个省(自治区、直辖市)和新疆生产建设兵团。

(三)项目内容

(1)大力推进贫困地区健康促进三年攻坚行动。结合"健康中国行"主题宣传活动,在贫困地区开展"健康教育进学校""健康教育进乡村""健康教育进家庭"和健康教育阵地建设、基层健康教育骨干培养等工作。加强对贫困地区的技术和经费支持,健康促进区(县)、健康促进学校建设等重点工作向贫困地区倾斜,帮助贫困区(县)做好居民健康素养监测。有条件的地区要选派优秀专家赴贫困区(县)开展现场指导。

(2)健康促进区(县)建设。各地区结合实际情况,全面开展省级健康促进区(县)建设,组织开展省级健康促进区(县)技术评估工作,采取查阅资料、现场调研、座谈会等形式开展国家级技术评估并通报结果。

(3)健康促进医院、学校等健康促进场所建设。各地区继续开展健康促进医院建设,结合实际情况有重点地推进健康促进学校、机关、企业和健康社区、健康村、健康家庭建设。加强健康促进医院标准和评价指标研究,遴选健康促进医院建设典型案例,探索在公立医院改革中加强健康促进医院的工作模式。

(4)健康科普。各地区建设健康科普专家库,结合基本公共卫生服务健康教育项目,针对本省重点健康问题,开发健康科普材料,为基层提供支持。开发图片、音视频、公益广告等形式的健康科普材料。

(5)重点领域和重点人群的健康教育。各地区结合本地区主要健康问题和需求,围绕高血压、糖尿病等重点慢性病、艾滋病等重点传染病、地方病、心理健康、安全与急救等开展健康教育。针对儿童、青少年、妇女、老年人、残疾人、流动人口等重点人群,开展符合其特点的健康教育活动。

(6)控烟宣传和人群干预。开展无烟环境建设,其中无烟政府机关创建数量每年不少于100家且逐年递增直至全覆盖;通过明察、暗访等多种方式,持续巩固无烟卫生机构(学校)建设。建立健全戒烟服务管理平台,规范戒烟服务体系,各地区开展省级简短戒烟干预培训不少于1期,戒烟门诊数量不少于3家且逐年递增。开展吸烟和二手烟危害相关知识宣传。

(四)项目组织实施

1. 资金使用对象 省级、地市级、县区级健康促进与控烟工作行政部门和专业机构均可使用项目资金。省级卫生健康行政部门统筹制订项目资金分配方案,根据本地区实际明确资金使用主体和拨付渠道。

2. 保障标准 省级卫生健康行政部门结合本地区实际制订各项工作的经费补助标准,从基本公共卫生服务经费列支。

3. 部门管理职责 国家卫生健康委负责健康素养促进项目组织管理。各省级卫生健康行政部门坚持目标和问题双导向,科学制订项目工作方案,加强统筹协调,组织实施健康素养促进和控烟工作。各级疾病预防控制专业机构和健康教育专业机构提供技术支持,提高项目执行质量和效率。

(五)项目绩效指标与评估

1. 预期产出及指标定义、计算公式

(1)居民健康素养水平逐年提高,原则上应较上一年度增长不少于2%。指标定义:健康素养测评问卷得分达到总分的80%及以上则被判定为具备基本健康素养。具备基本健康素养的人在总人群中所占的比例为健康素养水平。

测算公式:居民健康素养水平=具备基本健康素养的人数/总人群数×100%。

(2)各省(自治区、直辖市)和新疆生产建设兵团建立省级健康科普平台,实现以地区为单位的全覆盖。

(3)各省(自治区、直辖市)和新疆生产建设兵团制作播放健康教育公益广告,每年每个地区制作2部公益广告,在省、市、县级电视台滚动播放,每月播放不少于100次。

(4)原则上,各地区15岁以上人群吸烟率平均每年下降不少于0.5%,确保到2030年,全国15岁以上人群吸烟率降低至20%。

(5)各省(自治区、直辖市)和新疆生产建设兵团无烟政府机关创建数量每年不少于100家且逐年递增直至全覆盖,无烟卫生机构(学校)创建率逐年提高,戒烟门诊数量不少于3家且逐年递增。

指标定义:每年政府机关创建数量为150家及以上为优秀。每年无烟卫生机构(学校)创建率达100%且达标率高于80%为优秀。戒烟门诊数量多于6家为优秀。

测算公式:无烟卫生机构(学校)创建率=无烟卫生机构(学校)创建数量/卫生机构(学校)总数×100%。

无烟卫生机构(学校)达标率=无烟卫生机构(学校)创建达标(评分达80分及以上)数量/无烟卫生机构(学校)创建总数×100%。

2. 项目评估 健康素养促进和控烟工作纳入基本公共卫生服务监督指导和评估范畴。各省(自治区、直辖市)和新疆生产建设兵团应于每年底完成本地区年度项目自评,国家级按照基本公共卫生服务项目整体部署,适时开展监督指导和评估。

四、基本避孕服务项目管理工作规范

(一)项目目标

(1)提高基本避孕药具和基本避孕手术服务的可及性,使育龄群众获得规范、适宜的避孕服务。

(2)增强育龄群众预防非意愿妊娠的意识和能力,促进育龄夫妻保持适当的生育间隔,保护女性健康和生育能力,保障母婴健康。

(二)项目对象和项目范围

1. 服务对象 育龄夫妻。

2. 项目范围 31个省(自治区、直辖市)和新疆生产建设兵团。

(三)项目内容

基本避孕服务项目主要包括免费提供基本避孕药具和免费实施基本避孕手术。

1. 免费提供基本避孕药具 主要包括省级集中采购、逐级存储和调拨、放置、发放服务等。

(1) 省级集中采购:省级卫生健康行政部门是本地区免费基本避孕药具政府采购的责任主体,负责确定采购机构。采购机构按照《中华人民共和国政府采购法》及《中华人民共和国政府采购法实施条例》、国家相关法律法规进行招标采购,遵循公开透明、竞争择优、公平交易等原则,按时保质保量完成当年招标采购任务。地市级和县级卫生健康行政部门分别负责制订本辖区需求计划。

(2) 逐级存储和调拨:省级卫生健康行政部门委托相关单位做好免费基本避孕药具存储和调拨工作。受托单位在免费基本避孕药具入库、存储、出库和运输等流通环节,应当全程遵守国家关于药品和医疗器械存储、运输的法律法规和管理规范,保障产品质量。如实记录免费基本避孕药具入库、出库和库存等情况,做到账账相符、账物相符。对于超过有效期、经检验不符合标准、变质失效的免费基本避孕药具,应当如实登记,严格依照有关规定按程序报批并销毁。对各级从事免费基本避孕药具存储和调拨、放置、发放等服务的机构加强监督管理,严禁免费基本避孕药具流入市场。

(3) 药具发放:设有妇科、产科、计划生育科的医疗卫生机构,社区卫生服务中心(站)、乡镇卫生院、村卫生室和符合条件的其他医疗卫生机构均可承担免费基本避孕药具的发放工作,在机构内醒目位置做好政策宣传,充分告知群众。要建立健全各项质量管理制度,建立真实完整的接收、存储、发放服务记录,定期开展业务学习和服务质量检查,定期分析业务数据,加强质量控制,提高避孕方法咨询指导的准确性。

鼓励通过社区、单位、高校、自助发放机等多种渠道、多种形式发放免费基本避孕药具,方便育龄群众获得,提高可及性。

提供基本口服避孕药和注射避孕针之前,应按技术常规免费提供各项医学检查(初诊排查)服务,内容包括:问诊,测量体温、心率、血压、体重,乳房、视觉、心、肝、肺、脾、静脉曲张、皮肤等体格检查,妇科检查,宫颈细胞学检查、妊娠试验、B超等,排除禁忌证。服用避孕药和注射避孕针妇女应定期随访,检查内容与初诊排查基本一致。

2. 免费基本避孕手术

(1) 放置宫内节育器术:适用于育龄妇女自愿要求放置宫内节育器且无禁忌证者,特别适合保持适当生育间隔拟再次生育的妇女或要求紧急避孕并愿意继续以宫内节育器避孕者。放置宫内节育器术及技术常规所规定的各项医学检查服务内容包括:问诊,测量体温、心率、血压,体格检查和妇科检查,血常规、乙肝表面抗原、丙肝病毒抗原抗体、梅毒抗体、HIV抗体检查,阴道分泌物检查,妊娠试验,B超等和手术过程。在符合医学指征的情况下,应优先推荐使用免费宫内节育器。

(2) 取出宫内节育器术。适用于以下无禁忌证者:到期更换或要求改用其他避孕方法或拟计划妊娠,绝经过渡期月经紊乱,闭经6个月以上,因不良反应或并发症需取出,带器妊娠,阴道异常出血等。取出宫内节育器术及技术常规所规定的各项医学检查服务内容包括:问诊,测量体温、心率、血压和体格检查和妇科检查,血常规、乙肝表面抗原、丙肝病毒抗原抗体、梅毒抗体、HIV抗体检查,阴道分泌物检查,B超、胸片、心电图检查等和手术过程。

(3) 皮下埋植避孕剂术:适用于健康育龄妇女且无禁忌证者。皮下埋植避孕剂术所规定的各项医学检查服务内容包括:问诊,测量体温、心率、血压、体重,乳房检查、盆腔检查,血常规、出(凝)血时间、乙肝表面抗原、丙肝病毒核心抗体、梅毒抗体、HIV抗体检查,宫颈细胞学检查,妊娠试验,B超等和手术过程。在符合医学指征的情况下应优先推荐使用免费皮下埋植避孕剂。

(4) 取出皮下埋植避孕剂术。适用于以下无禁忌证者:埋植避孕剂使用期已满、计划妊娠、更换避孕措施、不需要继续避孕、因不良反应取出、避孕失败、患有其他疾病不宜继续使用等。取出皮下埋植避孕剂术所规定的各项医学检查服务内容包括:问诊,测量体温、心率、血压、体重,心肺听诊,乳房检查、盆腔检查,血常规、出(凝)血时间、乙肝表面抗原、丙肝病毒核心抗体、梅毒抗体、HIV抗体检查,B超等和手术过程。

(5) 输卵管绝育术：适用于经充分咨询，自主知情选择，自愿要求输卵管结扎术且无禁忌证者，或因某种器质性疾病如心脏、肝、肾疾病等要求输卵管结扎术。输卵管绝育术及技术常规所规定的各项医学检查服务内容包括：问诊、测量体温、心率、血压，体格检查和妇科检查，血常规、尿常规、肝肾功能、出（凝）血时间、血型、乙肝表面抗原、丙肝病毒抗原抗体、梅毒抗体、HIV 抗体检查，宫颈细胞学检查（1 年内检查正常者可免除），胸片、心电图、B 超检查，应用普鲁卡因麻醉者的皮试等和手术过程。

(6) 输卵管吻合术：适用于要求再生育且无禁忌证的妇女。输卵管吻合术及技术常规所规定的各项医学检查服务内容包括：问诊，测量体温、心率、血压，体格检查和妇科检查，血常规、尿常规、血生化、肝肾功能、出凝血时间、血型、乙肝表面抗原、丙肝病毒抗原抗体、梅毒抗体、HIV 抗体检查，宫颈细胞学检查，心电图、胸片检查等，应用普鲁卡因麻醉者的皮试等和手术过程。

(7) 输精管绝育术：适用于已婚男子自愿要求输精管结扎术且无禁忌证者。输精管绝育术及技术常规所规定的各项医学检查服务内容包括：问诊，测量体温、心率、血压，心肺听诊，外生殖器检查，血常规、尿常规、出（凝）血时间、血型、乙肝表面抗原、丙肝病毒抗原抗体、梅毒抗体、HIV 抗体检查，应用普鲁卡因麻醉者的皮试等和手术过程。

(8) 输精管吻合术：适用于要求再生育、输精管绝育术后附睾淤积症经非手术治疗无效等情况且无禁忌证者。输卵管吻合术及技术常规所规定的各项医学检查服务内容包括：问诊，测量体温、心率、血压，心肺听诊，体格检查，泌尿生殖系统检查，精液常规、血常规、尿常规、出（凝）血时间、血型、乙肝两对半、丙肝病毒抗原抗体、梅毒抗体、HIV 抗体检查，应用普鲁卡因麻醉者的皮试等和手术过程。

（四）项目组织实施

1. 资金使用对象

(1) 免费基本避孕药具：项目资金在省级集中采购环节用于购买免费基本避孕药具；在省、市、县、乡各级存储和调拨环节主要用于药具运输、仓储设备购置和维护，仓储场地租用，质量抽查检测等工作；在发放服务环节主要用于服务机构开展咨询指导、提供药具和信息登记等服务。

(2) 免费基本避孕手术（共 8 类手术）：由县级卫生健康行政部门以公平竞争方式选择具备相应能力的协议妇幼保健机构和其他医疗卫生机构提供服务，并签订协议。乡镇卫生院和社区卫生服务中心（站）经批准可以提供免费放置和取出宫内节育器术服务。

2. 保障标准

(1) 免费基本避孕药具：项目资金由中央和地方财政共同负担，用于避孕药具政府采购、逐级存储和调拨、放置、发放等服务。免费基本避孕药具采购需求计划，按照已婚育龄妇女人数的实际需求、年人均使用量、实际发放量、库存量、采购单价、发放量的变化趋势和需求预测等，确定采购数量、采购经费，保证品种结构合理，储备数量适当，能保障基本需求的供应。

(2) 免费基本避孕手术：手术及技术常规所规定的各项医学检查经费由中央和地方财政共同承担。免费基本避孕手术结算标准按照省级卫生健康行政部门、财政部门、发展改革部门和物价部门等印发的现行医疗服务价目执行，结算项目内容依据《临床诊疗指南与技术操作规范：计划生育分册》（2017 修订版）确定。结算经费不包括购买宫内节育器和皮下埋植避孕剂等所需费用。

3. 运作流程

(1) 服务流程。

①提供免费基本避孕药具。省级卫生健康行政部门按照要求实施集中采购；省、市、县、乡逐级实施免费基本避孕药具存储和调拨；符合要求的医疗卫生机构承担免费避孕药具发放服务，将免费基本避孕药具纳入本机构药品和医疗器械管理系统，进行信息登记并反馈。县级卫生健康行政部门负责收集药具调拨、发放、放置等信息，并逐级上报。

②实施免费基本避孕手术。由协议医疗卫生机构为目标人群提供免费基本避孕手术，服务

对象在协议医疗卫生机构直接享受免费服务,所需经费由协议医疗卫生机构与经费管理部门对接进行结算。

(2)信息管理。承担提供免费基本避孕药具的机构和实施免费基本避孕手术的协议医疗卫生机构,应将免费基本避孕药具和免费基本避孕手术情况报送县级妇幼保健机构。县级妇幼保健机构逐级报送至省级,省级汇总后按要求报国家卫生健康委。

4. 明确职责

(1)主管部门。各级卫生健康行政部门按照绩效目标测算与安排免费基本避孕药具和免费基本避孕手术所需资金,确保免费基本避孕药具进入提供放置和发放服务的医疗卫生机构,向社会公布免费基本避孕药具发放网点、免费基本避孕药具种类和承担免费基本避孕手术的协议医疗卫生机构,掌握服务提供情况,并开展绩效评价工作,保障项目顺利实施。

(2)受行政部门委托承担免费基本避孕药具管理职责的单位。应具有与保障供应和周转的避孕药具品种、数量相适应的存储场所、设施、设备、运输条件、组织机构和管理人员,建立所涉及采购、存储、调拨等过程的质量管理体系并严格执行,对基层避孕药具质量管理工作进行指导、监督和检查。为医疗卫生机构提供免费基本避孕药具,建立避孕药具验收、入库、贮存、发放等管理制度并有效执行。

(3)手术协议医疗卫生机构。协议医疗卫生机构按照《临床诊疗指南与技术操作规范:计划生育分册》(2017修订版)和相关技术文件,根据服务对象的生活、工作、健康、生理特点等,提供有针对性的避孕专业咨询指导服务并进行健康宣教,帮助育龄群众选择安全、高效、适宜的避孕方法,规范开展免费基本避孕手术,将宫内节育器、皮下埋置剂等相关信息记录在医疗文书中,确保信息可追溯。开展绩效自评等绩效评价工作。

(4)避孕药具发放服务机构。服务机构向公众公布免费基本避孕药具种类和领取方式等信息,医疗卫生机构按照《临床诊疗指南与技术操作规范:计划生育分册》(2017修订版)和相关的医学规范和指南,帮助服务对象充分了解可使用的避孕方法的安全性、有效性、适应证、禁忌证、使用方法、注意事项、可能出现的副作用及其处理方法,告知对其健康体检的结果和生理、心理特点,使其充分知情,考虑其生活、工作特点提供专业咨询,让服务对象在知情情况下,自主选择安全、有效、适宜的避孕药具,提高避孕方法的普及率、及时率、有效率,并做好使用和发放记录。开展绩效自评等绩效评价工作。

自助发放、公益性活动和其他非医疗卫生机构发放的避孕套等,应建立相应的管理制度,要有登记、统计、反馈等机制。

(5)技术监管。受当地卫生健康行政部门委托,县级妇幼保健机构承担县域内提供免费基本避孕药具和免费基本避孕手术的技术指导工作,推动开展分娩后和人工流产后避孕服务。收集项目信息,汇总服务机构和协议医疗卫生机构免费基本避孕药具需求计划,完善计算机信息管理系统,保证免费基本避孕药具的可追溯性。及时发现问题和解决问题,不断提高项目效果。

(五)项目评价指标

项目评价指标见表2-3-1。

表2-3-1 项目评价指标

序号	指标名称	指标定义	计算公式
1	辖区基本避孕药具发放机构比例	辖区设有妇科、产科、计划生育科的医疗卫生机构,社区卫生服务中心(站)、乡镇卫生院和村卫生室承担基本避孕药具发放工作的比例	辖区基本避孕药具发放机构比例=辖区设有妇科、产科、计划生育科的医疗卫生机构,乡镇卫生院、社区卫生服务中心(站)、村卫生室承担基本避孕药具发放工作的数量/上述机构的总数×100%

续表

序号	指标名称	指标定义	计算公式
2	辖区基本避孕药具发放数量	当年辖区基本避孕药具发放服务人次数或人数	1.辖区基本避孕药具发放人次数＝本辖区当年免费发放基本短效口服避孕药、长效口服避孕药、注射避孕针、外用避孕药、避孕套的发放人次数。 2.辖区免费基本避孕药具发放人数＝本辖区当年发放免费基本短效避孕药数量/12板＋长效口服避孕药数量/12片＋外用避孕药数量/100粒（支、张）＋1个月避孕针数量/12针＋3个月避孕针数量/4针＋避孕套数量/100只
3	辖区基本避孕药具发放覆盖率	当年辖区基本避孕药具发放服务人数占当年辖区采取相应避孕方法的育龄妇女总人数的比例	辖区基本避孕药具发放覆盖率＝辖区当年接受基本避孕药具发放服务人数/辖区当年采取相应避孕方法已婚育龄妇女总人数×100%
4	辖区基本避孕手术服务率	当年辖区协议医疗卫生机构提供的免费基本避孕手术例数占当年辖区实施相应避孕手术总人数的比例	辖区基本避孕手术服务率＝辖区协议医疗卫生机构当年提供的免费基本避孕手术例数/辖区协议医疗卫生机构当年实施基本避孕手术总例数×100%
5	服务对象满意度	育龄群众基本避孕服务综合满意程度	服务对象满意度＝调查的城乡育龄群众对机构提供的免费基本避孕药具发放和基本避孕手术服务方便性、及时性以及服务态度和服务质量等的综合满意的人数/受调查的总人数×100%

（六）项目考核与评估

国家卫生健康委妇幼健康司定期组织检查，对项目管理、资金保障、实施情况等进行督导和评估。

项目实行逐级监督指导与评估。地方卫生健康行政部门制订本地区项目绩效考核指导方案和指标体系，负责日常绩效监控与评价工作，建立项目动态监测和督导制度，建立追责问责制度，分级实施好项目工作，确保项目顺利开展，取得实效。

【实训案例】

案例一

美国斯坦福五城市项目的经验与启示

美国斯坦福五城市项目是一个九年期的大型心血管疾病社区干预项目，起源于斯坦福大学的心脏病预防小组在加州北部的3个社区进行的三年期干预实验研究。这个项目扩展了3个社区研究的范围和目标，成为更大规模、更长时间的实验研究。斯坦福五城市项目的主要目的是检验健康教育能否减少心血管疾病风险因素，通过在5个城市进行6年的健康教育，并采用多种教育手段，如新闻媒体、印刷材料和现场咨询，来评估社区干预的效果。项目的设计方案包括根据地理位置、城市规模和媒体市场情况，确定2个干预城市和3个对照城市，通过4次独立样本调查、4次队列调查和持续的疾病监测等多种数据来评估社区干预的效果。项目结束后，还进行了3年的追踪调查，以评估项目的长期效果。五城市项目的两个主要假设：通过健康教育提升社区居民健康素养，以持续降低普通人群心血管疾病的风险因素水平，并使12～74岁样本人群的弗明汉(Framingham)风险评分降低20%;风险因素水平降低会导致30~70岁人群心血管疾病患病率和死亡率显著下降。项目的实施结果表明,健康素养的提高在降低社区人群心血管疾病的风险因素水平方面非常有效。

任务:基层医疗机构需要根据对当地居民的需求进行评估,开展以社区为单位的健康促进行动。

案例二

避孕药具种类的选用

常规避孕药具的种类包括口服避孕药、避孕套、宫内节育器(IUD)、避孕针、外用避孕药等。此外,还有其他类型的避孕药具,如紧急避孕药和探亲避孕药等,适用于特定情况下的避孕需求。选择避孕药具时,应考虑个人的健康状况、生活习惯以及偏好,并在医生的指导下进行选择和使用。

任务:基层医疗机构需要向当地居民普及避孕药具的基本知识,培育民众正确的生殖健康态度和信念,提高应对的技术和能力。

第三章 重点人群的基本公共卫生服务项目

第一节 预防接种

扫码看课件

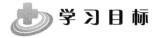
学习目标

知识目标：描述国家免疫规划疫苗儿童免疫程序内容和预防接种实施流程；列举疑似预防接种异常反应分类及其处理方法；识记预防接种服务规范内容。
能力目标：初步具备对不同年龄段的儿童开展预防接种服务管理的能力。
素质目标：预防接种服务过程中关心、爱护儿童，操作认真、仔细；增强民族自豪感。

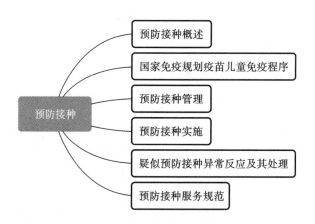

预防接种是世界公认的最有效、最经济的公共健康预防措施，是有效预防控制传染病的重要手段。疫苗的发明和预防接种是人类最伟大的公共卫生成就。疫苗接种的普及，避免了无数儿童残疾和死亡。我国通过接种疫苗，实施国家免疫规划，降低了某些疾病的发病率和死亡率。

一、预防接种概述

（一）计划免疫的概念

1. 计划免疫 是指根据传染病疫情监测和人群免疫状况分析，按照科学的免疫程序，有计划地对特定人群进行预防接种，从而达到提高人群免疫水平，预防、控制乃至最终消灭相应传染病的目的。计划免疫的目标是使易感人群中相当大部分的人在生命的早期，即在可能暴露于病原体之前就获得免疫力。

2. 预防接种 是指利用人工制备的抗原或抗体通过适宜的途径对机体进行接种,使机体获得对某种传染病的特异免疫力,以提高个体或群体的免疫水平,预防和控制传染病的发生和流行。

(二) 免疫学基础

1. 抗原(antigen,Ag) 是一类能刺激机体免疫系统产生抗体或致敏淋巴细胞,并能与相应抗体或致敏淋巴细胞发生特异性结合反应的物质。这种特异性结合可以发生在体内,也可以发生在体外。

2. 抗体(antibody,Ab) 是指 B 细胞接受抗原刺激后活化、增殖、分化为浆细胞,由浆细胞产生的能与抗原发生特异性结合的球蛋白。抗体主要存在于体液中,故将以抗体为主介导的免疫应答称为体液免疫。

3. 免疫应答 是指机体识别并清除抗原性异物,以维持生理平衡与稳定的免疫功能。免疫应答可分为固有免疫应答和适应性免疫应答两种类型。它们之间相互协作,共同完成免疫功能。

固有免疫应答亦称非特异免疫或天然免疫,是人类在长期的种系发育进化过程中逐渐建立起来的抵抗微生物等抗原性异物入侵的天然防御功能,被称为机体抗感染的"先锋部队"。同时,它在适应性免疫应答中也发挥重要作用,如巨噬细胞对抗原的提呈作用,启动适应性免疫应答。固有免疫应答的特点:①人人都有,经遗传获得。②作用无特异性,对各种病原体都有一定的抵抗力。③无记忆性,固有免疫初次与抗原接触即能立即发挥效应,不产生记忆细胞。因此,作用强度不因接触抗原次数的增加而增加。固有免疫应答发挥抗感染、清除机体自身凋亡细胞和抗肿瘤等作用,也可诱导超敏反应的发生。参与固有免疫应答的物质主要包括屏障结构、固有免疫细胞和固有免疫分子。

适应性免疫应答又称获得性免疫或特异性免疫,是个体出生后在生活过程中与病原体等抗原物质接触后产生的免疫防御功能。其特点是后天获得,具有针对抗原的专一性,再次接触相同抗原时能迅速产生强烈的免疫应答。获得性免疫分为体液免疫和细胞免疫两种类型。体液免疫由 B 细胞介导,B 细胞识别抗原后,活化、增殖、分化为浆细胞,浆细胞合成并分泌抗体,通过抗体与病原体等抗原结合发挥特异性免疫效应。细胞免疫由 T 细胞介导,产生以细胞浸润为主的炎症反应或效应 T 细胞(CTL)直接特异性杀伤靶细胞的细胞毒作用。

人工主动免疫是用人工接种的方法给机体注射抗原性物质(如疫苗或类毒素),使机体产生特异性免疫。通过此种方法机体获得的免疫力出现较晚,接种后 2~4 周才能产生,维持时间较长,可达半年至数年,故常用于传染性疾病的预防。

人工被动免疫是用含有特异性抗体的免疫血清等制剂,直接注入机体,使之直接获得免疫力的方法。此种方法获得免疫力快,但持续时间短,多用于治疗或紧急预防。人工被动免疫采用的生物制品包括抗毒素、人免疫球蛋白制剂、细胞因子、单克隆抗体或免疫效应细胞等。人工主动免疫和人工被动免疫的主要区别见表 3-1-1。

表 3-1-1 人工主动免疫和人工被动免疫的主要区别

区别	人工主动免疫	人工被动免疫
输入物质	抗原	抗体、细胞因子、免疫效应细胞等
免疫力出现时间	慢,接种后 2~4 周	快,接种后立即生效
免疫力维持时间	长,数月至数年	短,2~3 周
主要用途	预防	治疗或紧急预防

(三) 疫苗

疫苗是指为了预防、控制疾病的发生、流行,用于人体预防接种,使机体产生对某种疾病的特异免疫力的生物制品。疫苗的有效成分大多为蛋白质,有的是活的微生物。

1. 疫苗中的主要成分 包括抗原、防腐剂、佐剂、稳定剂、残留物等。

(1) 抗原:引起机体免疫应答的外因,也是决定免疫反应特异性的关键。因此任何一种物质能刺激机体的免疫系统,使之产生抗体或致敏的淋巴细胞,并能与之特异性结合的,即称为抗原。例如,乙肝疫苗是灭活疫苗,提纯的乙肝病毒表面抗原刺激免疫系统产生保护性抗体,存在于人的体液中,乙肝病毒一旦出现,抗体会立即发挥作用,将其清除,阻止感染,以达到预防乙肝病毒感染的目的。卡介苗是减毒活疫苗,由减毒牛型结核分枝杆菌悬浮液制成,能够增强巨噬细胞活性、活化T细胞、增强机体细胞免疫功能,达到预防结核病的目的。

(2) 防腐剂:向疫苗制剂中加入的用于防止疫苗使用过程中可能会污染疫苗并造成危害的细菌或真菌生长的物质。有些情况下,疫苗生产过程中会使用防腐剂来阻止微生物生长。

(3) 佐剂:非特异性免疫增强剂,当与抗原一起注入机体时,可增强机体对抗原的免疫应答或改变免疫应答类型。佐剂有很多种,如氧化铝佐剂、脂多糖、明矾等。

(4) 稳定剂:疫苗在冻干过程(对冻干疫苗而言)或高温等环境下,为维持疫苗稳定作用的非抗原物质。常用的稳定剂包括糖、氨基酸以及蛋白质或明胶等。为维持特定的酸碱度和等渗性,有些疫苗中也使用了缓冲液(如磷酸盐缓冲液)以及适量盐等。

(5) 残留物:指在疫苗生产制作过程中人为加入的抗生素和细菌内毒素等不能被完全去除的物质。

2. 疫苗的分类 疫苗可以按照以下两种情况分类。

(1) 按性质分类:可分为减毒活疫苗、灭活疫苗、多糖疫苗、基因工程疫苗和亚单位疫苗等。

①减毒活疫苗:通过改进"野"病毒或细菌而制得的。在人工培育的条件下,促使病原体产生定向变异,使其最大限度地丧失致病性,但仍保留一定的剩余毒力、免疫原性及繁殖能力,所得到的疫苗株微生物保留了复制(生长)和引起免疫应答的能力,但通常不致病。减毒活疫苗一般只需接种一次,且用量较小,免疫效果巩固,维持时间长。但减毒活疫苗必须在低温条件下保存及运输,有效期相对较短,存在毒力返祖的风险。

②灭活疫苗:细菌、病毒或立克次氏体的培养物,经化学或物理方法灭活,使之完全丧失对原来靶器官的致病力,而仍保存相应抗原的免疫原性。灭活疫苗既可由整个病毒或细菌组成,也可由它们的裂解片段组成。灭活疫苗免疫效果相对较差,维持时间短,但较稳定,易于保存。

③多糖疫苗:细菌中存在多种糖类物质,它们在细菌的识别、信号传递、黏附、感染及防御等方面发挥着重要作用,由于多糖的免疫原性,可将特异性的多糖纯化后其制成的疫苗称为多糖疫苗。这类疫苗主要针对的是由细菌荚膜多糖引起的感染,在人体中主要诱导产生体液免疫应答(即刺激机体产生抗体),通常不刺激T细胞产生细胞免疫应答。

④基因工程疫苗:基因工程疫苗是一种利用基因工程技术制备的疫苗,是从病原体的基因组中选取特定的抗原基因,然后将这些基因在体外进行切割、拼接、重组等操作,再将其导入到合适的载体(如细菌、酵母或动物细胞)中进行表达。通过这种方法,可以获得大量的、纯度较高的抗原蛋白,这些抗原蛋白被用作疫苗的主要成分。

⑤亚单位疫苗:亚单位疫苗是一种通过提取病原体具有免疫原性的特殊蛋白质结构,经过化学分解或酶分解等方法精制后获取的疫苗。这些特殊蛋白质结构被称为亚单位,它们是病原体

能够刺激机体产生免疫应答的关键组分。由于亚单位疫苗仅包含病原体的特定抗原成分,因此相比传统疫苗,它们具有更高的安全性。

(2) 按免疫规划情况分类:根据《预防接种工作规范(2023年版)》,疫苗可分为免疫规划疫苗和非免疫规划疫苗。免疫规划疫苗是指居民应当按照政府的规定接种的疫苗,包括国家免疫规划确定的疫苗,省、自治区、直辖市人民政府在执行国家免疫规划时增加的疫苗,以及县级以上人民政府或者疾控主管部门组织的应急接种或者群体性预防接种所使用的疫苗。省、自治区、直辖市人民政府在执行国家免疫规划时,根据本行政区域疾病预防、控制需要,增加的免疫规划疫苗种类或剂次,需报国家疾病预防控制局(国家疾控局)备案并公布。非免疫规划疫苗是指居民自愿接种的免疫规划疫苗以外的其他疫苗。

(四) 冷链系统

疫苗在受热、光照、冷冻下可发生蛋白质变性、多糖降解和微生物灭活,影响其免疫效果,尤其是反复冻融,不仅严重影响疫苗效力,而且增加了预防接种副作用的发生概率,因此疫苗需要在规定的温度下存储、运输和使用。

1. 冷链系统 是指为保障疫苗质量,疫苗从疫苗上市许可持有人到接种单位,均在规定的温度条件下储存、运输和使用的保冷系统。冷链设备、设施包括冷藏车、疫苗运输车、冷库、冰箱、冷藏箱、冷藏包、冰排、冷链温度监测设备、备用发电机组和安置设备的房屋等。冷链系统是在冷链设备、设施的基础上加入管理因素(即人员、管理措施和保障)的工作体系。

2. 冷链系统管理 疾病预防控制机构和接种单位制定冷链管理制度,开展冷链设备、设施维护和温度监测等工作,保障冷链设备正常运转。疾病预防控制机构和接种单位应有专人对冷链设备进行管理与维护。冷链设备应按需求计划购置和下发,建立健全领发手续,做到专物专用,禁止存放其他物品。冷链设备要有专用房屋安置,房屋应通风、干燥,避免阳光直射。疾病预防控制机构和接种单位应为冷链设备建立设备档案,并通过免疫规划信息系统进行报告。对新装备或状态发生变化的冷链设备,应在变更后15天内通过免疫规划信息系统更新报告。对储存疫苗的冷链设备进行温度记录,记录保存至疫苗有效期满后不少于5年备查。定期检查、维护和更新冷链设备设施,保证设备的良好运转状态,符合疫苗储存规定要求。当冷链设备出现异常时,应及时报告、维修、更换,并做好设备维修记录。

3. 接种单位常用冷链设备的使用方法

(1) 冰箱的使用:冰箱应放置平整,避免震动。冰箱的上部和散热面要分别留有30 cm、10 cm以上的空间。安装3台以上冰箱的房间应安装空调或排气风扇。要经常保持冰箱内外的清洁,可用软布、洗涤剂擦洗内外壁及附件,清洁后用干布擦干。冰箱蒸发器结霜厚度>4 mm时要及时除霜。要定期对冰箱进行全面保养,切断电源后检查冰箱铰链、门封条、螺丝是否松动变形。

(2) 冷藏箱和冷藏包的使用:储存和运输疫苗时,冷藏箱或冷藏包内应按照要求放置冻制好的冰排。疫苗瓶不能直接与冰排接触,防止冻结。每次使用冷藏箱或冷藏包后,应清洗擦干后保存。

(3) 冰排的使用:冻制冰排时,冰排注水量为冰排容积的90%。注水后冰排直立放置在低温冰箱或冰箱的冷冻室内,冻制时间不少于24 h。每次冷链运转结束后,应将冰排的水倒出,清洗干净、晾干后与冷藏箱或冷藏包分开存放。

(五)预防接种组织形式

1. 常规接种 是指接种单位按照免疫规划疫苗免疫程序、非免疫规划疫苗使用指导原则和接种方案,在相对固定的接种服务周期内,为受种者提供的预防接种服务。

2. 群体性预防接种 是指根据监测和预警信息,为预防和控制传染病暴发、流行,在特定范围和时间内,针对可能受某种传染病威胁的特定人群,有组织实施的预防接种活动。

3. 应急接种 是指在传染病暴发、流行时,为控制传染病疫情蔓延,对目标人群开展的预防接种活动。

二、国家免疫规划疫苗儿童免疫程序

(一)概念

1. 国家免疫规划 国家免疫规划是指按照国家或者省、自治区、直辖市确定的疫苗品种、免疫程序或者接种方案,在人群中有计划地进行预防接种,以预防和控制特定传染病的发生和流行。

2. 免疫程序 免疫程序是指国家对某一特定人群(如儿童)预防传染病需要接种疫苗的种类、次序、剂量、部位以及有关要求所做的具体规定。制定免疫程序时要综合考虑当前传染病控制规划、疾病负担、免疫学原理、疫苗特性、接种利弊和效益等多方面因素。

(二)起始免疫年龄要求

免疫程序表所列各疫苗剂次的接种时间,是指可以接种该剂次疫苗的最小接种年(月)龄。该年(月)龄的确定主要取决于三个方面:一是婴儿免疫系统发育情况,即疫苗接种后,能产生理想免疫反应的最佳年(月)龄;二是疾病暴露情况,婴儿容易暴露在某种疾病中,且该疾病对婴儿的伤害较大的最小年(月)龄,如新生儿出生即容易感染结核,且婴儿出生时细胞免疫发育较成熟,因此我国免疫规划程序确定出生时即可接种卡介苗;三是婴儿天然被动免疫的影响,即婴儿出生后,母亲胎盘传给婴儿的抗体消失的年(月)龄。如麻疹疫苗,我国免疫规划程序确定的最小接种年龄是8月龄,这是因为母亲可以通过胎盘将麻疹抗体传给婴儿,但该抗体开始消失的年龄在婴儿出生后8个月,因此规定婴儿8月龄时开始接种麻疹疫苗。

(三)国家免疫规划疫苗和免疫程序

国家免疫规划疫苗中,适龄儿童接种疫苗主要包括:乙型肝炎疫苗(乙肝疫苗,HepB)、卡介苗(BCG)、脊髓灰质炎灭活疫苗(脊灰灭活疫苗,IPV)、口服脊髓灰质炎减毒活疫苗(脊灰减毒活疫苗,bOPV)、吸附无细胞百日咳白喉破伤风联合疫苗(百白破疫苗,DTaP)、白喉破伤风联合疫苗(白破疫苗,DT)、麻疹腮腺炎风疹联合减毒活疫苗(麻腮风疫苗,MMR)、甲型肝炎减毒活疫苗(甲肝减毒活疫苗,HepA-L)或甲型肝炎灭活疫苗(甲肝灭活疫苗,HepA-I)、乙型脑炎减毒活疫苗(乙脑减毒活疫苗,JE-L)或乙型脑炎灭活疫苗(乙脑灭活疫苗,JE-I)、A群脑膜炎球菌多糖疫苗(A群流脑多糖疫苗,MPSV-A)、A群C群脑膜炎球菌多糖疫苗(A群C群流脑多糖疫苗,MPSV-AC)。国家免疫规划疫苗儿童免疫程序表(2021年版)见表3-1-2。

根据《中华人民共和国疫苗管理法》有关规定,结合我国百日咳等传染病疫情防控工作需要,经国务院同意,决定自2025年1月1日起,在全国范围内实施将现行3月龄、4月龄、5月龄、18月龄各接种1剂次吸附无细胞百日咳白喉破伤风联合疫苗(以下简称百白破疫苗)和6岁接种1剂次白喉破伤风联合疫苗的免疫程序,调整为2月龄、4月龄、6月龄、18月龄、6岁各接种1剂次百白破疫苗的免疫程序。

表 3-1-2 国家免疫规划疫苗儿童免疫程序表（2021 年版）

可预防疾病	疫苗种类	接种途径	剂量	英文缩写	出生时	1月龄	2月龄	3月龄	4月龄	5月龄	6月龄	8月龄	9月龄	18月龄	2岁	3岁	4岁	5岁	6岁
乙型病毒性肝炎	乙肝疫苗	肌内注射	10或20 μg	HepB	1	2					3								
结核病①	卡介苗	皮内注射	0.1 mL	BCG	1														
脊髓灰质炎	脊灰灭活疫苗	肌内注射	0.5 mL	IPV			1	2											
脊髓灰质炎	脊灰减毒活疫苗	口服	1粒或2滴	bOPV					3								4		
百日咳,白喉,破伤风②	百白破疫苗	肌内注射	0.5 mL	DTaP				1	2		3			4					
麻疹,风疹,流行性腮腺炎	麻腮风疫苗	皮下注射	0.5 mL	MMR								1		2					
流行性乙型脑炎③	乙脑减毒活疫苗	皮下注射	0.5 mL	JE-L								1			2				
流行性乙型脑炎③	乙脑灭活疫苗	肌内注射	0.5 mL	JE-I								1,2			3				4
流行性脑脊髓膜炎	A群流脑多糖疫苗	皮下注射	0.5 mL	MPSV-A							1		2						
流行性脑脊髓膜炎	A群C群流脑多糖疫苗	皮下注射	0.5 mL	MPSV-AC												3			4
甲型病毒性肝炎	甲肝减毒活疫苗	皮下注射	0.5或1.0 mL	HepA-L										1					
甲型病毒性肝炎	甲肝灭活疫苗	肌内注射	0.5 mL	HepA-I										1	2				

注：① 主要指结核性脑膜炎、粟粒性肺结核等。
② 百白破疫苗接种已按国疾控卫免发〔2024〕20 号更新。
③ 选择乙脑灭活疫苗接种时，采用 4 剂次接种程序；选择乙脑减毒活疫苗接种时，采用 2 剂次接种程序；乙脑灭活疫苗第 1、2 剂间隔 7~10 天。

(四)国家免疫规划疫苗儿童免疫程序一般原则

1. 接种年龄

(1) 接种起始年龄:免疫程序表所列各疫苗剂次的接种时间,是指可以接种该剂次疫苗的最小年龄。

(2) 儿童达到相应剂次疫苗的接种年龄时,应尽早接种,建议在下述推荐的年龄之前完成国家免疫规划疫苗相应剂次的接种:①乙肝疫苗第1剂出生后24 h内完成。②卡介苗小于3月龄完成。③乙肝疫苗第3剂、脊灰疫苗第3剂、百白破疫苗第3剂、麻腮风疫苗第1剂、乙脑减毒活疫苗第1剂或乙脑灭活疫苗第2剂小于12月龄完成。④A群流脑多糖疫苗第2剂小于18月龄完成。⑤麻腮风疫苗第2剂、甲肝减毒活疫苗或甲肝灭活疫苗第1剂、百白破疫苗第4剂小于2岁完成。⑥乙脑减毒活疫苗第2剂或乙脑灭活疫苗第3剂、甲肝灭活疫苗第2剂小于3岁完成。⑦A群C群流脑多糖疫苗第1剂小于4岁完成。⑧脊灰疫苗第4剂小于5岁完成。⑨A群C群流脑多糖疫苗第2剂、乙脑灭活疫苗第4剂小于7岁完成。

如果儿童未按照上述推荐的年龄及时完成接种,应根据补种通用原则和每种疫苗的具体补种要求尽早进行补种。

2. 同时接种原则

(1) 不同疫苗同时接种:两种及以上注射类疫苗应在不同部位接种。严禁将两种或多种疫苗混合吸入同一支注射器内接种。

(2) 现阶段的国家免疫规划疫苗均可按照免疫程序或补种原则同时接种。

(3) 不同疫苗接种间隔:两种及以上注射类减毒活疫苗如果未同时接种,应间隔不小于28天进行接种。国家免疫规划使用的灭活疫苗和口服类减毒活疫苗,如果与其他灭活疫苗、注射或口服类减毒活疫苗未同时接种,对接种间隔不作限制。

3. 补种通用原则 未按照推荐年龄完成国家免疫规划规定剂次接种的小于18周岁人群,在补种时掌握以下原则:

(1) 应尽早进行补种,尽快完成全程接种,优先保证国家免疫规划疫苗的全程接种。

(2) 只需补种未完成的剂次,无需重新开始全程接种。

(3) 当遇到无法使用同一厂家同种疫苗完成接种程序时,可使用不同厂家的同种疫苗完成后续接种。

(五)疫苗的使用说明

1. 重组乙型肝炎疫苗(乙肝疫苗,HepB)

(1) 接种对象及剂次:按0~1~6月龄程序共接种3剂次,其中第1剂在新生儿出生后24 h内接种,第2剂在1月龄时接种,第3剂在6月龄时接种。

(2) 接种途径:肌内注射。

(3) 接种剂量。①重组(酵母)HepB:每剂次10 μg,无论产妇乙肝病毒表面抗原(HBsAg)阳性或阴性,新生儿均接种10 μg HepB。②重组[中国仓鼠卵巢(CHO)细胞]HepB:每剂次10 μg或20 μg,HBsAg阴性产妇所生新生儿接种10 μg HepB,HBsAg阳性产妇所生新生儿接种20 μg HepB。HBsAg阳性产妇所生新生儿,可按医嘱肌内注射100 IU乙肝免疫球蛋白(HBIG),同时在不同(肢体)部位接种第1剂HepB。HepB、HBIG和卡介苗(BCG)可在不同部位同时接种。

2. 皮内注射用卡介苗(卡介苗,BCG)

(1) 接种对象及剂次:新生儿出生时接种1剂。

(2) 接种途径:皮内注射。

(3) 接种剂量:0.1 mL。

未接种BCG的小于3月龄儿童可直接补种,大于或等于4岁儿童不予补种,已接种BCG的儿童,即使卡痕未形成也不再予以补种。

3. 脊髓灰质炎(脊灰)灭活疫苗(IPV)、二价脊灰减毒活疫苗(脊灰减毒活疫苗,bOPV)

(1) 接种对象及剂次:共接种4剂,其中2月龄、3月龄各接种1剂 IPV,4月龄、4岁各接种1剂 bOPV。

(2) 接种途径:IPV 肌内注射,bOPV 口服。

(3) 接种剂量:IPV 0.5 mL,bOPV 糖丸剂型每次1粒,液体剂型每次2滴(约0.1 mL)。

小于4岁儿童未达到3剂(含补充免疫等),应补种完成3剂;大于或等于4岁儿童未达到4剂(含补充免疫等)应补种完成4剂。补种时遵循先 IPV 后 bOPV 的原则。两剂次间隔不小于28天。对于补种后满4剂次脊灰疫苗接种的儿童,可视为完成脊灰疫苗全程免疫。

4. 吸附无细胞百日咳白喉破伤风联合疫苗(百白破疫苗,DTaP)、白喉破伤风联合疫苗(白破疫苗,DT)

(1) 接种对象及剂次:共接种5剂次,其中2月龄、4月龄、6月龄、18月龄、6周岁各接种1剂 DT。

(2) 接种途径:肌内注射。

(3) 接种剂量:0.5 mL。

3月龄~6岁未完成 DTaP 规定剂次的儿童,需补种未完成的剂次,前3剂每剂间隔不小于28天,第4剂与第3剂间隔不小于6个月。

5. 麻疹腮腺炎风疹联合减毒活疫苗(麻腮风疫苗,MMR)

(1) 接种对象及剂次:共接种2剂次,8月龄、18月龄各接种1剂。

(2) 接种途径:皮下注射。

(3) 接种剂量:0.5 mL。

如需接种包括 MMR 在内的多种疫苗,但无法同时完成接种时,应优先接种 MMR 疫苗。注射免疫球蛋白者应间隔不小于3个月接种 MMR,接种 MMR 后2周内避免使用免疫球蛋白。当针对麻疹疫情开展应急接种时,可根据疫情流行病学特征考虑对疫情波及范围内的6~7月龄儿童接种1剂含麻疹成分疫苗,但不计入常规免疫剂次。

6. 乙型脑炎减毒活疫苗(乙脑减毒活疫苗,JE-L)

(1) 接种对象及剂次:共接种2剂次。8月龄、2岁各接种1剂。

(2) 接种途径:皮下注射。

(3) 接种剂量:0.5 mL。

注射免疫球蛋白者应间隔不小于3个月接种 JE-L。乙脑疫苗纳入免疫规划后出生且未接种乙脑疫苗的适龄儿童,如果使用 JE-L 进行补种,应补齐2剂,接种间隔不小于12个月。

7. 乙型脑炎灭活疫苗(乙脑灭活疫苗,JE-I)

(1) 接种对象及剂次:共接种4剂次。8月龄接种2剂,间隔7~10天;2岁和6岁各接种1剂。

(2) 接种途径:肌内注射。

(3) 接种剂量:0.5 mL。

注射免疫球蛋白者应间隔不小于1个月接种 JE-I。乙脑疫苗纳入免疫规划后出生且未接种乙脑疫苗的适龄儿童,如果使用 JE-I 进行补种,应补齐4剂,第1剂与第2剂接种间隔为7~10天,第2剂与第3剂接种间隔为1~12个月,第3剂与第4剂接种间隔不小于3年。

8. A 群脑膜炎球菌多糖疫苗(A 群流脑多糖疫苗,MPSV-A)、A 群 C 群脑膜炎球菌多糖疫苗(A 群 C 群流脑多糖疫苗,MPSV-AC)

(1) 接种对象及剂次:MPSV-A 接种2剂次,6月龄、9月龄各接种1剂。MPSV-AC 接种2剂次,3岁、6岁各接种1剂。

(2) 接种途径:皮下注射。

(3) 接种剂量:0.5 mL。

两剂次 MPSV-A 间隔不小于 3 个月,第 1 剂 MPSV-AC 与第 2 剂 MPSV-A 间隔不小于 12 个月。两剂次 MPSV-AC 间隔不小于 3 年,3 年内避免重复接种。当针对流脑疫情开展应急接种时,应根据引起疫情的菌群和流行病学特征,选择相应种类的流脑疫苗。对于小于 2 岁的儿童,如已按流脑结合疫苗说明书接种了规定的剂次,可视为完成 MPSV-A 接种剂次。如儿童 3 岁和 6 岁时已接种含 A 群和 C 群流脑疫苗成分的疫苗,可视为完成相应剂次的 MPSV-AC 接种。小于 2 岁的儿童补齐 MPSV-A 剂次,大于或等于 2 岁的儿童不再补种或接种 MPSV-A,仍需完成两剂次 MPSV-AC。大于或等于 2 岁的儿童如未接种过 MPSV-A,可在 3 岁前尽早接种 MPSV-AC;如已接种过 1 剂次 MPSV-A,尽早接种 MPSV-AC,间隔不小于 3 个月。

9. 甲型肝炎减毒活疫苗(甲肝减毒活疫苗,HepA-L)

(1) 接种对象及剂次:18 月龄接种 1 剂。

(2) 接种途径:皮下注射。

(3) 接种剂量:0.5 mL 或 1.0 mL,按照相应疫苗说明书使用。

如果接种 2 剂次及以上含甲型肝炎灭活疫苗成分的疫苗,可视为完成甲肝疫苗免疫程序。注射免疫球蛋白后应间隔不小于 3 个月接种 HepA-L。甲肝疫苗纳入免疫规划后出生且未接种甲肝疫苗的适龄儿童,如果使用 HepA-L 进行补种,补种 1 剂 HepA-L。

10. 甲型肝炎灭活疫苗(甲肝灭活疫苗,HepA-I)

(1) 接种对象及剂次:共接种 2 剂次,18 月龄和 2 岁各接种 1 剂。

(2) 接种途径:肌内注射。

(3) 接种剂量:0.5 mL。

如果接种 2 剂次及以上含 HepA-I 成分的联合疫苗,可视为完成 HepA-I 免疫程序。甲肝疫苗纳入免疫规划后出生且未接种甲肝疫苗的适龄儿童,如果使用 HepA-I 进行补种,应补齐 2 剂 HepA-I,接种间隔不小于 6 个月。如已接种过 1 剂次 HepA-I,但无条件接种第 2 剂 HepA-I 时,可接种 1 剂 HepA-L 完成补种,间隔不小于 6 个月。

三、预防接种管理

(一) 预防接种证办理和管理

1. 预防接种证格式 预防接种证由国家疾控局会同国家卫生健康委设计,统一格式和内容,支持打印预防接种信息。负责预防接种证印制的单位,应按照规定的格式和内容印制,不得自行变更,确保不同地域间的规范登记和统一打印。

2. 预防接种证办理 在新生儿出生后 1 个月内,其监护人应到出生医院、儿童居住地承担预防接种工作的接种单位为其办理预防接种证。出生医院或接种单位不得拒绝办理。成人接种疫苗后,接种单位可提供纸质或电子接种凭证。接种单位应在办理的预防接种证和预防接种凭证上加盖业务专用章。

接种单位对适龄儿童实施预防接种时,应核对预防接种证信息,并按规定做好记录。接种单位人员负责打印预防接种证中的受种者基本信息和预防接种信息。如手工填写,要求书写工整、内容规范、记录准确、项目齐全。预防接种证由受种者或其监护人长期保管。接种单位应为无预防接种证或遗失预防接种证的受种者补发预防接种证。

(二) 预防接种档案建立和管理

1. 预防接种档案建立 接种单位在为新生儿办理预防接种证或受种者首次接种疫苗时,应为其建立预防接种档案。原则上应采用身份识别设备采集受种者信息,在免疫规划信息系统中为受种者建立预防接种电子档案。开展助产服务的医疗机构为新生儿在免疫规划信息系统建立档案后,居住地所在接种单位应直接在免疫规划信息系统实时获取并核对、更新新生儿预防接种电子档案信息。

2. 预防接种档案管理　接种单位应每月对辖区儿童的预防接种档案至少进行 1 次查漏分析,发现未种者要及时通知其监护人。对死亡或连续 12 个月失去联系等情况,可以对其预防接种档案进行标记,不再纳入查漏分析和未种通知范围。原纸质预防接种档案(卡、簿)应长期保存和管理,鼓励用电子档案逐步取代纸质档案。预防接种电子档案应长期保存,并做好数据备份。

四、预防接种实施

(一) 预防接种前的工作

1. 筛选受种者　根据国家免疫规划疫苗免疫程序、非免疫规划疫苗使用指导原则、接种方案等,通过免疫规划信息系统筛选受种者。

2. 通知受种者或其监护人　采取口头、书面、电话、短信等方式,通知受种者或其监护人,告知接种疫苗的品种、时间、地点和相关要求。

3. 准备注射器材　按受种者人数的 1.1 倍准备注射器材。为接种的疫苗选择合适的注射器类型和规格。注射器使用前要检查包装是否完好并在有效期内使用。

4. 准备相关药品和器械　准备消毒用品、体检器材、常用急救药械、接种安全器材。消毒用品包括 75% 酒精、镊子、棉球杯、无菌干棉球或棉签、治疗盘等。体检器材包括体温表、听诊器、压舌板、血压计等。常用急救药械包括 1∶1000 肾上腺素、0.9% 生理盐水、抗过敏药、输液器、止血带和吸氧等急救设备。肾上腺素等急救药械应加强保管,并定期检查核对。接种安全器材包括注射器毁型装置或锐器盒、医疗废物桶等。

(二) 预防接种时的工作

实施接种前,要做到"三查七对一验证",做到受种者、预防接种证和疫苗信息一致,接种人员和受种者双方确认无误后方可实施接种。三查包括:一是检查受种者健康状况,核查接种禁忌;二是查对预防接种证;三是检查疫苗注射器的外观、批号、有效期。"七对"是指核对受种者的姓名、年龄和疫苗的品名、规格、剂量、接种部位、接种途径。"一验证"是指接种前请受种者或其监护人验证接种疫苗的品种和有效期等。

1. 核实受种者　登记时,接种人员应查验受种者预防接种证、预防接种档案信息,核对受种者姓名、出生日期及接种记录,确定本次受种者、接种疫苗的品名。接种人员发现原始记录中受种者姓名、身份证件号码、联系方式等基本信息有误或变更的,应及时更新。对不符合本次接种的受种者,向受种者或其监护人做好解释工作。

2. 询问健康状况和核查接种禁忌　受种者健康状况询问内容包括是否有发热、咳嗽、腹泻等患病情况及过敏史、用药史等。在询问健康状况的同时,核查接种禁忌。向受种者或其监护人提出医学建议,并如实记录提出医学建议的情况。

3. 预防接种告知　接种单位可以通过家长课堂、视频、文字材料及互联网技术等方式进行预防接种宣传,使受种者或其监护人知晓预防接种相关知识。在正式实施接种前,接种人员应采取面对面的方式告知,并做到知情同意。应告知受种者或其监护人所接种疫苗的品名、作用、禁忌、注意事项、可能出现的不良反应和预防接种异常反应补偿方式等信息。受种者或其监护人选择非免疫规划疫苗时,接种单位还应告知疫苗的价格和接种费用等信息。告知后由受种者或其监护人在纸质或电子知情同意书上签名确认,纸质签字存根由接种单位留底保存,电子知情同意书由接种单位备份保存,纸质或电子知情同意书签名资料由接种单位留档保存至疫苗有效期满后不少于 5 年备查。

4. 现场疫苗准备和检查　实施接种前,将疫苗从冷链设备内取出,尽量减少开启冷链设备的次数。核对接种疫苗的品名,检查疫苗外观。凡过期、变色、污染、发霉、有摇不散凝块或异物、无标签或标签不清以及疫苗瓶(或预填充注射器)有裂纹的,一律不得使用。

疫苗说明书规定严禁冻结的疫苗,如百白破疫苗、乙肝疫苗、白破疫苗等冻结后一律不得使用。检查含吸附剂疫苗是否冻结的方法如下:将被检和正常对照的疫苗瓶同时摇匀后静置竖立,被检疫苗在短时间(5~10 min)内与对照疫苗相比,如出现分层现象且上层液体较清,即可判断被检疫苗曾被冻结。

5. 接种部位和接种途径 疫苗接种途径通常为口服、皮下注射、皮内注射、肌内注射和划痕。注射部位通常为上臂外侧三角肌处和大腿前外侧中部。当多种疫苗同时注射接种(包括肌内、皮下和皮内注射)时,可在左右上臂、左右大腿分别接种,卡介苗选择上臂。

(1)口服:适用脊灰减毒活疫苗等。

(2)皮内注射:适用卡介苗,于上臂外侧三角肌中部略下处注射。

(3)皮下注射:适用麻腮风疫苗、乙脑减毒活疫苗、A群流脑多糖疫苗、A群C群流脑多糖疫苗、甲肝减毒活疫苗、钩体疫苗等,一般于上臂外侧三角肌下缘附着处注射。

(4)肌内注射:适用百白破疫苗、白破疫苗、乙肝疫苗、乙脑灭活疫苗、脊灰灭活疫苗、甲肝灭活疫苗、出血热疫苗等,于上臂外侧三角肌、大腿前外侧中部肌内注射。

(5)划痕:适用炭疽疫苗,于上臂外侧三角肌附着处皮上划痕接种。

接种时要保证安全注射。接种前方可打开或取出注射器材,抽取疫苗后和注射完毕后不得回套针帽,不得用手分离注射器针头,防止被针头误伤,应将使用后的注射器具直接或毁形后投入安全盒或防刺穿的容器内,统一回收销毁。

6. 接种后受种者留观 接种后告知受种者或其监护人,在接种疫苗后留在现场观察30 min后方可离开。在现场留观期间出现疑似预防接种异常反应的,应按照疑似预防接种异常反应监测与处置相关要求,及时采取救治等措施,必要时转医院救治。

7. 预防接种记录和免疫规划信息系统记录

(1)预防接种记录:实施接种后,预防接种工作人员应在预防接种证和预防接种档案上登记受种者基本信息以及疫苗品名、批号、接种日期等信息。在为新生儿接种首剂乙肝疫苗和卡介苗后,负责办理预防接种证的产科可直接在预防接种证上记录首剂乙肝疫苗和卡介苗接种情况,原则上应同时在免疫规划信息系统建立预防接种电子档案。成人接种疫苗,接种单位需要登记包括受种者基本信息以及疫苗品名、疫苗上市许可持有人、批号、接种日期、接种单位等信息,并提供接种凭证。

(2)免疫规划信息系统记录:接种单位应通过信息系统采集疫苗接种信息,内容包括疫苗品名、疫苗上市许可持有人、批号、追溯码、有效期、接种日期、受种者、实施接种的人员等。接种单位应通过扫描疫苗追溯码获取疫苗最小包装单位的识别信息。接种单位应通过信息系统实现疫苗接种信息在预防接种证上的直接打印。预防接种档案和接种信息应在接种完成后24 h内,上传至国家免疫规划信息系统。

(三)预防接种后的工作

1. 接种预约 本次接种完成后,视情况与受种者或其监护人预约下次接种疫苗的品名和接种日期。

2. 清理器材 清洁冷藏设备,处理使用后的自毁型注射器、一次性注射器及其他医疗废物,镊子、治疗盘等器械按要求灭菌或消毒后备用。

3. 剩余疫苗处理 记录疫苗的使用和损耗数量。疫苗瓶开启后,减毒活疫苗超过0.5 h、灭活疫苗超过1 h未用完(疫苗说明书另有规定除外),应将剩余疫苗废弃,按照医疗废物处置方法处理。接种单位应配备回收医疗废物专用包装袋或容器、警示标识和标签,以及安全储存废弃疫苗的空间。待废弃疫苗不得继续放置在冷链设备中保存。冷藏设备内未开启的疫苗要做好标识,放回冷链室冰箱保存,于有效期内在下次预防接种时优先使用。

另外,还要核对受种者预防接种档案,统计疫苗使用数量,统计本次接种使用疫苗数量和下次预防接种的疫苗计划使用数量,并按规定上报。

(四) 疫苗接种禁忌证和注意事项

1. 疫苗接种禁忌证　机体处于某种疾病或特殊状态下,接种疫苗后会增加不良反应发生的概率。为避免这种情况的发生,受种者存在某种疾病或处于某种特殊状态时(生理或病理状态)不能或暂时不能接种疫苗,即疫苗接种禁忌。预防接种人员在接种时,应根据接种的具体情况(如受种者的健康状况)来判断接种与否,如有以下禁忌证不应接种疫苗。

(1) 免疫缺陷、恶性肿瘤、免疫功能受到抑制,一般不能使用活疫菌。
(2) 受种者正患有发热或明显全身不适的疾病时,应推迟接种。
(3) 既往接种疫苗后有严重不良反应者不应继续接种同种疫苗。
(4) 对进行性神经系统患病儿童不应接种含有乙脑、流脑、百日咳等抗原的疫苗。

2. 疫苗使用中的一般注意事项

(1) 接种前将疫苗从冷藏容器内取出,尽量减少开启冷藏容器的次数。
(2) 严格核对接种疫苗的品名,检查疫苗外观质量。
(3) 不得使用冻结过的百白破疫苗、乙肝疫苗、白破疫苗等含吸附剂的疫苗,冻结以后,疫苗不再是均匀的絮状液体。
(4) 使用注射剂型疫苗时严格按照操作规范执行。
(5) 备有肾上腺素、地塞米松等急救药物,以备偶有严重过敏反应发生时急救使用。
(6) 所有疫苗应严格遵照使用说明书,使用前确保详细阅读。

五、疑似预防接种异常反应(adverse event following immunization, AEFI)及其处理

(一) 概述

1. 预防接种安全性　是指通过制定正确使用疫苗的公共卫生规范和策略,最大限度减小因接种传播疾病的风险和保证疫苗效果,即从疫苗规范生产到正确使用的一系列过程,通常包括接种安全性与疫苗安全性。

2. 疑似预防接种异常反应　是指在预防接种后发生的怀疑与预防接种有关的反应或事件,包括不良反应、疫苗质量事故、接种事故、偶合症、心因性反应。

3. 严重疑似预防接种异常反应　是指死亡、危及生命、需要住院治疗或延长已在住院治疗的时间、持续的或显著的人体伤残/失能、先天性异常或者出生缺陷(怀疑受种者母亲孕期接种疫苗所致),以及如不干预或者治疗可能出现上述所列情况的情形。一般需要采取住院治疗等措施,包括需要临床治疗的重度疾病。如怀疑与疫苗相关的过敏性休克、喉头水肿、紫癜、局部过敏坏死反应等变态反应性疾病,臂丛神经炎、古兰-巴雷综合征、脑病、脑炎等神经系统疾病,疫苗株病原体感染导致的疫苗相关麻痹型脊髓灰质炎、卡介苗骨髓炎、全身播散性卡介苗感染等特定疾病,怀疑偶合发生的或者与接种差错、疫苗质量问题等相关的中毒性休克综合征、全身性感染等疾病,以及由这些疾病导致的残疾和死亡。

4. 严重异常反应　可能的严重异常反应包括过敏性休克、过敏性喉头水肿、过敏性紫癜、血小板减少性紫癜、局部过敏坏死反应、热性惊厥、癫痫、臂丛神经炎、多发性神经炎、脑病、脑炎和脑膜炎、疫苗相关麻痹型脊髓灰质炎、卡介苗骨髓炎、全身播散性卡介苗感染等。

(二) 疑似预防接种异常反应

1. 不良反应　是指合格的疫苗在实施规范接种后,发生的与预防接种目的无关或意外的有害反应,包括一般反应和异常反应。

(1) 一般反应:在免疫接种后发生的,由疫苗本身所固有的特性引起的,对机体会造成一过性生理功能障碍的反应。发生率相对较高,病情轻微,多于数天内恢复。一般反应主要有发热和局部红肿。局部反应主要有注射部位的红肿、疼痛、硬结等,注射部位红肿、硬结按横平均直径分为

轻度(<15 mm)、中度(15～30 mm)和重度(30 mm 以上);全身反应主要有发热、头痛、头晕、乏力、全身不适等。发热按腋窝温度分为轻度发热(37.2～38 ℃)、中度发热(38.1～39.0 ℃)、高热(39.1～41 ℃)和超高热(>41 ℃)。

①全身性一般反应:少数受种者接种灭活疫苗后 24 h 内可能出现发热,一般持续 1～2 天,很少超过 3 天;个别受种者在接种疫苗后 2～4 h 即有发热,6～12 h 体温达高峰;接种减毒活疫苗后,出现发热的时间比接种灭活疫苗稍晚,如接种麻疹疫苗后 6～10 天可能会出现发热,个别受种者可伴有轻型麻疹样症状。少数受种者接种疫苗后,除出现发热症状外,还可能出现头痛、头晕、乏力、全身不适等情况,一般持续 1～2 天。个别受种者可出现恶心、呕吐、腹泻等胃肠道症状,一般以接种当天多见,很少超过 3 天。

②局部一般反应:少数受种者在接种疫苗后数小时至 24 h 或稍后,局部出现红肿,伴疼痛。红肿范围一般不大,仅有少数人红肿直径>30 mm,一般在 24～48 h 逐步消退。接种卡介苗 2 周左右,局部可出现红肿浸润,随后化脓,形成小溃疡,大多在 8～12 周后结痂(卡疤),一般不需处理,但要注意局部清洁,防止继发感染。部分受种者接种含吸附剂的疫苗,会出现因注射部位吸附剂未完全吸收,刺激结缔组织增生,而形成硬结。

(2) 异常反应:合格的疫苗在实施规范接种过程中或者实施规范接种后造成受种者机体组织器官、功能损害,相关各方均无过错的药品不良反应。这是由疫苗本身所固有的特性引起的,与疫苗的毒株、纯度、生产工艺、附加物等因素有关。异常反应的发生率极低,病情相对较重,多需要临床处置。

下列情形不属于预防接种异常反应:①因疫苗本身特性引起的接种后一般反应;②因疫苗质量问题给受种者造成的损害;③因接种单位违反预防接种工作规范、免疫程序、疫苗使用指导原则、接种方案给受种者造成的损害;④受种者在接种时正处于某种疾病的潜伏期或者前驱期,接种后偶合发病;⑤受种者有疫苗说明书规定的接种禁忌,在接种前受种者或其监护人未如实提供受种者的健康状况和接种禁忌等情况,接种后受种者原有疾病急性复发或者病情加重;⑥因心理因素发生的个体或者群体的心因性反应。

(3) 常见反应的处理:接种人员对较为轻微的全身性一般反应和接种局部的一般反应,可给予一般的处理指导;对接种后现场留观期间出现的急性严重过敏反应等,应立即组织紧急抢救。对于其他较为严重的疑似预防接种异常反应,应建议及时到规范的医疗机构就诊。

①全身性一般反应:受种者发热,体温≤37.5 ℃时,应加强观察,适当休息,多饮水,防止继发其他疾病。受种者发热,体温>37.5 ℃或体温≤37.5 ℃并伴有其他全身症状、异常哭闹等情况,应及时到医院诊治。

②局部一般反应:局部红肿直径和硬结直径<15 mm 的局部反应,一般不需要任何处理。红肿直径和硬结直径为 15～30 mm 的局部反应,可用干净的毛巾先冷敷,出现硬结者可热敷,每日数次,每次 10～15 min。红肿直径和硬结直径>30 mm 的局部反应,应及时到医院就诊。接种卡介苗出现的局部红肿,不能热敷。

2. 疫苗质量事故　是指由于疫苗质量不合格,接种后造成受种者机体组织器官、功能损害。

3. 预防接种事故　是指由于在预防接种实施过程中,违反预防接种工作规范、免疫程序、疫苗使用指导原则、接种方案,造成受种者机体组织器官、功能损害。

4. 偶合症　是指受种者在接种时正处于某种疾病的潜伏期或者前驱期,接种后巧合发病。偶合症不是由疫苗的固有性质引起的。

5. 心因性反应　心因性反应是指在预防接种实施过程中或接种后,因受种者心理因素发生的个体或者群体的反应。心因性反应不是由疫苗的固有性质引起的。

(三) 全国疑似预防接种异常反应监测方案

《全国疑似预防接种异常反应监测方案》的目的是规范疑似预防接种异常反应监测工作,调查核实疑似预防接种异常反应的发生情况和原因,为改进疫苗质量和提高预防接种服务质量提供依据。

1. 报告范围 疑似预防接种异常反应报告范围按照发生时限分为以下情形。

(1) 24 h内：如过敏性休克、不伴休克的过敏反应(荨麻疹、斑丘疹、喉头水肿等)、中毒性休克综合征、晕厥、癔症等。

(2) 5天内：如发热(腋温>38.6 ℃)血管性水肿、全身化脓性感染(毒血症、败血症、脓毒血症)接种部位发生的红肿(直径>2.5 cm)、硬结(直径>2.5 cm)、局部化脓性感染(局部脓肿、淋巴管炎和淋巴结炎、蜂窝织炎)等。

(3) 15天内：如麻疹样或猩红热样皮疹、过敏性紫癜、局部过敏坏死反应(Arthus反应)、热性惊厥、癫痫、多发性神经炎、脑病脑炎和脑膜炎等。

(4) 6周内：如血小板减少性紫癜、格林巴利综合征、疫苗相关麻痹型脊髓灰质炎等。

(5) 3个月内：如臂丛神经炎、接种部位发生的无菌性脓肿等。

(6) 接种卡介苗后1~12个月：如淋巴结炎或淋巴管炎、骨炎、全身播散性卡介苗感染等。

(7) 其他：怀疑与预防接种有关的其他严重疑似预防接种异常反应。

2. 报告单位和报告人 医疗机构、接种单位、疾病预防控制机构、药品不良反应监测机构、疫苗生产企业、疫苗批发企业及其执行职务的人员为疑似预防接种异常反应的责任报告单位和报告人。

3. 报告程序 疑似预防接种异常反应报告实行属地化管理。责任报告单位和报告人发现属于报告范围的疑似预防接种异常反应(包括接到受种者或其监护人的报告)后,应当及时向受种者所在地的县级卫生行政部门、药品监督管理部门报告。发现怀疑与预防接种有关的死亡、严重残疾、群体性疑似预防接种异常反应、对社会有重大影响的疑似预防接种异常反应时,责任报告单位和报告人应当在发现后2 h内向所在地县级卫生行政部门、药品监督管理部门报告；县级卫生行政部门和药品监督管理部门在2 h内逐级向上一级卫生行政部门、药品监督管理部门报告。责任报告单位和报告人应当在发现疑似预防接种异常反应后48 h内填写疑似预防接种异常反应个案报告卡,向受种者所在地的县级疾病预防控制机构报告；发现怀疑与预防接种有关的死亡、严重残疾、群体性疑似预防接种异常反应、对社会有重大影响的疑似预防接种异常反应时,在2 h内填写疑似预防接种异常反应个案报告卡或群体性疑似预防接种异常反应登记表,以电话等最快方式向受种者所在地的县级疾病预防控制机构报告。县级疾病预防控制机构经核实后,立即通过全国预防接种信息管理系统进行网络直报。各级疾病预防控制机构和药品不良反应监测机构应当通过全国预防接种信息管理系统实时监测疑似预防接种异常反应报告信息。

对于死亡或群体性疑似预防接种异常反应,同时还应当按照《突发公共卫生事件应急条例》的有关规定进行报告。

(四) 处理

1. 处置原则

(1) 对局部的一般反应、全身性一般反应等较为轻微的反应,一般不需要临床治疗,可给予一般的处理指导。

(2) 对接种后现场留观期间出现的急性严重过敏反应等严重疑似预防接种异常反应,应立即组织紧急抢救,必要时转诊治疗。

(3) 对其他严重疑似预防接种异常反应,应建议受种者及时到规范的医疗机构就诊。对怀疑心因性反应和接种差错相关反应的,应尽早识别并做好相关处置。

2. 沟通交流 有关单位和人员应按照要求开展与受种者或其监护人的沟通交流,对疑似预防接种异常反应处置流程和相关政策等进行解释和说明。同时应做好预防接种工作的宣传沟通,引导媒体对疑似预防接种异常反应进行客观报道。

六、预防接种服务规范

(一) 服务对象

辖区0~6岁儿童和其他重点人群。

(二)服务内容

1. 预防接种管理

(1)及时为辖区所有居住满3个月的0~6岁儿童建立预防接种证(卡、簿)等儿童预防接种档案。

(2)采取预约、通知单、电话、手机短信、网络、广播通知等适宜方式,通知儿童监护人,告知接种疫苗的种类、时间、地点和相关要求。在边远山区、海岛、牧区等交通不便的地区,可采取入户巡回的方式进行预防接种。

(3)每半年对辖区儿童的预防接种证(卡、簿)进行1次核查和整理,查缺补漏,并及时进行补种。

2. 预防接种

根据国家免疫规划疫苗免疫程序,对适龄儿童进行常规接种。在部分省份对重点人群接种出血热疫苗。在重点地区对高危人群实施炭疽疫苗、钩体疫苗应急接种。根据传染病控制需要,开展乙肝、麻疹、脊灰等疫苗强化免疫或补充免疫、群体性接种工作和应急接种工作。

(1)接种前的工作:接种工作人员在对儿童接种前应查验儿童预防接种证(卡、簿)或电子档案,核对受种者姓名、性别、出生日期及接种记录,确定本次受种对象、接种疫苗的品种。询问受种者的健康状况以及是否有接种禁忌证等,告知受种者或者其监护人所接种疫苗的品种、作用、禁忌、不良反应以及注意事项,可采用书面或(和)口头告知的形式,并如实记录告知和询问的情况。

(2)接种时的工作:接种工作人员在接种操作时再次查验并核对受种者姓名、预防接种证(卡、簿)、接种凭证和本次接种的疫苗品种,核对无误后严格按照《预防接种工作规范(2023年版)》规定的接种月(年)龄、接种部位、接种途径、安全注射等要求予以接种。接种工作人员在接种操作时再次进行"三查七对一验证",无误后予以预防接种。

(3)接种后的工作:告知儿童监护人,受种者在接种后应在留观室观察30 min。接种后及时在预防接种证(卡、簿)上记录,与儿童监护人预约下次接种疫苗的种类、时间和地点。有条件的地区录入计算机并进行网络报告。

3. 疑似预防接种异常反应处理

如发现疑似预防接种异常反应,接种人员应按照《全国疑似预防接种异常反应监测方案》的要求进行处理和报告。

(三)服务流程

接种单位应加强预防接种工作的管理,为0~6岁儿童建立预防接种档案,并按要求实施预防接种工作,包括接种前、接种时和接种后的工作要求。若发现疑似预防接种异常反应要及时进行处理和上报。具体预防接种服务流程见图3-1-1。

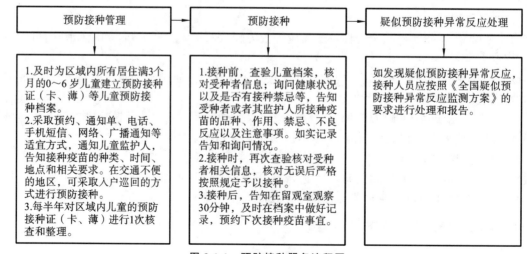

图3-1-1 预防接种服务流程图

(四) 服务要求

(1) 接种单位必须为县(区)级卫生计生行政部门指定的预防接种单位,并具备《疫苗储存和运输管理规范(2017年版)》规定的冷藏设施、设备和冷藏保管制度,按照要求进行疫苗的领发和冷链管理,保证疫苗质量。

(2) 应按照《预防接种工作规范(2023年版)》《全国疑似预防接种异常反应监测方案》等相关规定做好预防接种服务工作,承担预防接种的人员应当具备执业医师、执业助理医师、执业护士或者乡村医生资格,并经过县级或以上卫生计生行政部门组织的预防接种专业培训,考核合格后持证方可上岗。

(3) 基层医疗卫生机构应积极通过公安、乡镇(街道)、村(居)委会等多种渠道,利用提供其他医疗服务、发放宣传资料、入户排查等方式,向预防接种服务对象或监护人传播相关信息,主动做好辖区服务对象的发现和管理。

(4) 根据预防接种需要,合理安排接种门诊开放频率、开放时间和预约服务的时间,提供便利的接种服务。

(五) 工作指标

(1) 建证率=年度辖区已建立预防接种证(卡、簿)人数/年度辖区应建立预防接种证(卡、簿)人数×100%。

(2) 某种疫苗接种率=年度辖区某种疫苗实际接种人数/年度辖区某种疫苗应接种人数×100%。

微课

练习题及答案

【实训案例】

案例一

李奶奶的孙女出生63天,因为发热去医院就诊。经询问,患儿因1天前接种脊髓灰质炎疫苗后出现发热,最高38.0℃,烦躁,吃奶少,大小便正常。无寒战,无鼻塞流涕,无咳嗽,无呕吐腹泻。既往体健,出生时无异常,无药物及食物过敏史。心肺及其他检查无异常。

任务:1.脊髓灰质炎减毒活疫苗的接种时间、接种途径、接种剂量分别是什么?
　　　2.患儿发热最可能的原因是什么?应该怎样处理?

案例二

某年某市某小学因发生麻疹疫情,对一年级183名学生接种麻疹疫苗。接种后1h,一年级(2)班38名学生中15人陆续出现头晕、头痛、乏力、恶心、手麻等不适症状,其他各班未出现上述情况。

任务:1.疑似预防接种异常反应包括哪几类?
　　　2.一年级(2)班最可能的疑似预防接种异常反应是什么?依据是什么?

第二节　0～6岁儿童健康管理

学习目标

知识目标:能说出0～6岁儿童健康管理的服务对象、服务流程、服务中的注意事项、不同年龄段的转诊指征。

扫码看课件

能力目标：能对不同年龄段儿童进行健康管理,能对常见儿童健康问题的原因进行分析,并能给出指导或转诊的建议。

素质目标：树立关爱儿童的理念,培养良好的沟通能力,养成严谨、务实、认真的工作态度。

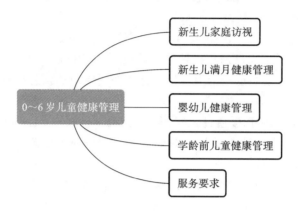

0～6岁儿童健康管理以预防保健为中心,以保护和促进儿童身心健康和社会适应能力为目标,根据各年龄阶儿童的生长发育特点,提供综合性保健服务,注重健康教育、保健育儿知识、咨询服务,帮助家长掌握儿童保健知识,降低疾病的发生率和死亡率,促进儿童身体的全面发展(图3-2-1)。

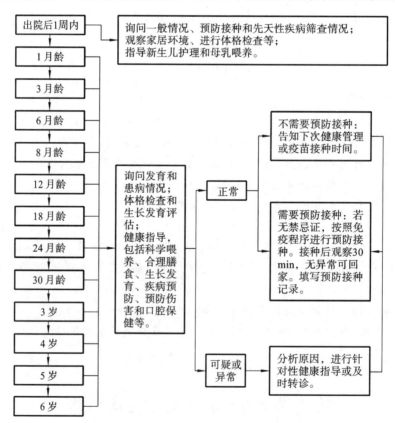

图3-2-1　0～6岁儿童健康管理服务流程图

一、新生儿家庭访视

(一) 时间

新生儿出院后1周内,医护人员到新生儿家中进行,同时进行产后访视。如发现问题,应酌情增加访视次数,必要时转诊。

（二）地点

新生儿家中。

（三）主要内容

1. 问诊

（1）孕期及出生情况:母亲妊娠期患病及药物使用情况,孕周、分娩方式,是否双（多）胎,有无窒息、产伤和畸形,出生体重、身长,以及是否已做新生儿听力筛查和新生儿遗传代谢性疾病筛查等。

（2）一般情况:睡眠,有无呕吐、惊厥,大小便次数、性状以及预防接种情况。

（3）喂养情况:喂养方式、吃奶次数、奶量及其他问题。

2. 测量

（1）体重。

①测量前准备:每次测量体重前需校正体重计0点。新生儿需排空大小便,脱去外衣、袜子、尿布,仅穿单衣裤,冬季注意保持室内温暖。

②测量方法:称重时新生儿取卧位,新生儿不能接触其他物体。使用杠杆式体重计称重时,放置的砝码应接近新生儿体重,并迅速调整游锤,使杠杆呈正中水平,将砝码及游锤所示读数相加;使用电子体重计称重时,待数据稳定后读数。记录时需除去衣服重量。体重记录以千克(kg)为单位,数据保留小数点后2位。

（2）体温。

①测量前准备:在测量体温之前,体温表水银柱在35 ℃以下。

②测量方法:用腋表测量,保持5 min后读数。

3. 体格检查

（1）一般状况:精神状态,面色,吸吮,哭声。

（2）皮肤黏膜:有无黄染、发绀或苍白(口唇、指（趾）甲床)、皮疹、出血点、糜烂、脓疱、硬肿、水肿。

（3）头颈部:前囟大小及张力,颅缝,有无血肿,头颈部有无包块。

（4）眼:外观有无异常,结膜有无充血和分泌物,巩膜有无黄染,检查光刺激反应。

（5）耳:外观有无畸形,外耳道是否有异常分泌物,外耳廓是否有湿疹。

（6）鼻:外观有无畸形,呼吸是否通畅,有无鼻翼扇动。

（7）口腔:有无唇腭裂,口腔黏膜有无异常。

（8）胸部:外观有无畸形,有无呼吸困难和胸凹陷,计数1 min呼吸次数和心率,心脏听诊有无杂音,肺部呼吸音是否对称、有无异常。

（9）腹部:腹部有无膨隆、包块,肝脾有无肿大。重点观察脐带是否脱落、脐部有无红肿、渗出。

（10）外生殖器及肛门:有无畸形,检查男孩睾丸位置、大小,有无阴囊水肿、包块。

（11）脊柱四肢:有无畸形,臀部、腹股沟和双下肢皮纹是否对称,双下肢是否等长等粗。

（12）神经系统:四肢活动度、对称性、肌张力和原始反射。

4. 指导

（1）居住环境:新生儿卧室应安静清洁,空气流通,阳光充足。室内温度以22~26 ℃为宜,湿度适宜。

（2）母乳喂养:观察和评估母乳喂养的体位、新生儿含接姿势和吸吮情况等,鼓励纯母乳喂养。对吸吮力弱的早产儿,可将母亲的乳汁挤在杯中,用滴管喂养;喂养前母亲可洗手后将手指放入新生儿口中,刺激和促进吸吮反射的建立,以便主动吸吮乳头。

(3)护理:衣着宽松,质地柔软,保持皮肤清洁。脐带未脱落前,每天用75%酒精擦拭脐部一次,保持脐部干燥清洁。若有头部血肿、口炎或鹅口疮、皮肤皱褶处潮红或糜烂,给予针对性指导。对生理性黄疸、生理性体重下降、"马牙"、"螳螂嘴"、乳房肿胀、假月经等现象无须特殊处理。早产儿应注意保暖,在换尿布时注意先将尿布加温,必要时可放入成人怀中,直接贴紧成人皮肤保暖。

(4)疾病预防:注意并保持家庭卫生,接触新生儿前要洗手,减少探视,家人患有呼吸道感染时要戴口罩,以避免交叉感染。出生后数天开始补充维生素D,足月儿每天口服400 IU,早产儿每天口服800IU。对未接种卡介苗和第1剂乙肝疫苗的新生儿,提醒家长尽快补种。未接受新生儿疾病筛查的新生儿,告知家长到具备筛查条件的医疗保健机构补筛。有吸氧治疗史的早产儿,在出生后4~6周或矫正胎龄32周转诊到开展早产儿视网膜病变(ROP)筛查的指定医院开始进行眼底病变筛查。

(5)伤害预防:注意喂养姿势、喂养后的体位,预防乳汁吸入气管而致窒息。保暖时避免烫伤,预防意外伤害的发生。

(6)促进母婴交流:母亲及家人多与新生儿说话,向其微笑并进行皮肤接触,促进新生儿感知觉发展。

5. 转诊

(1)立即转诊:若新生儿出现下列情况之一,应立即转诊至上级医疗保健机构。

①体温≥37.5℃或≤35.5℃。

②反应差伴面色发灰、吸吮无力。

③呼吸频率<20次/分或>60次/分,呼吸困难(鼻翼扇动、呼气性呻吟、胸凹陷),呼吸暂停伴发绀。

④心率<100次/分或>160次/分,有明显的心律不齐。

⑤皮肤严重黄染(手掌或足跟)、苍白、发绀和厥冷,有出血点和瘀斑,皮肤硬肿,皮肤脓疱达5个或很严重。

⑥惊厥(反复眨眼、凝视、面部肌肉抽动、四肢痉挛性抽动或强直、角弓反张、牙关紧闭等),囟门张力高。

⑦四肢无自主运动,双下肢和(或)双上肢活动不对称;肌张力消失或无法引出握持反射等原始反射。

⑧眼窝或前囟凹陷、皮肤弹性差、尿少等脱水征象。

⑨眼睑高度肿胀,结膜重度充血,有大量脓性分泌物;耳部有脓性分泌物。

⑩腹胀明显伴呕吐。

⑪脐部脓性分泌物多,有肉芽或黏膜样物,脐轮周围皮肤发红和肿胀。

(2)建议转诊:若新生儿出现下列情况之一,建议转诊至上级医疗保健机构。

①喂养困难。

②躯干或四肢皮肤明显黄染,出现皮疹,指、趾甲周红肿。

③单眼或双眼溢泪,黏性分泌物增多或红肿。

④颈部有包块。

⑤心脏杂音。

⑥肝脾肿大。

⑦首次发现五官、胸廓、脊柱、四肢畸形并未到医院就诊者。

⑧在检查中,发现任何不能处理的情况,均应转诊。

(四)工作要求

(1)新生儿访视人员应经过专业技术培训。访视时应携带新生儿访视包,出示相关工作证件。

(2)新生儿访视包应包括体温计、新生儿杠杆式体重秤/电子体重秤、听诊器、手电筒、消毒压舌板、75%酒精、消毒棉签及新生儿访视卡、笔等。新生儿杠杆式体重秤/电子体重秤最大载重为10 kg,最小分度值为50 g。

(3)注意医疗安全,预防交叉感染。检查前清洁双手,检查时注意保暖,动作轻柔,使用杠杆秤时注意不要离床或离地面过高。

(4)加强宣教和健康指导:告知访视目的和服务内容,反馈访视结果,提供新生儿喂养、护理和疾病防治等健康指导,对新生儿疾病筛查的情况进行随访。

(5)若发现新生儿危重征象,应向家长说明情况,立即转上级医疗保健机构治疗。

(6)保证工作质量,按要求询问相关信息,认真完成测量和体检。完整、准确填写新生儿家庭访视记录表,并纳入儿童健康档案。

知识拓展

二、新生儿满月健康管理

(一)时间

新生儿满28～30天。

(二)地点

乡镇卫生院、社区卫生服务中心(站)。

(三)主要内容

新生儿出生后28～30天,接种乙肝疫苗第2剂,并在乡镇卫生院、社区卫生服务中心(站)进行满月随访。重点询问和观察新生儿的喂养、睡眠、大小便、黄疸等情况,对其进行体重、身长、头围测量、体格检查,对家长进行喂养、发育及防病方面的指导。

1. 喂养指导

(1)提倡纯母乳喂养:6个月内的健康婴儿提倡纯母乳喂养,不需要添加水和其他食物。母乳喂养经济、方便、省时、卫生,有助于婴儿达到最佳的生长发育及健康状态。早产儿、低体重儿更加提倡母乳喂养。母亲应当按需哺乳,每天8～10次以上,确保婴儿摄入足够乳汁。要了解和识别婴儿咂嘴、吐舌、寻觅等进食信号,及时哺喂,不应等到婴儿饥饿哭闹时再哺喂。婴儿从出生开始,应当在医生指导下每天补充维生素D 400～800 IU,促进生长发育。正常足月婴儿出生后6个月内一般不用补充钙剂。母亲和家庭应当树立母乳喂养信心。婴儿配方奶是无法纯母乳喂养时的无奈选择。

(2)特殊情形下母乳喂养指导:告知哺乳母亲及家庭,当母亲患病时,应及时咨询医护人员,了解疾病和用药对母乳喂养的影响,遵循医护人员意见,确定是否继续母乳喂养。母亲患一般感冒、腹泻时,乳汁中的特异性抗体可以保护婴儿免于感染,母亲可坚持母乳喂养。婴儿发生腹泻时,不需要禁食,可以继续母乳喂养,且应当在医生指导下及时补充体液,避免发生脱水。对于早产儿、低出生体重儿和其他患病婴儿,应当听从医护人员指导,做到科学合理喂养。

(3)开展营养喂养评估:根据不同年龄段婴幼儿营养喂养特点,结合0～6岁儿童健康管理服务时间和频次,在婴幼儿满1月龄、3月龄、6月龄、8月龄、12月龄、18月龄、24月龄、30月龄、36月龄时,共进行9次营养喂养评估。其中,满6月龄前2次,分别在满月和3月龄时;满6月龄至满24月龄5次,分别在6月龄、8月龄、12月龄、18月龄、24月龄时;24月龄至36月龄2次,分别在30月龄、36月龄时。**2. 发育指导** 儿童发育既包含体格的生长发育,也包含神经心理、行为的发育。儿童心理、行为的发育在不同年龄段有着不同的特点,医护人员应该按照儿童心理发展的规律和不同年龄阶的心理、行为特征,根据个体化原则,注重发育的连续性和阶段性特点,给予儿童的照护者科学的心理、行为发育的预见性指导。需要注意的是,儿童发育情况也有个体差异,月龄越小,差异越大,因此对儿童的发育需要动态、连续地观察,不能仅凭单独的某个指标判断得出儿童是否出现了发育迟缓。1~12月龄婴儿发育情况见表3-2-1。

表3-2-1　1~12月龄婴儿发育情况

月龄	大动作	精细动作	语言能力	认知能力
1月龄	能部分控制头部,四肢可以弯曲	动作无规律、不协调,手经常握紧拳头	能哭叫,可能会不自觉地笑,喜欢看人脸,尤其是眼睛,自己会发出细小的喉音,会倾听说话声	对声音有反应,可能会向发出声音的地方转头,听见铃声时动作会放缓,被抱时会安静下来
2月龄	四肢更加放松,平躺时可轻微抬头,俯卧时头可抬离床面,竖直抱时头部能够直立一小会儿	手可部分打开,会抓大人的手指,能吃手,眼睛会跟随大人移动	能发出"gu gu"声,能与人保持眼神接触	能微笑回应,能表现出急躁情绪,能立刻注意到大的玩具,喜欢触摸身边的物品
3月龄	能从仰卧变成侧卧,俯卧时可抬头45°甚至完全抬起,竖抱时头比较稳当	经常将手张开又握起,能摇晃东西或将其放进嘴里	开始发出"yi ya"的声音,能笑出声	见人会笑,头可跟着看到的物品或听到的声音大角度转动,喜欢看和玩自己的手
4月龄	会翻身,能较好地控制头部(俯卧时可抬头90°),俯卧时能用胳膊撑起上半身	会伸手抓住物品,能握住并摇晃拨浪鼓	总会随着声音转向、找到声源,会牙牙学语(比如发出"a""o"音)	会尽情大笑,根据不同需要发出不同哭声,会用肢体动作表示自己想要什么
5月龄	扶着腋下能站直,轻拉手腕可以顺势坐起,独坐时头身向前倾	会抓住活动的玩具,能两手各握一个玩具,可以伸手够取悬挂的玩具	可以发出单音节,会盯着说话者的嘴巴看	开始认知世界,比如知道摇铃时会有响声,开始有物体恒存的意识
6月龄	能向两边翻身,不用手支撑就能坐一小会儿,前后摇晃,有时会向后移动	能准确地伸手,然后抓住物品,撞击物品或者换手	含糊地发音("ba ba""ma ma"),尝试发出各种声音	能认识熟人和陌生人,能模仿大人的面部表情和声音,喜欢照镜子
7月龄	能轻松地向两边翻身,能独自久坐,可以尝试扶着站起来	会玩小物品,两手能够分别抓东西,能将玩具从一手换到另一手	能发出"ba ba""ma ma"声音,但听不到声音就对不上相应人物;能通过发出声音表示高兴或者不高兴	能听懂自己的名字,听到名字会转头,会自己握着食物(如饼干)吃
8月龄	会自己坐起来、躺下去,双手扶物可站立	会拍手,两手会传递玩具	能模仿声音,重复大人所发的简单音节,会发出低声调的音(自言自语)	喜欢躲猫猫,懂得大人的表情,观察大人的行动,开始认识物体,会用手抓取玩具

续表

月龄	大动作	精细动作	语言能力	认知能力
9月龄	会爬,会抓住东西站起来,试着在没有支撑的情况下站立	会用拇指和食指捡起小东西,会用手抓吃的东西,有些会用吸管杯喝水,会从抽屉中取出玩具	会含混地拼出不同的音,有些会清楚喊出"爸""妈",能懂几个较复杂的句子,如"再见"等	会给出社交信号,比如看见熟人会伸出手来要人抱
10月龄	能独站片刻	拇指、食指动作熟练,双手能协调运动,能自己抱着奶瓶喝	开始用单个词,会的词汇比较少,会用一个词表达多个意思,能根据大人的语意行动	能模仿别人的动作,会招手、表示再见,懂得常见物及人的名称
11月龄	能爬台阶,有些婴儿会扶物蹲下取物,能扶椅或能推着车走几步	会准确地指图片或物品,会用两个手指捏东西,会把积木放入杯中	有意识地发一个字的声音,能根据他人的语意行动(比如停止)	开始认知事物的关联性,有些婴儿能懂得"不"的含义
12月龄	爬行熟练,会爬上楼梯,不用扶着东西就可以站立,会扶着手推车或者其他工具走动甚至自己独立行走	能精准抓握,会用食指指东西,会堆积木,能独立地用吸管杯喝水	能叫出物品的名字,如"灯""饭"。有的婴儿不会说具体的词语,不过会说许多含混的词	会指东西,比如指出自己的手、眼,明白"不"和其他简单的命令,向大人要东西知道给。对人和事物有明显的喜欢和不喜欢之分

3. 常见防病指导

(1) 新生儿期尽量减少亲友探望,避免交叉感染。保持室内合适的温湿度,空气新鲜。每日开窗通风2~3次,每次20~30 min。照护者发生呼吸道感染时,接触新生儿时应戴口罩和洗手。

(2) 注意保持婴儿皮肤清洁,勤洗澡,勤更衣。大便后用温水洗臀部,保持外阴部干爽、清洁。日常照护时应注意婴儿臀部、颈部、腋下、腹股沟部皮肤是否潮红。若以上部位潮红,积极寻求医护人员进行护理或治疗指导。

(3) 为了有效预防佝偻病,正常足月儿摄入维生素 D 400 IU/d,增加户外活动。早产儿、低出生体重儿、双(多)胎儿,出生早期应加大维生素 D 的补充剂量,可给予维生素 D 800 IU/d,3个月后改为 400 IU/d。

(4) 预防接种:2龄月接种脊髓灰质炎疫苗第1剂,3月龄接种脊髓灰质炎疫苗第2剂和百白破疫苗第1剂。按照国家计划免疫程序按时接种,合理选择接种非免疫规划疫苗。

4. 填写1~8月龄儿童健康检查记录表的满月栏 见表3-2-2。

表3-2-2 1~8月龄儿童健康检查记录表

姓名: 　　　　　　　　　　　　　　　　　　　　　　　　编号□□□-□□□□□

月龄	满 月	3月龄	6月龄	8月龄
随访日期				
体 重/kg	＿＿＿ 上 中 下	＿＿＿ 上 中 下	＿＿＿ 上 中 下	＿＿＿ 上 中 下
身 长/cm	＿＿＿ 上 中 下	＿＿＿ 上 中 下	＿＿＿ 上 中 下	＿＿＿ 上 中 下

续表

	月　龄	满　月	3月龄	6月龄	8月龄
	头　围/cm				
体格检查	面　色	1 红润 2 黄染 3 其他	1 红润 2 黄染 3 其他	1 红润　2 其他	1 红润　2 其他
	皮　肤	1 未见异常　2 异常	1 未见异常　2 异常	1 未见异常　2 异常	1 未见异常　2 异常
	前　囟	1 闭合　2 未闭 ____cm×____cm	1 闭合　2 未闭 ____cm×____cm	1 闭合　2 未闭 ____cm×____cm	1 闭合　2 未闭 ____cm×____cm
	颈部包块	1 有　2 无	1 有　2 无	1 有　2 无	—
	眼　睛	1 未见异常 2 异常	1 未见异常 2 异常	1 未见异常 2 异常	1 未见异常 2 异常
	耳	1 未见异常 2 异常	1 未见异常 2 异常	1 未见异常 2 异常	1 未见异常 2 异常
	听　力	—	—	1 通过 2 未通过	—
	口　腔	1 未见异常 2 异常	1 未见异常 2 异常	出牙数　　（颗）	出牙数　　（颗）
	胸　部	1 未见异常 2 异常	1 未见异常 2 异常	1 未见异常 2 异常	1 未见异常 2 异常
	腹　部	1 未见异常 2 异常	1 未见异常 2 异常	1 未见异常 2 异常	1 未见异常 2 异常
	脐　部	1 未脱 2 脱落 3 脐部有渗出 4 其他	1 未见异常 2 异常	—	—
	四　肢	1 未见异常 2 异常	1 未见异常 2 异常	1 未见异常 2 异常	1 未见异常 2 异常
	可疑佝偻病症状	—	1 无 2 夜惊 3 多汗 4 烦躁	1 无 2 夜惊 3 多汗 4 烦躁	1 无 2 夜惊 3 多汗 4 烦躁
	可疑佝偻病体征	—	1 无 2 颅骨软化	1 无　2 肋串珠 3 肋软骨沟 4 鸡胸　5 手足镯 6 颅骨软化 7 方颅	1 无　2 肋串珠 3 肋软骨沟 4 鸡胸　5 手足镯 6 颅骨软化 7 方颅
	肛门/外生殖器	1 未见异常 2 异常	1 未见异常 2 异常	1 未见异常 2 异常	1 未见异常 2 异常
	血红蛋白值	—	—	____g/L	____g/L
户外活动		____小时/日	____小时/日	____小时/日	____小时/日
服用维生素 D		____IU/日	____IU/日	____IU/日	____IU/日
发育评估		—	1.对很大声音没有反应 2.逗引时不发音或不会微笑 3.不注视人脸,不追视移动人或物品 4.俯卧时不会抬头	1.发音少,不会笑出声 2.不会伸手抓物 3.紧握拳松不开 4.不能扶坐	1.听到声音无应答 2.不会区分生人和熟人 3.双手间不会传递玩具 4.不会独坐
两次随访间患病情况		1 无 2 肺炎____次 3 腹泻____次 4 外伤____次 5 其他	1 无 2 肺炎____次 3 腹泻____次 4 外伤____次 5 其他	1 无 2 肺炎____次 3 腹泻____次 4 外伤____次 5 其他	1 无 2 肺炎____次 3 腹泻____次 4 外伤____次 5 其他

续表

月　龄	满　月	3月龄	6月龄	8月龄
转诊建议	1 无　　2 有 原因： 机构及科室：	1 无　　2 有 原因： 机构及科室：	1 无　　2 有 原因： 机构及科室：	1 无　　2 有 原因： 机构及科室：
指　导	1 科学喂养 2 生长发育 3 疾病预防 4 预防伤害 5 口腔保健 6 其他	1 科学喂养 2 生长发育 3 疾病预防 4 预防伤害 5 口腔保健 6 其他	1 科学喂养 2 生长发育 3 疾病预防 4 预防伤害 5 口腔保健 6 其他	1 科学喂养 2 生长发育 3 疾病预防 4 预防伤害 5 口腔保健 6 其他
下次随访日期				
随访医生签名				

填表说明：

(1)填表时，按照项目栏的文字表述，将在对应的选项上划"√"。若有其他异常，请具体描述。"—"表示本次随访时该项目不用检查。若失访，在随访日期处写明失访原因；若死亡，写明死亡日期和死亡原因。

(2)体重、身长：指检查时实测的具体数值。并根据国家卫生健康委选用的儿童生长发育评价标准，判断儿童体格发育情况，在相应的"上""中""下"上划"√"。

(3)体格检查。

①满月：皮肤、颈部包块、眼外观、耳外观、心肺、腹部、脐部、四肢、肛门/外生殖器的未见异常判定标准同新生儿家庭访视。满月及3月龄时，当无口炎及其他口腔异常时，判断为"未见异常"，否则为"异常"。

②3、6、8月龄。

皮肤：当无皮疹、湿疹、增大的体表淋巴结等时，判断为"未见异常"，否则为"异常"。

眼睛：结膜无充血、溢泪、流脓判断为"未见异常"，否则为"异常"。

耳外观：当外耳无湿疹、畸形，外耳道无异常分泌物时，判断为"未见异常"，否则为"异常"。

听力：6月龄时使用行为测听的方法进行听力筛查。检查时应避开小儿的视线，分别从不同的方向给予不同强度的声音，观察孩子的反应，根据所给声音的大小，大致估测听力正常与否。

口腔：3月龄时，当无口炎及其他口腔异常时，判断为"未见异常"，否则为"异常"，6月龄和8月龄时按实际出牙数填写。

胸部：当未闻及心脏杂音，肺部呼吸音也无异常时，判断为"未见异常"，否则为"异常"。

腹部：肝脾触诊无异常，判断为"未见异常"，否则为"异常"。

脐部：无脐疝，判断为"未见异常"，否则为"异常"。

四肢：上下肢活动良好且对称，判断为"未见异常"，否则为"异常"。

可疑佝偻病症状：根据症状的有无在对应选项上划"√"。

可疑佝偻病体征：根据体征的有无在对应选项上划"√"。

肛门/外生殖器：男孩无阴囊水肿，无鞘膜积液，无隐睾，女孩无阴唇粘连，肛门完整无畸形，判断为"未见异常"，否则为"异常"。

血红蛋白值：6月龄或者8月龄可免费测一次血常规(血红蛋白)。

(4)户外活动：询问家长儿童在户外活动的平均时间后填写。

(5)服用维生素D：填写具体的维生素D名称、每日剂量，按实际补充量填写，未补充时填写"0"。

(6)发育评估：发现发育问题在相应序号上打"√"。该年龄段任何一条预警征象阳性，提示有发育偏异的可能。

(7)两次随访间患病情况：填写上次随访到本次随访间儿童所患疾病情况，若有，填写具体疾病名称。

(8)指导：做了哪些指导，请在对应的选项上划"√"，可以多选。未列出的其他指导请具体填写。

(9)下次随访日期：根据儿童情况确定下次随访日期，并告知家长。

(10)满月：出生后28～30天；3月龄(满3个月至3个月29天)；6月龄(满6个月至6个月29天)；8月龄(满8个月至8个月29天)，其他月龄段的健康检查内容可以增加健康检查记录表，标注随访月龄和随访时间。

5. 转诊 出现如下任一情况,需转诊。

(1) 皮肤有皮疹、糜烂、出血点等,淋巴结肿大、压痛。

(2) 头围过大或过小,前囟张力过高,颈部活动受限或颈部包块。

(3) 眼外观异常、溢泪或溢脓、结膜充血、眼球震颤。

(4) 耳、鼻有异常分泌物。

(5) 心脏杂音,心律不齐,肺部呼吸音异常。

(6) 肝脾肿大,腹部触及包块。

(7) 脊柱侧弯或后突,四肢不对称、活动度和肌张力异常。

(8) 外生殖器畸形,睾丸未降,阴囊水肿或包块。

(9) 在检查中,发现任何不能处理的情况,均应转诊。

(四) 新生儿满月健康检查流程

新生儿满月健康检查流程见图3-2-2。

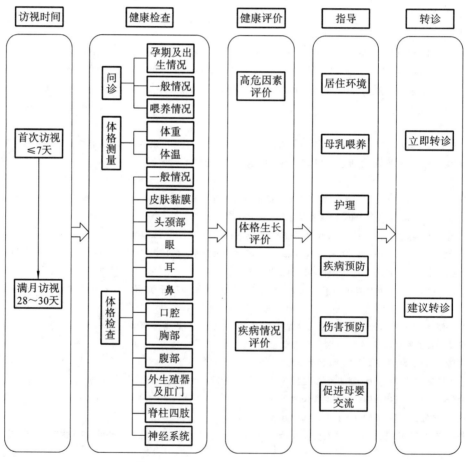

图3-2-2 新生儿满月健康检查流程图

三、婴幼儿健康管理

婴幼儿时期(0~3岁),儿童的大脑和身体快速发育,是儿童生长发育的关键时期。在这一时期,对婴幼儿进行良好的养育照护和健康管理是实现儿童早期发展的重要举措,有助于他们生理、心理和社会能力等方面的全面发展,为儿童未来的健康成长奠定基础,并有助于预防成年期心脑血管疾病、糖尿病、抑郁症等多种疾病的发生。

(一) 时间

在婴幼儿3、6、8、12、18、24、30、36月龄时,共接受8次健康管理服务。

(二) 地点

乡镇卫生院或社区卫生服务中心(站)。

(三) 主要内容

(1) 询问上1次至本次随访之间的婴幼儿喂养、患病等情况。

(2) 进行体格检查,做生长发育和心理、行为发育评估。

(3) 进行科学喂养、辅食添加、心理行为发育、意外伤害预防、口腔保健、中医保健、常见疾病防治等健康指导。

(4) 在婴幼儿6、8、18、30月龄时分别进行1次血常规检查。

(5) 在6、12、24、36月龄时分别进行1次听力筛查。

(6) 在每次进行预防接种前均要检查有无禁忌证,如无禁忌证,在体检结束后接受疫苗接种。

(7) 填写1~8月龄儿童健康检查记录表、12~30月龄儿童健康检查记录表(表3-2-3)。

表3-2-3　12~30月龄儿童健康检查记录表

姓名：　　　　　　　　　　　　　　　　　　　　　　　　　　　　编号□□□-□□□□□

	月(年)龄	12月龄	18月龄	24月龄	30月龄
	随访日期				
	体　重/kg	＿＿上 中 下	＿＿上 中 下	＿＿上 中 下	＿＿上 中 下
	身长(高)/cm	＿＿上 中 下	＿＿上 中 下	＿＿上 中 下	＿＿上 中 下
体格检查	面　色	1 红润　2 其他	1 红润　2 其他	1 红润　2 其他	1 红润　2 其他
	皮　肤	1 未见异常　2 异常	1 未见异常　2 异常	1 未见异常　2 异常	1 未见异常　2 异常
	前　囟	1 闭合　2 未闭 ＿＿cm×＿＿cm	1 闭合　2 未闭 ＿＿cm×＿＿cm	1 闭合　2 未闭 ＿＿cm×＿＿cm	—
	眼　睛	1 未见异常　2 异常	1 未见异常　2 异常	1 未见异常　2 异常	1 未见异常　2 异常
	耳外观	1 未见异常　2 异常	1 未见异常　2 异常	1 未见异常　2 异常	1 未见异常　2 异常
	听　力	1 通过　2 未通过	—	1 通过　2 未通过	—
	出牙/龋齿数(颗)	／	／	／	／
	胸　部	1 未见异常　2 异常	1 未见异常　2 异常	1 未见异常　2 异常	1 未见异常　2 异常
	腹　部	1 未见异常　2 异常	1 未见异常　2 异常	1 未见异常　2 异常	1 未见异常　2 异常
	四　肢	1 未见异常　2 异常	1 未见异常　2 异常	1 未见异常　2 异常	1 未见异常　2 异常
	步　态	—	1 未见异常　2 异常	1 未见异常　2 异常	1 未见异常　2 异常
	可疑佝偻病体征	1 无　2 肋串珠 3 肋软骨沟 4 鸡胸　5 手足镯 6 "O"型腿 7 "X"型腿	1 无　2 肋串珠 3 肋软骨沟 4 鸡胸　5 手足镯 6 "O"型腿 7 "X"型腿	1 无　2 肋串珠 3 肋软骨沟 4 鸡胸　5 手足镯 6 "O"型腿 7 "X"型腿	—
	血红蛋白值	—	＿＿g/L	—	＿＿g/L

续表

月龄	12月龄	18月龄	24月龄	30月龄
户外活动	___小时/日	___小时/日	___小时/日	___小时/日
服用维生素D	___IU/日	___IU/日	___IU/日	—
发育评估	1.呼唤名字无反应 2.不会模仿"再见"或"欢迎"动作 3.不会用拇指、食指对捏小物品 4.不会扶物站立	1.不会有意识叫"爸爸"或"妈妈" 2.不会按要求指人或物 3.与人无目光交流 4.不会独走	1.不会说3个物品的名称 2.不会按吩咐做简单事情 3.不会用勺吃饭 4.不会扶栏上楼梯/台阶	1.不会说2~3个字的短语 2.兴趣单一、刻板 3.不会示意大小便 4.不会跑
两次随访间患病情况	1 无 2 肺炎___次 3 腹泻___次 4 外伤___次 5 其他	1 无 2 肺炎___次 3 腹泻___次 4 外伤___次 5 其他	1 无 2 肺炎___次 3 腹泻___次 4 外伤___次 5 其他	1 无 2 肺炎___次 3 腹泻___次 4 外伤___次 5 其他
转诊建议	1 无　2 有 原因： 机构及科室：	1 无　2 有 原因： 机构及科室：	1 无　2 有 原因： 机构及科室：	1 无　2 有 原因： 机构及科室：
指导	1 科学喂养 2 生长发育 3 疾病预防 4 预防伤害 5 口腔保健 6 其他	1 科学喂养 2 生长发育 3 疾病预防 4 预防伤害 5 口腔保健 6 其他	1 合理膳食 2 生长发育 3 疾病预防 4 预防伤害 5 口腔保健 6 其他	1 合理膳食 2 生长发育 3 疾病预防 4 预防伤害 5 口腔保健 6 其他
下次随访日期				
随访医生签名				

填表说明：

(1)填表时，按照项目栏的文字表述，根据查体结果在对应的序号上划"√"。"—"表示本次随访时该项目不用检查。若失访，在随访日期处写明失访原因；若死亡，写明死亡日期和死亡原因。

(2)体重、身长(高)：指检查时实测的具体数值。并根据国家卫生健康委选用的儿童生长发育评价标准，判断儿童体格发育情况，在相应的"上""中""下"上划"√"。

(3)体格检查。

皮肤：当无皮疹、湿疹、增大的体表淋巴结等，判断为"未见异常"，否则为"异常"。

前囟：如果未闭，请填写具体的数值。

眼睛：结膜无充血、溢泪、流脓判断为"未见异常"，否则为"异常"。

耳外观：外耳无湿疹、畸形，外耳道无异常分泌物，判断为"未见异常"，否则为"异常"。

听力：使用行为测听的方法进行听力筛查。检查时应避开小儿的视线，分别从不同的方向给予不同强度的声音，观察孩子的反应，根据所给声音的大小，大致估测听力正常与否。

出牙/龋齿数(颗)：填入出牙颗数和龋齿颗数。出现褐色或黑褐色斑点或斑块，表面粗糙，甚至出现明显的牙体结构破坏为龋齿。

胸部：当未闻及心脏杂音，肺部呼吸音也无异常时，判断为"未见异常"，否则为"异常"。

腹部：肝脾触诊无异常，判断为"未见异常"，否则为"异常"。

四肢：上下肢活动良好且对称，判断为"未见异常"，否则为"异常"。

步态:无跛行,判断为"未见异常",否则为"异常"。

可疑佝偻病体征:根据体征的有无在对应选项上划"√"。

血红蛋白值:18月龄和30月龄可分别免费测一次血常规(或血红蛋白)。

(4) 户外活动:询问家长儿童在户外活动的平均时间后填写。

(5) 服用维生素 D:填写具体的维生素 D 名称、每日剂量,按实际补充量填写,未补充,填写"0"。

(6) 发育评估:发现发育问题在相应序号上打"√"。该年龄段任何一条预警征象阳性,提示有发育偏异的可能。

(7) 两次随访间患病情况:填写上次随访到本次随访间儿童所患疾病情况,若有,填写具体疾病名称。

(8) 转诊建议:转诊无、有在相应数字上划"√",并将转诊原因及接诊机构名称填入。

(9) 指导:做了哪些指导,请在对应的选项上划"√",可以多选。未列出的其他指导请具体填写。

(10) 下次随访日期:根据儿童情况确定下次随访的日期,并告知家长。

(11) 12月龄(满12个月至12个月29天);18月龄(满18个月至18个月29天);24月龄(满24个月至24个月29天);30月龄(满30个月至30个月29天),其他月龄段的健康检查内容可以增加健康检查记录表,标注随访月龄和随访时间。

(四) 生长评价

1. 评价指标 体重/年龄、身长(身高)/年龄、头围/年龄、体重/身长(身高)和体重指数(BMI)/年龄等。

2. 评价方法

(1) 数据表法。

①离差法(标准差法):以中位数(M)为基值加减标准差(SD)来评价体格生长,可采用等级划分法。

②百分位数法:将参照人群的第50百分位数(P50)作为基准值,第3百分位数值相当于离差法的中位数减2个标准差,第97百分位数值相当于离差法的中位数加2个标准差。

(2) 曲线图法:以儿童的年龄或身长(身高)为横坐标,以生长指标为纵坐标,绘制曲线图,从而能直观、快速地了解儿童的生长情况,通过追踪观察可以清楚地看到生长趋势和变化情况,及时发现生长偏离的现象。

描绘方法:以横坐标的年龄或身长(身高)点作一与横坐标垂直的线,再以纵坐标的体重、身长(身高)、头围测量值或 BMI 为点作与纵坐标垂直的线,两线相交点即为该年龄儿童体重、身长(身高)、头围、BMI 在曲线图的位置或水平,将连续多个体重、身长(身高)、头围、BMI 的描绘点连线即获得该儿童体重、身长(身高)、头围、BMI 生长轨迹或趋势。

3. 评价内容

(1) 生长水平:指个体儿童在同年龄同性别人群中所处的位置,为该儿童生长的现况水平(表3-2-4)。

(2) 匀称度:包括体型匀称和身材匀称。体重/身长(身高)可反映儿童的体型和人体各部分的比例关系(表3-2-4)。

表3-2-4 生长水平和匀称度的评价

指标	测量值		评价
	百分位法	标准差法	
体重/年龄	<P3	<M−2SD	低体重
身长(身高)/年龄	<P3	<M−2SD	生长迟缓
体重/身长(身高)	<P3	<M−2SD	消瘦
	P85~P97	M+SD~M+2SD	超重
	>P97	>M+2SD	肥胖

续表

指标	测量值		评价
	百分位法	标准差法	
头围/年龄	<P3	<M-2SD	过小
	>P97	>M+2SD	过大

(3)生长速度:将个体儿童不同年龄时的测量值在生长曲线图上描记并连接成一条曲线,与生长曲线图中的参照曲线比较,即可判断该儿童在此段时间的生长速度是正常增长、增长不良,还是过速。纵向观察儿童生长速度可掌握个体儿童自身的生长轨迹。

①正常增长:与参照曲线相比,儿童的自身生长曲线与参照曲线平行上升即为正常增长。

②增长不良:与参照曲线相比,儿童的自身生长曲线上升缓慢(增长不足:增长值为正数,但低于参照速度标准)、持平(不增:增长值为零)或下降(增长值为负数)。

③增长过速:与参照曲线相比,儿童的自身生长曲线上升迅速(增长值超过参照速度标准)。

(4)心理行为发育:婴幼儿心理行为发育遵循由简单到复杂、由低级到高级、由分化到统一的规律,每一月龄阶段都会出现标志性的发育特征,形成了连续递进的婴幼儿心理行为发育标志。指导养育人应用3岁以下婴幼儿心理行为发育标志自评表(表3-2-5),在3、6、8、12、18、24、30、36月龄时,对婴幼儿大运动、精细动作、语言、认知、社会交往能力等方面进行自评。婴幼儿能够达到相应发育特征,养育人在该项发育标志后选"是",表示婴幼儿达到相应月龄大多数婴幼儿的能力发展水平。具体如下。

大运动方面,婴幼儿3月龄时竖抱头可以稳稳地立起,6月龄时可以自己坐一会儿,8月龄时可腹部贴着床面爬行,12月龄时可自己独站数秒以上,18月龄时可扶着墙或栏杆上楼梯,24月龄时可双脚同时离地跳起,30月龄时可双脚向前跳出一段距离,36月龄时可单脚站5s以上。

精细动作方面,婴幼儿3月龄时可手握玩具,6月龄时可两手传递玩具,8月龄时可用两手拿小东西对敲,12月龄时可把小丸放进小瓶,18月龄时可用手拧瓶盖、上发条,24月龄时可一页页翻书,30月龄时可模仿大人画横线,36月龄时可用绳穿扣子或串珠。

语言方面,婴幼儿3月龄时可发声回应养育人,6月龄时叫名字时有反应,8月龄时可发出一连串重复的音节,12月龄时可听懂1个以上物品名,18月龄时可说出3个有意义的词,24月龄时可说简单的句子,30月龄时可回答简单问题,36月龄时可说出简单故事的大部分情节。

认知方面,婴幼儿3月龄时可用眼睛寻找声源,6月龄时看到物品掉落去找,8月龄时可注意到物品上的细节,12月龄时可模仿他人正在做的动作,18月龄时知道常用物品的用途,24月龄时可玩装扮游戏,30月龄时可模仿他人用积木搭火车、小桥等,36月龄时可理解时间概念。

社会交往方面,婴幼儿3月龄时可以微笑回应他人的笑脸,6月龄时可区分熟人和生人,8月龄时对陌生人出现害怕的反应,12月龄时对他人面部表情有反应,18月龄时可与他人玩传球等互动游戏。2岁及以后幼儿逐步具备自理能力,24月龄时可主动示意大小便,30月龄时懂得轮流(如排队滑滑梯),36月龄时可自己穿鞋子或袜子等。

养育人如发现婴幼儿在相应月龄有1项发育标志未出现,应通过加强亲子交流与玩耍等促进发育,并向医务人员寻求指导和帮助;养育人如发现婴幼儿在相应月龄有2项及以上发育标志未出现,应带婴幼儿到医疗机构进行相关检查。

开展婴幼儿心理行为发育自评可促进养育人为婴幼儿持续提供回应性照护及早期学习机会。

表 3-2-5　3 岁以下婴幼儿心理行为发育标志自评表

月龄	发育进程	自评情况
3 月龄	被竖抱时头可以稳稳地立着	□是　□否
	可将放在手里的玩具握一会儿	□是　□否
	和宝宝说话,能发出声音回应	□是　□否
	能用眼睛寻找声源	□是　□否
	对宝宝笑时,能用笑回应	□是　□否
6 月龄	可自己坐一会儿(允许手撑着地面)	□是　□否
	能将玩具从一只手传递到另一只手	□是　□否
	叫宝宝名字时,可以朝声音的方向转头	□是　□否
	看到物品掉落能去找	□是　□否
	能区分熟人和生人(如妈妈抱时高兴)	□是　□否
8 月龄	可腹部贴着床面爬行	□是　□否
	两手拿小东西对敲	□是　□否
	发出一连串重复的音节(如"lalala""mamama")	□是　□否
	注意到物品上的细节(衣服上的钮扣等)	□是　□否
	对陌生人有害怕等反应	□是　□否
12 月龄	(不扶东西)可自己站数秒以上	□是　□否
	把小丸放进小瓶	□是　□否
	听懂 1 个以上物品名(如问鞋在哪儿,他/她看向鞋)	□是　□否
	模仿他人正在做的动作(如拍手)	□是　□否
	对他人表情有反应(如看到妈妈不开心,他/她也不高兴)	□是　□否
18 月龄	扶着墙或栏杆上楼梯	□是　□否
	用手旋拧(如拧瓶盖、上发条等)	□是　□否
	说出 3 个有意义的词	□是　□否
	知道常用物品用途(如杯子用来喝水、灯会亮)	□是　□否
	与他人玩传球等互动游戏	□是　□否
24 月龄	双脚同时离地跳起	□是　□否
	一页页地翻书	□是　□否
	说简单的句子(如妈妈抱宝宝等)	□是　□否
	玩装扮游戏(如假装给娃娃喂饭)	□是　□否
	主动示意大小便	□是　□否
30 月龄	双脚向前跳出一段距离	□是　□否
	模仿大人画横线	□是　□否
	回答简单问题(如答出自己名字)	□是　□否
	模仿他人用积木搭火车、小桥等	□是　□否
	懂得轮流(如排队滑滑梯)	□是　□否

续表

月龄	发育进程	自评情况
36月龄	单脚站5 s以上	□是 □否
	用绳穿扣子或串珠	□是 □否
	讲简单故事时能说出大部分情节	□是 □否
	理解时间(如现在、明天)	□是 □否
	自己穿鞋子或袜子	□是 □否

四、学龄前儿童健康管理

(一) 时间

3~6岁儿童每年提供一次。

(二) 地点

散居儿童在乡镇卫生院、社区卫生服务中心(站),集体儿童可在学前机构。

(三) 主要内容

(1) 询问:上次随访到本次随访之间的膳食、患病等情况。

(2) 体格检测:测量体重、身高、视力及进行体格检查,4岁、5岁和6岁分别免费测一次血常规(或血红蛋白)。

(3) 评价与评估:对体格发育进行评价,对心理、行为进行预警征评估。

(4) 指导:针对合理膳食、生长发育、疾病预防、预防伤害、口腔保健等方面进行指导。

(5) 督促:体检结束后接受预防接种。

(6) 转诊。

①对低体重、生长迟缓、消瘦、肥胖及营养性缺铁性贫血儿童进行登记,转入儿童营养性疾病管理。

②对儿童心理、行为发育筛查结果可疑或异常的儿童进行登记并转诊。

③对视力筛查异常的儿童进行登记并转诊。

④对胸腹部异常的儿童进行登记并转诊。

⑤在健康检查中,发现任何不能处理的情况及时转诊。

(7) 填写:3~6岁儿童健康检查记录表(表3-2-6)。

表3-2-6 3~6岁儿童健康检查记录表

姓名:　　　　　　　　　　　　　　　　　　　　　　　　　　　　编号□□□-□□□□□

月　龄	3岁	4岁	5岁	6岁
随访日期				
体重/kg	____ 上 中 下	____ 上 中 下	____ 上 中 下	____ 上 中 下
身高/cm	____ 上 中 下	____ 上 中 下	____ 上 中 下	____ 上 中 下
体重/身高	____ 上 中 下	____ 上 中 下	____ 上 中 下	____ 上 中 下
体格发育评价	1 正常 2 低体重 3 消瘦 4 生长迟缓 5 超重	1 正常 2 低体重 3 消瘦 4 生长迟缓 5 超重	1 正常 2 低体重 3 消瘦 4 生长迟缓 5 超重	1 正常 2 低体重 3 消瘦 4 生长迟缓 5 超重

续表

	月 龄	3岁	4岁	5岁	6岁
体格检查	视 力	—			
	听 力	1 通过 2 未过	—	—	—
	牙数(颗)/龋齿数	/	/	/	/
	胸 部	1 未见异常 2 异常	1 未见异常 2 异常	1 未见异常 2 异常	1 未见异常 2 异常
	腹 部	1 未见异常 2 异常	1 未见异常 2 异常	1 未见异常 2 异常	1 未见异常 2 异常
	血红蛋白值	_____g/L	_____g/L	_____g/L	_____g/L
	其 他				
发育评估		1. 不会说自己的名字 2. 不会玩"拿棍当马骑"等假想游戏 3. 不会模仿画圆 4. 不会双脚跳	1. 不会说带形容词的句子 2. 不能按要求等待或轮流 3. 不会独立穿衣 4. 不会单脚站立	1. 不能简单叙说事情经过 2. 不知道自己的性别 3. 不会用筷子吃饭 4. 不会单脚跳	1. 不会表达自己的感受或想法 2. 不会玩角色扮演的集体游戏 3. 不会画方形 4. 不会奔跑
两次随访间患病情况		1 无 2 肺炎_____次 3 腹泻_____次 4 外伤_____次 5 其他	1 无 2 肺炎_____次 3 腹泻_____次 4 外伤_____次 5 其他	1 无 2 肺炎_____次 3 腹泻_____次 4 外伤_____次 5 其他	1 无 2 肺炎_____次 3 腹泻_____次 4 外伤_____次 5 其他
转诊建议		1 无 2 有 原因: 机构及科室:	1 无 2 有 原因: 机构及科室:	1 无 2 有 原因: 机构及科室:	1 无 2 有 原因: 机构及科室:
指 导		1 合理膳食 2 生长发育 3 疾病预防 4 预防伤害 5 口腔保健 6 其他	1 合理膳食 2 生长发育 3 疾病预防 4 预防伤害 5 口腔保健 6 其他	1 合理膳食 2 生长发育 3 疾病预防 4 预防伤害 5 口腔保健 6 其他	1 合理膳食 2 生长发育 3 疾病预防 4 预防伤害 5 口腔保健 6 其他
下次随访日期					
随访医生签名					

填表说明:

(1)填表时,按照项目栏的文字表述,在对应的选项前划"√"。若有其他异常,请具体描述。"—"表示本次随访时该项目不用检查。若失访,在随访日期处写明失访原因;若死亡,写明死亡日期和死亡原因。

(2)体重、身高:指检查时实测的具体数值。并根据国家卫生健康委选用的儿童生长发育评价标准,判断儿童体格发育情况,在相应的"上""中""下"上划"√"。

(3)体重/身高:根据儿童身高体重评价标准进行判断。

(4)体格检查。

视力:填写具体数据,使用国际视力表或对数视力表均可。

听力:3岁时使用行为测听的方法进行听力筛查,将结果在相应数字上划"√"。

牙数(颗)/龋齿数:据实填写牙齿数和龋齿数。出现褐色或黑褐色斑点或斑块,表面粗糙,甚至出现明显的牙体结构破坏为龋齿。

胸部：当未闻及心脏杂音，肺部呼吸音也无异常时，判断为"未见异常"，否则为"异常"。

腹部：肝脾触诊无异常，判断为"未见异常"，否则为"异常"。

血红蛋白值：填写实际测查数据。4岁、5岁和6岁可分别免费测一次血常规(或血红蛋白)。

其他：将体格检查中需要记录又不在标目限制范围之内的内容记录在此。

(5) 发育评估：发现发育问题在相应序号上打"√"。该年龄段任何一条预警征象阳性，提示有发育偏异的可能。

(6) 两次随访间患病情况：在所患疾病后填写次数。

(7) 其他：当有表格上未列入事宜但须记录时，在"其他"栏目上填写。

(8) 指导：做了哪些指导请在对应的选项上划"√"，可以多选，未列出的其他指导请具体填写。

(9) 下次随访日期：根据儿童情况确定下次随访的日期，并告知家长。

(10) 3岁(满3周岁至3周岁11个月29天)；4岁(满4周岁至4周岁11个月29天)；5岁(满5周岁至5周岁11个月29天)；6岁(满6周岁至6周岁11个月29天)，其他年龄段的健康检查内容可以增加健康检查记录表，标注随访年龄和随访时间。

五、服务要求

1. 条件保证 开展儿童健康管理的乡镇卫生院、村卫生室和社区卫生服务中心(站)应当具备所需的基本设备和条件。

2. 规范开展 按照国家儿童保健有关规范的要求进行儿童健康管理，从事儿童健康管理工作的人员(含乡村医生)应取得相应的执业资格，并接受过儿童保健专业技术培训。

3. 信息沟通 乡镇卫生院、村卫生室和社区卫生服务中心(站)应通过妇幼卫生网络、预防接种系统以及日常医疗卫生服务等多种途径掌握辖区中的适龄儿童数，并加强与托幼机构的联系，取得配合，做好儿童的健康管理。

4. 宣传教育 加强宣传，告知儿童监护人服务内容，使更多的儿童家长愿意接受服务。

5. 计免融合 儿童健康管理服务在时间上与预防接种时间相结合。鼓励在儿童每次接受免疫规划范围内的预防接种时，对其进行体重、身长(高)测量，提供健康指导服务。

6. 记录归档 每次服务后及时记录相关信息，纳入儿童健康档案。

7. 中医服务 积极应用中医药方法，为儿童提供生长发育与疾病预防等健康指导(详见第三章第五节)。

8. 工作指标

$$新生儿访视覆盖率 = \frac{该年接受1次及1次以上访视的新生儿人数}{同期活产数} \times 100\%$$

$$新生儿纯母乳喂养率 = \frac{同期纯母乳喂养新生儿数}{满月访视有喂养记录的新生儿数} \times 100\%$$

$$儿童健康管理率 = \frac{年度辖区内接受1次及1次以上随访的0～6岁儿童数}{年度辖区内0～6岁儿童数} \times 100\%$$

【实训案例】

案例一

新生儿信息：

姓名：小明

性别：男

出生日期：××××年××月××日

出生体重：3.5 kg

出生身长：50 cm

任务：儿童保健医生需要在新生儿出院1周内到家中对新生儿进行访视。

案例二

家长带3岁的小男孩明明到辖区内社区卫生服务中心接受健康管理服务。体检结果中明明净身高 94 cm,体重 22.5 kg。

任务:对明明进行健康管理。

第三节　孕产妇健康管理

学习目标

扫码看课件

知识目标:掌握孕产妇各期健康管理服务的具体内容,掌握产后访视的各项检查项目、时间节点和规范要求。熟悉孕产妇常见的健康问题及应对措施,如孕期贫血、妊娠期高血压疾病、产后出血等的识别与处理。

能力目标:能够正确指导孕产妇进行孕期保健,包括饮食、运动、心理调节等方面。

具备为孕产妇进行基本健康检查的能力,如测量血压、体重、宫高、腹围等,并能准确记录和评估。能对孕产妇的异常情况进行分析,并给予处理或进行转诊。能够与孕产妇及其家属进行有效的沟通和健康教育,增强孕产妇的自我保健意识和依从性。

素质目标:增强学生的人文关怀意识,关爱孕产妇,尊重其隐私。培养良好的沟通能力和团队协作精神,养成严谨、务实、认真的工作态度。

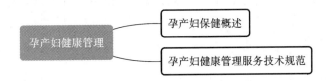

孕产妇健康管理是指在整个孕期(包括孕前期、孕中期和孕晚期)及产后一段时间内,通过一系列有组织、有计划的医疗保健服务活动,对孕产妇进行系统的健康监测、评估、指导和干预。

具体来说,包括以下内容。①孕早期:为孕妇建立《母子健康手册》,进行首次产前检查和健康状况评估,了解孕妇的基本情况、既往病史、家族史等,为后续的孕期保健提供基础信息。②孕中晚期:按照规定的时间节点进行定期产前检查,监测孕妇和胎儿的健康状况,如测量血压、体重、宫高、腹围、胎心等,进行血常规、尿常规、B 超等辅助检查,及时发现和处理孕期的各种异常情况,如妊娠期高血压疾病、妊娠期糖尿病、贫血等妊娠合并症和并发症。同时,为孕妇提供孕期营养指导、心理支持和健康教育,帮助孕妇掌握正确的孕期保健知识和方法,增强自我保健意识和能力。③产后:对产妇和新生儿进行访视,了解产妇的身体恢复情况和新生儿的生长发育状况,给予产后康复指导、母乳喂养指导和新生儿护理指导等。

通过孕产妇健康管理,可以有效保障孕产妇和胎儿、新生儿的健康与安全,降低孕产妇和围产儿的发病率和死亡率,提高出生人口素质。

一、孕产妇保健概述

(一) 妊娠诊断

妊娠期从末次月经第一天开始计算,约为 40 周。临床上通常将妊娠的全过程分为 3 个时期:妊娠 13 周(12^{+6} 周)以前称为早期妊娠;第 13 周到 27 周(27^{+6} 周)称为中期妊娠;第 28 周到临产前称为晚期妊娠。

1. 早期妊娠诊断

(1) 临床表现。

①停经：生育期、有性生活史的健康妇女，平时月经周期规则，一旦月经推迟10天或以上，应考虑到妊娠。停经是妊娠最早的症状，但不是妊娠的特有症状，其他情况如内分泌紊乱、环境变化等也可能导致月经推迟。哺乳期妇女虽然月经未恢复，但是仍有再次妊娠的可能。

②早孕反应：约半数妇女在停经6周左右出现畏寒、头晕、乏力、嗜睡、食欲不振、喜食酸物、厌恶油腻、恶心、晨起呕吐等症状，称为早孕反应。多在停经12周左右自行消失。

③尿频：由前倾增大的子宫在盆腔内压迫膀胱所致。当子宫增大超出盆腔后，尿频症状自然消失。

④乳房变化：自觉乳房胀痛，乳房体积逐渐增大，有明显的静脉显露，乳头增大，乳头及乳晕着色加深。乳晕周围皮脂腺增生而出现深褐色结节，称为蒙氏结节。

⑤妇科检查：阴道黏膜和宫颈阴道部充血呈紫蓝色。妊娠6～8周时，通过双合诊检查可发现子宫峡部极软，感觉宫颈与宫体之间似不相连，这种体征称为黑加征。子宫逐渐增大变软，呈球形，在妊娠12周时约为非孕子宫的3倍，子宫底部超出盆腔，可在耻骨联合上触及宫底。

(2) 辅助检查。

①妊娠试验：血、尿人绒毛膜促性腺激素（HCG）升高是确定妊娠的主要指标。临床上用孕妇尿液进行早孕试纸检测，白色显示区呈现两条红色线为阳性，表明受检者尿液中含有HCG，可协助诊断早期妊娠。

②超声检查：快速准确诊断早期妊娠的方法。在妊娠5周时，通过超声可以看到圆形或卵圆形妊娠囊，妊娠6周时，可以看到胚芽和原始心管搏动。超声检查可排除异位妊娠，确定宫内妊娠，判断胎数，估计孕龄。

2. 中、晚期妊娠诊断

(1) 临床表现。

①子宫增大：随着妊娠进展，子宫逐渐增大。手测子宫底高度或尺测耻骨联合上子宫长度可以判断妊娠周数。

妊娠满20周时，手测子宫底高度在脐下一横指；满24周时，子宫底高度位于脐上1横指；满28周时，子宫底高度位于脐上3横指；满32周时，子宫底高度位于脐与剑突之间；满36周时，子宫底高度位于剑突下2横指；满40周时，子宫底高度位于脐与剑突之间或略高。

②胎动：胎儿在子宫内冲击子宫壁的活动。孕妇于妊娠18～20周开始自觉胎动，胎动随妊娠进展逐渐增强，至妊娠32～34周达高峰，妊娠38周后逐渐减少。胎动计数是孕妇自我评价胎儿宫内状况的简便经济的有效方法。胎动每小时3～5次，随妊娠进展，胎动逐渐增强。

③胎心音：妊娠18～20周用听诊器经孕妇腹壁能听到胎心音。胎心音呈双音，似钟表"嘀嗒"声，速度较快，正常时每分钟110～160次。听诊胎心音时应与子宫杂音、腹主动脉音、脐带杂音相鉴别。

④胎体：妊娠20周后，经腹壁可触及胎体。妊娠24周后，触诊时能区分胎头、胎背、胎臀和胎儿肢体。

(2) 辅助检查。

①超声检查：B超可显示胎儿数目、胎方位、胎心搏动、胎盘位置和测量胎头双顶径、股骨长等，能评估胎儿生长发育情况。

②胎儿电子监护：能连续观察和记录胎心率的动态变化，反映胎儿宫内情况。

（二）孕前保健

通过孕前保健，可评估和改善计划妊娠夫妇的健康状况，避免有害因素对生殖细胞及其功能的损害，预防遗传病，减少出生缺陷，提高出生人口素质。孕前保健的实施至少应在计划生育前

4~6个月进行。孕前保健的核心是充分精心准备,做到有计划受孕。

1. 健康教育及指导 遵循普遍性指导和个体化指导相结合的原则,对计划妊娠的夫妇进行孕前健康教育及指导,主要内容如下。

(1) 有准备、有计划地妊娠,尽量避免高龄妊娠。一般认为,女性受孕的最佳年龄为24~29岁,男性最佳生育年龄为25~35岁。较小年龄生育容易导致早产、难产和婴儿死亡;高龄生产也会增加难产、出生缺陷。

(2) 合理营养:重视合理营养,孕前体重调整至适宜水平,一日三餐分配合理,食物多样,常吃含铁和碘丰富的食物。

(3) 补充叶酸:受孕前3个月开始口服叶酸制剂,可降低胎儿神经管畸形的发病率。

(4) 健康评估:对有遗传病、慢性病和传染病而准备妊娠的妇女,应予以评估并指导计划生育。要在夫妻双方身体健康、体质强壮的条件下进行。有遗传病史、不良生育史、处于患病期间、改变避孕方法等情况,均不适合妊娠。

(5) 远离有害因素:夫妻双方在计划妊娠前半年内,不能接触有毒有害物质。服用可能导致胎儿畸形的药物后,应该停药半年后再受孕。孕前至少4周,禁止接受X射线检查。避免接触生活及职业环境中的有毒有害物质,避免密切接触宠物。

(6) 生活方式:孕前双方调养身体,形成健康的生活方式。主动或被动吸烟会影响精子质量和胎儿发育;酒精可导致胎儿酒精综合征、胎儿畸形、智力低下等。夫妇俩必须在计划受孕前戒烟戒酒。此外,还要避免高强度的工作、高噪声环境、家庭暴力。

(7) 保持心理健康:要在思想上充分做好为人父母的准备,受孕应该在情绪稳定、精力充沛、经济充裕、夫妻关系和谐的条件下进行。

(8) 合理选择运动方式:运动方式以轻便、舒适的有氧运动为主,可以从每天坚持散步开始,然后逐渐过渡到快步走、游泳等运动方式。

2. 常规保健 针对计划妊娠夫妇,常规保健的内容包括孕前高危因素评估、体格检查及实验室检查。

(1) 孕前高危因素评估:包括询问计划妊娠夫妇的健康状况;评估既往慢性病史、家族史和遗传病史,若不宜妊娠,应及时告知;详细了解不良孕产史、前次分娩史、生活方式、饮食营养、职业状况及工作环境、运动(劳动)情况、人际关系等。

(2) 体格检查:包括心肺听诊,测量血压、体重,计算体重指数(BMI),以及常规妇科检查。

(3) 实验室检查。

①必查项目:包括血常规、尿常规、血型(ABO和Rh血型)、肝功能、肾功能、空腹血糖水平、HBsAg筛查、梅毒血清抗体筛查、HIV筛查、地中海贫血筛查,共10项。

②备查项目:包括宫颈细胞学检查、TORCH筛查、阴道分泌物检查、甲状腺功能检测、口服葡萄糖耐量试验(OGTT)、血脂水平、妇科超声、心电图、胸部X线检查9个项目。

(三) 孕早期保健

1. 服务对象 从妊娠开始到妊娠13周前(12^{+6}周前)的孕妇。

2. 服务机构 基层医疗卫生机构在孕早期为孕妇建立《母子健康手册》,进行健康教育和指导,同时进行第一次产前检查服务。

3. 第一次产前检查内容

(1) 基本情况:询问并记录孕妇姓名及年龄,丈夫的姓名、年龄及联系方式。

(2) 月经史:了解末次月经,计算预产期。

(3) 孕产史:了解孕次及产次,了解有无流产、死胎及出生缺陷等情况。

(4) 既往史:了解以往是否患有心脏病、高血压、贫血等疾病及具体情况,是否接受过手术,尤其是妇产科手术。

(5) 家族史：了解孕妇父母亲及兄弟姐妹、丈夫或其他子女是否患有遗传病。

(6) 个人史：了解有无服药、接触有害有毒物质、吸烟饮酒史及接触放射性物质等情况。

(7) 体格检查：测身高、体重，计算体重指数；测血压；听诊心肺；检查外阴、阴道、宫颈、子宫及附件有无异常。

(8) 实验室检查。

①血常规：检查红细胞、白细胞计数及血红蛋白值、血小板计数等，了解孕妇是否有贫血、感染等情况。

②尿常规：检测尿蛋白、尿糖等，有助于判断孕妇有无肾功能异常、泌尿系统感染等。

③血型检查：确定孕妇的血型（包括 ABO 血型和 Rh 血型），为可能的输血等情况做准备，同时了解是否存在母婴血型不合的风险。

④肝功能检查：评估孕妇的肝功能，包括谷丙转氨酶、谷草转氨酶、总胆红素等指标。

⑤肾功能检查：检测血清肌酐、尿素氮等，了解孕妇的肾功能状况。

⑥血糖检查：了解孕妇的血糖水平，排查是否患有妊娠期糖尿病或糖尿病合并妊娠。

⑦免疫八项检查：明确孕妇是否感染乙肝病毒、梅毒螺旋体、HIV 病毒、丙肝病毒，必要时采取相应的母婴阻断措施。半年内做过的实验结果有效，不需要重复检查。

⑧阴道分泌物检查：检查白带常规，了解阴道内是否有滴虫、霉菌、细菌等感染，及时发现和处理阴道炎等问题，避免上行感染而影响胎儿。

⑨超声检查：了解胚胎的发育情况。

4. 保健指导

(1) 避免不良因素对胎儿的影响：孕早期是胚胎分化发育最快的阶段，是致畸的敏感期，此时应避免各种不良因素的影响。

①少服药或不服药，戒烟戒酒，不接触有毒有害的化学物质、放射性物质等。

②远离猫、狗等宠物，预防感染，特别是风疹病毒、巨细胞病毒等。

③确诊感染梅毒、乙肝病毒的孕妇，应在医生指导下进行治疗。

(2) 个人生活方式指导。

①建议孕妇保持规律的作息，保证充足的睡眠，以利于胎儿的生长发育。

②适度运动，避免剧烈运动和重体力劳动，防止过度劳累引发流产等不良情况。

③戒烟戒酒，避免接触二手烟，减少对胚胎发育的不良影响。

④勤洗澡、勤换衣服，保持个人卫生。

(3) 营养指导：部分孕妇有早孕反应，饮食要清淡可口、少食多餐、营养均衡。摄入足够的蛋白质、糖类、脂肪、维生素和矿物质。建议孕妇多吃富含叶酸的食物，或者在医生指导下补充叶酸制剂，以预防胎儿神经管畸形。

(4) 心理指导：孕早期孕妇的情绪可能会受到激素变化等因素影响而波动较大，可能会出现心理脆弱、紧张、情绪不稳、抑郁等情况，可指导孕妇通过听音乐、阅读、与家人朋友交流等方式缓解压力，保持心情舒畅，并鼓励孕妇与家人、朋友保持良好的沟通和互动，获得他们的支持和帮助。同时，应提醒家人关注孕妇的心理状态，给予孕妇更多的关心和照顾；共同营造良好的家庭氛围，帮助孕妇稳定情绪，预防孕期及产后心理问题的发生。医护人员要给予孕妇充分的理解和支持，耐心倾听她们的感受和担忧，让孕妇感受到被尊重和关爱。

(5) 孕早期处理：孕 13 周前，由孕妇居住地的乡镇卫生院、社区卫生服务中心（站）为孕妇建立《母子健康手册》。接诊医生要按照各期的保健要求操作和填写手册，将每次健康检查的结果记录到手册内，该手册有利于孕妇和医生之间的沟通及各级医疗机构之间的信息沟通。第 1 次产前检查服务记录表可参考表 3-3-1。

表 3-3-1　第 1 次产前检查服务记录表

姓名：　　　　　　　　　　　　　　　　　　　　　　　　　　　　　　编号 □□□-□□□□□

填表日期		年　月　日	孕周	周
孕妇年龄				
丈夫姓名		丈夫年龄	丈夫电话	
孕次		产次	阴道分娩＿＿＿次　剖宫产＿＿＿次	
末次月经	年　月　日或不详	预产期	年　月　日	
既往史	1 无　2 心脏病　3 肾脏疾病　4 肝脏疾病　5 高血压　6 贫血　7 糖尿病　8 其他			□/□/□/□/□/□/□
家族史	1 无　2 遗传病史　3 精神疾病史　4 其他			□/□
个人史	1 无特殊　2 吸烟　3 饮酒　4 服用药物　5 接触有毒有害物质 6 接触放射线　7 其他			□/□/□
妇产科手术史	1 无　2 有			□
孕产史	1 自然流产＿＿＿2 人工流产＿＿＿3 死胎＿＿＿4 死产＿＿＿5 新生儿死亡＿＿＿6 出生缺陷儿＿＿＿			
身高	cm	体重	kg	
体重指致（BMI）	kg/m²	血压	/　　mmHg	
听诊	心脏:1 未见异常 2 异常＿＿＿＿□	肺部:1 未见异常 2 异常＿＿＿＿□		
妇科检查	外阴:1 未见异常 2 异常＿＿＿＿□	阴道:1 未见异常 2 异常＿＿＿＿□		
	宫颈:1 未见异常 2 异常＿＿＿＿□	子宫:1 未见异常 2 异常＿＿＿＿□		
	附件:1 未见异常 2 异常＿＿＿＿□			
辅助检查	血常规	血红蛋白值＿＿＿＿g/L　白细胞计数值＿＿＿＿/L 血小板计数值＿＿＿＿/L　其他＿＿＿＿		
	尿常规	尿蛋白＿＿＿尿糖＿＿＿尿酮体＿＿＿尿潜血＿＿＿其他＿＿＿		
	血型　ABO			
	Rh*			
	血糖*	＿＿＿mmol/L		
	肝功能	血清谷丙转氨酶＿＿＿U/L　血清谷草转氨酶＿＿＿U/L 白蛋白＿＿＿g/L　总胆红素＿＿＿μmol/L　结合胆红素＿＿＿μmol/L		
	肾功能	血清肌酐＿＿＿μmol/L　血尿素＿＿＿mmol/L		
	阴道分泌物*	1 未见异常　2 滴虫　3 假丝酵母菌　4 其他＿＿＿		□/□/□
		阴道清洁度:1 Ⅰ度　2 Ⅱ度　3 Ⅲ度　4 Ⅳ度		□
	乙型肝炎	乙型肝炎表面抗原＿＿＿＿　乙型肝炎表面抗体*＿＿＿＿ 乙型肝炎 e 抗原*＿＿＿＿　乙型肝炎 e 抗体*＿＿＿＿ 乙型肝炎核心抗体*＿＿＿＿		
	梅毒血清学试验*	1 阴性 2 阳性		□
	HIV 抗体检测*	1 阴性 2 阳性		□
	B 超*			
	其他*			

续表

填表日期	年 月 日	孕周	周
总体评估	1 未见异常　2 异常_____		□
保健指导	1 生活方式　2 心理　3 营养　4 避免致畸因素和疾病对胚胎的不良影响 5 产前筛查宣传告知　6 其他_____		□/□/□/□/□

转诊　1 无　2 有　　　　　　　　　　　　　　　　　　　　　　　　□
原因：_____　　机构及科室：_____

下次随访日期	年 月 日	随访医生签名	

填表说明：

①本表由医生在第1次接诊孕妇(尽量在孕13周前)时填写。若未建立居民健康档案，需同时建立。随访时填写各项目对应情况的数字。

②孕周：填写此表时孕妇的怀孕周数。

③孕次：怀孕的次数，包括本次妊娠。

④产次：指此次怀孕前，孕期超过28周的分娩次数。

⑤末次月经：此怀孕前最后1次月经的第1天。

⑥预产期：可按照末次月经推算，为末次月经日期的月份加9或减3，为预产期月份数；天数加7，为预产期日。

⑦既往史：孕妇曾经患过的疾病，可以多选。

⑧家族史：填写孕妇父亲、母亲、丈夫、兄弟姐妹或其他子女中是否曾患遗传病或精神疾病，若有，请具体说明。

⑨个人史：可以多选。

⑩妇产科手术史：孕妇曾经接受过的妇科手术和剖宫产手术。

⑪孕产史：根据具体情况填写，若有，填写次数，若无，填写"0"。

⑫体重指数(BMI)＝体重(kg)/身高的平方(m^2)。

⑬体格检查、妇科检查及辅助检查：进行相应检查，并填写检查结果。标有＊的项目尚未纳入国家基本公共卫生服务项目，其中梅毒血清学试验、HIV抗体检测检查为重大公共卫生服务免费筛查项目。

⑭总体评估：根据孕妇总体情况进行评估，若发现异常，具体描述异常情况。

⑮保健指导：填写相应的保健指导内容，可以多选。

⑯转诊：若有需转诊的情况，具体填写。

⑰下次随访日期：根据孕妇情况确定下次随访日期，并告知孕妇。

⑱随访医生签名：随访完毕，核查无误后随访医生签署其姓名。

对具有妊娠危险因素(如高龄、有慢性病史、不良孕产史等)和可能有妊娠禁忌证或严重并发症的孕妇，及时转诊到上级医疗卫生机构，并在2周内随访转诊结果。

（四）孕中期保健

1. 服务对象　孕13周至孕27周末的孕妇。

2. 服务机构　基层医疗卫生机构在孕中期为孕妇提供健康教育和指导，同时提供第2次(孕16～20周)、第3次(孕21～24周)产前保健服务。第2～5次产前随访服务记录表可参考表3-3-2。

表3-3-2　第2～5次产前随访服务记录表

姓名：_____　　　　　　　　　　　　　　　　　　　　编号□□□-□□□□□

项目	第2次	第3次	第4次	第5次
(随访/督促)日期				
孕周				
主诉				
体重/kg				

续表

	项目	第 2 次	第 3 次	第 4 次	第 5 次
产科检查	宫底高度/cm				
	腹围/cm				
	胎位				
	胎心率/(次/分)				
	血压/mmHg	/	/	/	/
	血红蛋白/(g/L)				
	尿蛋白				
	其他辅助检查*				
	分类	1 未见异常 □ 2 异常	1 未见异常 □ 2 异常	1 未见异常 □ 2 异常	1 未见异常 □ 2 异常
	指导	1.生活方式 2.营养 3.心理 4.运动 5.其他	1.生活方式 2.营养 3.心理 4.运动 5.自我监护 6.母乳喂养 7.其他	1.生活方式 2.营养 3.心理 4.运动 5.自我监测 6.分娩准备 7.母乳喂养 8.其他	1.生活方式 2.营养 3.心理 4.运动 5.自我监测 6.分娩准备 7.母乳喂养 8.其他
	转诊	1 无 2 有 □ 原因： 机构及科室：	1 无 2 有 □ 原因： 机构及科室：	1 无 2 有 □ 原因： 机构及科室：	1 无 2 有 □ 原因： 机构及科室：
	下次随访日期				
	随访医生签名				

填表说明：

①孕周：此次随访时的妊娠周数。
②主诉：填写孕妇自述的主要症状和不适。
③体重：填写此次测量的体重。
④产科检查：按照要求进行产科检查，填写具体数值。
⑤血红蛋白、尿蛋白：填写血红蛋白、尿蛋白检测结果。
⑥其他辅助检查：若有，填写此处。
⑦分类：根据此次随访的情况，对孕妇进行分类，若发现异常，写明具体情况。
⑧指导：可以多选，未列出的其他指导请具体填写。
⑨转诊：若有需转诊的情况，具体填写。
⑩下次随访日期：根据孕妇情况确定下次随访日期，并告知孕妇。
⑪随访医生签名：随访完毕，核查无误后医生签名。
⑫第 2～5 次产前随访服务，应该在确定好的有助产技术服务资质的医疗卫生机构进行相应的检查，并填写相关结果；没有条件的基层医疗卫生机构督促孕产妇前往有资质的机构进行相关随访，注明督促日期，无需填写相关记录。
⑬若失访，在随访日期处写明失访原因；若死亡，写明死亡日期和死亡原因。

3. 产前检查内容

（1）询问：分析首次产前检查的结果；询问胎动、饮食、睡眠、体重、运动以及有无宫缩、头痛、眼花、浮肿、阴道出血等异常情况。

(2)观察:观察孕妇有无面色苍白、水肿等情况,判断体态和面容有无异常。注意孕妇的营养及心理状况。

(3)一般检查:检查血常规、尿常规,测量体重和血压。若血压≥140/90 mmHg 或与基础血压相比升高值≥30/15 mmHg,应给予重视。

(4)产科检查:观察腹部的大小及形状是否与孕周相符合,有无手术瘢痕及水肿。触诊及测量宫高、腹围。听诊胎心音(正常为110~160次/分)。

(5)特殊检查:为了预防出生缺陷,告知孕妇可在妊娠16~20周进行21三体综合征筛查;妊娠16~24周进行超声检查,了解胎儿发育情况,排除畸形;妊娠24~28周进行糖尿病筛查。

4. 保健指导

(1)生活方式指导:注意个人卫生方面,勤换衣物,保持外阴清洁,预防感染。根据孕妇身体状况保持适宜运动量,以增强体质,助于分娩,但需避免过度劳累。保证充足的睡眠,尽量采取左侧卧位,以改善子宫胎盘的血液循环。

(2)营养指导:均衡饮食,保证蛋白质、糖类、脂肪、维生素、矿物质等营养素的摄入,如多吃瘦肉、鱼类、蛋类、奶类、新鲜蔬菜和水果等,常吃富含铁和碘盐的食物。根据孕妇的体重增长情况和胎儿发育需求,适当调整饮食结构和摄入量。不摄入浓茶、可乐和咖啡等刺激性的饮品。

(3)心理指导:孕中期孕妇的情绪可能会受到身体变化、家庭关系、工作压力等因素的影响,容易出现焦虑、抑郁等情绪问题。孕妇要学会调节自己的情绪,保持乐观、积极的心态来迎接新生儿的到来。可以通过各种方式来缓解压力,放松心情。家人也要给予孕妇更多的关心和支持,帮助孕妇度过孕中期。

(4)孕中期处理:对发现有异常的孕妇,要及时转至上级医疗卫生机构。出现危急征象的孕妇,要立即转上级医疗卫生机构,并在2周内随访转诊结果。异常情况如下。

①孕妇身体状况异常。

a.严重的妊娠反应持续不缓解,如剧烈呕吐导致脱水、电解质紊乱等。

b.体重增长异常,包括增长过快(可能提示水肿、妊娠期糖尿病等)或过慢(可能影响胎儿发育)。

c.血压异常升高,严重时可出现头痛、视物模糊等症状,下肢水肿明显且不随休息缓解,可能由妊娠期高血压、肾脏疾病或其他问题引起。

d.出现心悸、胸闷、呼吸困难等心脏不适症状,可能与心脏负担加重或其他心脏疾病有关。

e.不明原因的发热,可能提示感染,如泌尿系统感染、生殖道感染等,严重感染可影响胎儿发育。

f.皮肤瘙痒严重,尤其是腹部及四肢,可能是妊娠期肝内胆汁淤积症的表现,会增加胎儿窘迫、早产等风险。

②胎儿发育异常。

a.超声检查发现胎儿结构畸形,如心脏畸形、神经管畸形、唇腭裂等。

b.胎儿生长受限,表现为宫高、腹围增长缓慢,超声检查提示胎儿小于孕周。

c.羊水过多或过少,羊水过多可能与胎儿畸形、妊娠期糖尿病等有关;羊水过少可能提示胎儿泌尿系统畸形或胎盘功能不良。

d.胎心异常,如胎心过快(大于160次/分)或过慢(小于110次/分),可能提示胎儿缺氧等问题。

③产前筛查异常。

a.21-三体综合征筛查结果为高风险,提示胎儿患21三体综合征等染色体异常疾病的风险较高。

b.无创DNA检测结果为高风险,同样提示胎儿染色体异常的可能性较大。

c. 妊娠期糖尿病筛查异常,确诊为妊娠期糖尿病,需要进一步的饮食调整、运动指导和血糖监测,严重者可能需要药物治疗。

④其他异常情况。

a. 有规律的宫缩,可能有早产的风险。

b. 有阴道流血,可能提示先兆流产、胎盘早剥等情况。

c. 既往有不良孕产史,如反复流产、死胎、胎儿畸形等,此次妊娠出现任何异常情况都应高度重视。

(五) 孕晚期保健

1. 服务对象 孕28周到临产前的孕妇。

2. 服务机构 基层医疗卫生机构在孕晚期为孕妇提供健康管理服务,同时提供第4次(孕28~36周)、第5次(孕37~40周)产前健康教育和指导。

3. 产前检查内容

(1) 产科检查:孕晚期适当增加产前检查的次数,妊娠28~36周,每4周检查异常,自36周起,每周检查一次。检查内容包括血压、体重、宫高、腹围、胎心率、胎位、骨盆等,以评估孕妇和胎儿的健康状况,预测分娩方式。

(2) 询问:询问有无异常,确认孕周及预产期。

(3) 实验室检查:化验血常规、尿常规,了解血红蛋白及尿蛋白情况。根据情况需要增加其他辅助检查项目,如B超、心电图等。

4. 保健指导

(1) 对孕妇健康和胎儿发育状况进行评估和分类,为分娩方式的选择提供依据。

(2) 指导孕妇进行自我监护,促进自然分娩,鼓励母乳喂养,积极预防妊娠合并症。

①妊娠29~32周:注意胎动或计数胎动,进行母乳喂养指导、新生儿护理方面的指导。

②妊娠33~36周:进行分娩前生活方式、分娩相关知识(临产的症状、分娩方式、分娩镇痛)、新生儿疾病筛查、抑郁症的预防方面的指导。

③妊娠37~41周:进行新生儿免疫接种、产褥期相关知识、胎儿宫内情况的监护方面的指导,妊娠≥41周者需住院并根据孕妇情况综合评估决定是否引产。

④准备待产包,包括产妇用品、婴儿用品、证件等。提前了解分娩医院,选择合适的分娩医院,并与医生保持联系。

(3) 孕晚期继续注意均衡营养、适度运动及保持积极乐观的心态。

(4) 孕晚期处理:对随访中发现的高危孕妇,应督促其酌情增加随访次数。随访中若发现孕妇或胎儿有异常情况,如胎动异常减少或增多、腹痛、阴道流血或流水等,建议其及时转诊到上级医疗卫生机构进行进一步检查和治疗,并在2周内随访结果。

(六) 产后访视

1. 服务对象 产后28天内的产妇。

2. 服务机构 社区卫生服务中心(站)、乡镇卫生院和村卫生室。

3. 访视时间 在收到上级医院产妇分娩信息后,应于产妇出院后1周内到产妇家中进行产后访视,并填写《母子健康手册》。产后访视记录可参考表3-3-3。

表3-3-3 产后访视记录表

姓名:　　　　　　　　　　　　　　　　　　　　　　编号□□□-□□□□□

随访日期	年	月	日			
分娩日期	年	月	日	出院日期	年 月 日	
体温/(℃)						

续表

随访日期	年　　月　　日	
一般健康情况		
一般心理状况		
血压/mmHg		
乳房	1 未见异常　2 异常	□
恶露	1 未见异常　2 异常	□
子宫	1 未见异常　2 异常	□
伤口	1 未见异常　2 异常	□
其他		
分类	1 未见异常　2 异常	□
指导	1 个人卫生 2 心理 3 营养 4 母乳喂养 5 新生儿护理与喂养 6 其他_____	□/□/□/□/□
转诊	1 无　2 有 原因： 机构及科室：	□
下次随访日期		
随访医生签名		

填表说明：

①本表为产妇出院后一周内由医务人员到产妇家中进行产后检查时填写。
②一般健康状况：对产妇一般情况进行检查，具体描述并填写。
③一般心理状况：评估产妇是否有产后抑郁的症状。
④血压：测量产妇血压，填写具体数值。
⑤乳房、恶露、子宫、伤口：对产妇进行检查，若有异常，具体描述。
⑥分类：根据此次随访情况，对产妇进行分类，若为其他异常，具体写明情况。
⑦指导：可以多选，未列出的其他指导请具体填写。
⑧转诊：若有需转诊的情况，具体填写。
⑨随访医生签名：随访完毕，核查无误后随访医生签名。

4. 产后检查内容

（1）询问：分娩日期及出院日期，分娩方式及伤口情况，有无难产、产后出血及感染等异常情况。了解产妇的饮食、睡眠、乳汁量、精神状况等情况。了解恶露的多少、颜色及有无异味。了解新生儿出生情况、Apgar 评分及喂养情况。

（2）观察：观察产妇的休养环境是否安静、舒适，空气是否流通；产妇的面色和精神状态是否良好，排除产后抑郁。观察产妇喂养新生儿的全过程。查看新生儿一般情况、精神状态、吸吮能力、肌张力、大小便及脐带消毒情况。

（3）检查：测量血压、体温、心率、呼吸，检查有无乳头皲裂、胀奶，子宫恢复是否良好，以及腹部和会阴伤口恢复情况。

5. 保健指导

（1）评估：对产妇和新生儿健康状况进行评估与分类。

（2）营养：食物丰富，种类齐全。多吃鱼、禽、蛋、瘦肉等富含优质蛋白质的食物，摄入含钙丰富的食物，适当补充含碘丰富的食物（比如海带和紫菜），补充新鲜的蔬菜和水果，少量多餐。

（3）生活方式：产后居住环境干净整洁、安静舒适、温度适宜，经常开窗通风。产后注意个人卫生，每天清洗外阴，哺乳前清洗乳头。产后应尽早下床活动，逐步增加活动时间，促进身体康复。

（4）心理指导：产妇容易情绪低落，丈夫及其家人应该积极陪伴并安慰产妇，及时帮助产妇解决产后的一系列问题，帮助照顾胎儿。鼓励产妇做自己喜欢做的事情来放松心情，避免产后抑郁的发生。

（5）处理：对产妇喂养困难、产后便秘、伤口换药等问题进行及时指导和处理。

（6）转诊：对产妇产褥感染、产后出血、子宫复旧不佳及产后抑郁等问题，应及时进行处理，必要时转诊至上级医疗机构进一步检查及治疗，并在2周内随访结果。

（七）产后42天健康检查

1．服务对象 产后42天内的产妇。

2．服务机构 社区卫生服务中心（站）、乡镇卫生院为正常产妇做产后健康检查，异常产妇到原分娩医疗卫生机构检查。

3．检查时间 产后42天。

4．产后检查内容

（1）询问：分娩日期及出院日期，分娩方式、产后康复，以及母乳喂养、新生儿情况。

（2）观察：观察产妇的面色、精神状态，以及是否有产后抑郁的表现。查看新生儿发育情况、喂养情况、吸吮能力等。

（3）检查：测量血压，检查乳房和会阴切口或者腹部切口。通过妇科检查了解会阴伤口愈合情况、阴道分泌物情况及子宫复旧状态。

5．保健指导

（1）评估：通过询问、观察及检查等评估产妇是否已经恢复。

（2）指导：为产妇提供营养保健、心理保健、避孕、预防感染、婴幼儿营养等方面的指导。

（3）处理：若产妇已经恢复正常，进行健康指导，填写产后健康检查记录表并结案。产后42天健康检查记录可参考表3-3-4。若在检查中发现异常情况，需转诊至分娩医院或上级医院及时治疗，2周内随访转诊结果。

表3-3-4 产后42天健康检查记录表

姓名： 编号□□□-□□□□□

随访日期	年 月 日		
分娩日期	年 月 日	出院日期	年 月 日
一般健康情况			
一般心理状况			
血压/mmHg			
乳房	1 未见异常　2 异常		□
恶露	1 未见异常　2 异常		□
子宫	1 未见异常　2 异常		□
伤口	1 未见异常　2 异常		□
其他			

续表

随访日期	年 月 日	
分类	1 已恢复　　2 未恢复	□
指导	1 心理保健 2 性保健与避孕 3 婴儿喂养 4 产妇营养 5 其他＿＿＿＿＿＿＿＿＿＿	□/□/□/□/□
处理	1 结案　　2 转诊 原因：＿＿＿＿＿＿＿＿＿＿ 机构及科室：＿＿＿＿＿＿＿	□
随访医生签名		

填表说明：

① 一般健康状况：对产妇一般情况进行检查,具体描述并填写。
② 一般心理状况：评估是否有产后抑郁的症状。
③ 血压：如有必要,测量产妇血压,填写具体数值。
④ 乳房、恶露、子宫、伤口：对产妇进行检查,若有异常,具体描述。
⑤ 分类：根据此次随访情况,对产妇进行分类,若为未恢复,具体写明情况。
⑥ 指导：可以多选,未列出的其他指导请具体填写。
⑦ 处理：若产妇已恢复正常,则结案。若有需转诊的情况,具体填写。
⑧ 随访医生签名：检查完毕,核查无误后检查医生签名。
⑨ 若失访,在随访日期处写明失访原因；若死亡,写明死亡日期和死亡原因。

二、孕产妇健康管理服务技术规范

（一）服务对象

辖区内常住的孕产妇。

（二）服务内容

1. 孕早期健康管理　孕 13 周前为孕妇建立《母子健康手册》,并进行第 1 次产前检查。

（1）进行孕早期健康教育和指导。

（2）孕 13 周前由孕妇居住地的乡镇卫生院、社区卫生服务中心（站）建立《母子健康手册》。

（3）孕妇健康状况评估：询问既往史、家族史、个人史等,观察体态、精神等,并进行一般体检、妇科检查和血常规、尿常规、血型、肝功能、肾功能、乙型肝炎检查,有条件的地区建议检查血糖、阴道分泌物及进行梅毒血清学试验、HIV 抗体检测等实验室检查。

（4）开展孕早期生活方式、心理和营养保健方面的指导,特别要强调避免致畸因素和疾病对胚胎的不良影响,同时告知和督促孕妇进行产前筛查和产前诊断。

（5）根据检查结果填写第 1 次产前检查服务记录表,将具有妊娠危险因素和可能有妊娠禁忌证或严重并发症的孕妇,及时转诊到上级医疗卫生机构,并在 2 周内随访转诊结果。

2. 孕中期健康管理

（1）进行孕中期（孕 16～20 周、孕 21～24 周各 1 次）健康教育和指导。

（2）孕妇健康状况评估：通过询问、观察、一般体格检查、产科检查、实验室检查对孕妇健康和胎儿的生长发育状况进行评估,识别需要做产前诊断和需要转诊的高危孕妇。

(3) 对未发现异常的孕妇,除了进行孕期的生活方式、心理、运动和营养方面的指导外,还应告知和督促孕妇进行预防出生缺陷的产前筛查和产前诊断。

(4) 若发现有异常的孕妇,要及时转至上级医疗卫生机构。将出现危急征象的孕妇立即转至上级医疗卫生机构,并在2周内随访转诊结果。

3. 孕晚期健康管理

(1) 进行孕晚期(孕28～36周、孕37～40周各1次)健康教育和指导。

(2) 开展孕产妇自我监护方法、促进自然分娩、母乳喂养以及孕期并发症、合并症防治方面的指导。

(3) 对随访中发现的高危孕妇,应根据就诊医疗卫生机构的建议督促其酌情增加随访次数。随访中若发现有高危情况,建议其及时转诊。

4. 产后访视 乡镇卫生院、村卫生室和社区卫生服务中心(站)在收到分娩医院转来的产妇分娩信息后,应于产妇出院后1周内到产妇家中进行产后访视,进行产褥期健康管理,加强母乳喂养和新生儿护理指导,同时进行新生儿访视。

(1) 通过观察、询问和检查,了解产妇一般情况和乳房、子宫、恶露、会阴或腹部伤口恢复等情况。

(2) 对产妇进行产褥期保健指导,对母乳喂养困难、产后便秘、痔疮、会阴或腹部伤口等问题进行处理。

(3) 若发现产褥感染、产后出血、子宫复旧不佳、妊娠合并症未恢复及产后抑郁者,应及时转诊至上级医疗卫生机构进一步检查、诊断和治疗。

(4) 通过观察、询问和检查了解新生儿的基本情况。

5. 产后42天健康检查

(1) 乡镇卫生院、社区卫生服务中心(站)为正常产妇做产后健康检查,异常产妇到原分娩医疗卫生机构检查。

(2) 通过询问、观察、一般体检和妇科检查(必要时进行辅助检查)对产妇恢复情况进行评估。

(3) 对产妇进行心理保健、性保健与避孕、预防生殖道感染、纯母乳喂养6个月、产妇和婴幼营养等方面的指导。

(三) 服务流程

孕产妇健康管理服务流程见图3-3-1。

(四) 服务要求

(1) 开展孕产妇健康管理的乡镇卫生院和社区卫生服务中心(站)应当具备服务所需的基本设备和条件。

(2) 按照国家孕产妇保健有关规范要求,进行孕产妇全程追踪与管理工作,从事孕产妇健康管理服务工作的人员应取得相应的执业资格,并接受过孕产妇保健专业技术培训。

(3) 加强与村(居)委会、妇联相关部门的联系,掌握辖区内孕产妇人口信息。

(4) 加强宣传,在基层医疗卫生机构公示免费服务内容,使更多的育龄妇女愿意接受服务,提高早孕建册率。

(5) 每次服务后及时记录相关信息,纳入孕产妇健康档案。

(6) 积极运用中医药方法(如饮食、起居、情志调摄,食疗药膳,以及产后康复等),开展孕期、产褥期、哺乳期保健服务。

(7) 有助产技术服务资质的基层医疗卫生机构,在孕中期和孕晚期对孕产妇各进行2次随访。没有助产技术服务资质的基层医疗卫生机构,督促孕产妇前往有资质的机构进行相关随访。

练习题及答案

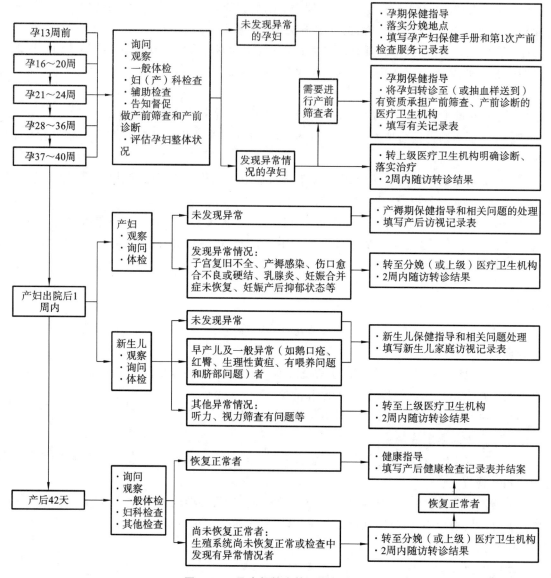

图 3-3-1 孕产妇健康管理服务流程

（五）工作指标

(1) 早孕建册率 = $\dfrac{\text{辖区内孕 13 周之前建册并进行第一次产前检查的产妇人数}}{\text{该地该时间段内活产数}} \times 100\%$。

(2) 产后访视率 = $\dfrac{\text{辖区内产妇出院后 28 天内接受过产后访视的产妇人数}}{\text{该地该时间内活产数}} \times 100\%$。

【实训案例】

案例一

李女士，30岁，育有一女，二胎怀孕，停经16周，孕检发现血糖高。

任务：请给出孕期健康管理指导。

案例二

张女士，28岁，怀孕24周，初次怀孕，在当地社区卫生服务中心建立了孕产妇保健手册。本次中期妊娠产检发现血红蛋白值为 100 g/L。

任务：请给出孕期健康管理指导。

第四节　老年人健康管理

扫码看课件

学习目标

知识目标：能说出老年人健康管理的服务对象、服务流程、服务中的注意事项、老年人的生理特征。

能力目标：能对老年人进行健康管理，能对常见老年人健康问题进行原因分析，并能给出照护指导。

素质目标：关爱老年人，培养良好的职业道德素质和敬业精神，激发服务社会、奉献社会的工作热情。

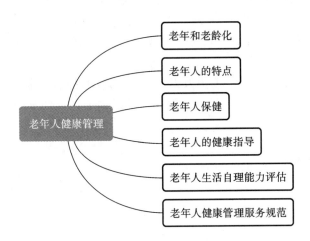

随着医学的发展，社会人口寿命不断延长，老年人在社会人口中的比例越来越高。人口老龄化是当今世界面临的主要挑战之一。人口老龄化对经济、健康、社会发展和福利系统均带来新的挑战。

一、老年和老龄化

（一）老年人年龄界定

关于老年人年龄的界定，各个组织或国家划分标准不一。目前有以下几种划分标准。

按照联合国标准，发达国家老年人年龄≥65岁；发展中国家老年人年龄≥60岁。

按照WHO标准，老年人年龄≥60岁。其中，60~74岁为年轻老年人；75~89岁为老老年人；90岁及以上为长寿老年人。

按照我国标准，老年人年龄≥60岁。其中，60~69岁为低龄老年人；70~79岁为中龄老年人；80~89岁为高龄老年人；90~99岁为长寿老年人；100岁及以上为百岁老年人。

（二）人口老龄化

通常把社会上老年人口的比例升高称为人口老龄化（aging）。反映老龄化的指标最常用的是老年人口系数（coefficient of aged population），即社会中60岁及以上或65岁及以上的人口占总人口的百分比。若60岁及以上的人口达10%或65岁及以上的人口达7%，则为人口老龄化。

(三)我国人口老龄化特征

我国从1999年全面进入老龄化社会,目前是世界上老年人口最多的国家,2023年我国65岁以上老年人口占世界老年人口的比例超过25%。我国人口老龄化主要有以下特征。

1. 老龄人口基数大 2023年末,全国60岁及以上老年人口达到29697万人,占总人口的21.1%;65岁及以上老年人口达到21676万人,占总人口的15.4%。庞大的老年人口数量给养老保障、医疗服务、社会资源分配等方面带来了巨大的压力。

2. 老龄化增速快 据第七次全国人口普查数据,与2010年相比,2020年我国60岁及以上、65岁及以上老年人口占总人口的比重分别上升了5.44%和4.63%,发展速度较快。我国65岁及以上老年人口占比从7%过渡到14%只用了25年,而发达国家大多用了45年以上的时间。高度压缩化的老龄化进程意味着留给我们应对老龄化问题的准备期缩短。

3. 老龄化水平城乡差异明显 据第七次全国人口普查数据,乡村60岁、65岁及以上老年人口的比重分别为23.81%、17.72%,比城镇分别高出7.99%、6.61%。老龄化水平的城乡差异,除了经济社会原因外,与人口流动也是有密切关系的。

4. 老龄人口高龄化趋势明显 随着人均预期寿命的延长,我国高龄群体增长趋势明显,且成为增长速度最快的群体。2020年,80岁及以上人口有3580万人,占总人口的比重为2.54%,比2010年增加了1485万人,比重提高了0.98个百分点。因高龄老年群体病残率高,我国面临更为严峻的健康问题和医疗照护需求。

5. 老年人口质量不断提高 在60岁及以上老年人口中,拥有高中及以上文化程度的人口比重不断上升,这为老年人参与社会活动、继续发挥余热提供了一定的基础,也为发展老年教育、文化娱乐等产业提供了机遇。

二、老年人的特点

(一)生理变化

根据老年学理论,30岁以后,人体的生理结构会逐渐出现退行性变化,主要表现为器官组织萎缩、体重减轻、实质细胞总数减少,机体的再生能力、储备能力、防御能力等降低,内环境稳定性降低。

1. 身体外观变化 主要表现为皮肤松弛老化、头发变白稀疏、身高变矮且驼背,部分老年人由于新陈代谢减慢,活动量减少,可能出现体重增加的情况,尤其是腹部脂肪堆积。而另一些老年人则可能因食欲减退、疾病等原因导致体重下降。

2. 身体内部器官功能变化

(1)心血管系统:心脏功能减退,心肌收缩力减弱,心排血量减少,使得老年人在进行体力活动时容易感到疲劳、气喘。血管弹性降低,动脉硬化加剧,血压容易升高。老年人患高血压、冠心病等心血管疾病的风险大大增加。

(2)呼吸系统:肺组织弹性减弱,呼吸肌力量下降,肺活量减少,使得老年人的呼吸功能明显减弱,容易出现气短、呼吸困难等症状。呼吸道黏膜萎缩,纤毛运动减弱,对病菌的清除能力下降,导致容易发生呼吸道感染。

(3)消化系统:口腔功能减退,牙齿松动、脱落,咀嚼能力下降。唾液分泌减少,影响食物的消化和吞咽。胃肠道蠕动减慢,消化液分泌减少,消化吸收功能减弱。所以老年人容易出现食欲不振、消化不良、便秘等问题。另外,肝脏代谢功能下降,对药物和毒素的代谢能力降低,所以用药时需要更加谨慎。

(4)泌尿系统:肾脏功能减退,肾小球滤过率下降,肾小管重吸收和排泄功能减弱,使得老年人容易出现夜尿增多、尿频、尿急等症状。因膀胱容量减少,肌肉收缩力减弱,容易出现尿失禁。

男性老年人可能还会出现前列腺增生,导致排尿困难。

(5) 神经系统:大脑萎缩,神经细胞数量减少,记忆力、注意力、思维能力等逐渐下降,使得老年人容易出现健忘、反应迟钝等现象。另外出现感觉器官功能减退,如视力下降,听力减退,嗅觉和味觉敏感度降低,从而影响老年人的生活质量和安全。因平衡感和协调能力下降,导致老年人容易摔倒受伤。

(6) 内分泌系统:甲状腺激素分泌减少,基础代谢率降低,身体能量消耗减少,是老年人容易发胖的原因之一。性激素水平下降,男性可能出现性功能减退,女性在绝经后雌激素水平急剧下降,容易出现骨质疏松症、心血管疾病等。胰岛素分泌减少或作用减弱,对血糖的调节能力下降,容易出现糖尿病或血糖波动较大的情况。

(7) 免疫系统:老年人的免疫系统功能逐渐衰退,免疫细胞数量减少、活性受到抑制,使老年人对疾病的抵抗力减弱,容易感染各种疾病,且患病后恢复时间较长。

总之,衰老是人体生命中一个普遍的、逐渐累积的、不断进展的过程,是生命发展的必然规律。

(二) 心理变化

随着老年人生理功能减退,老年人的社会地位、家庭人际关系等方面随之变化,老年人的心理也发生着微妙的变化,会出现焦虑、孤独、自卑、失落、多疑、空巢综合征及离退休综合征等系列心理问题。

1. 认知过程 主要表现为智力衰退、记忆力减退和思维退化。

2. 情感与意志改变 主要表现为固执、谨慎、多疑、保守、怀旧、孤独感和焦虑不安等。

(三) 老年人患病的特点

1. 不易获得完整的病史 因老年人的记忆力减退、敏感性下降、语言表达困难和听力障碍,医生在采集病史时需要耐心细致,还要与家属核对病史的可靠性。

2. 个体差异大 由于老化过程的个体差异大,老年人患病后的表现及对药物的反应大于年轻人,需要特别强调个体化处理方法,切忌千篇一律。

3. 临床表现及体征不典型 老年人的感受性降低,有时疾病发展到严重程度,患者尚无症状或症状不典型,如肺炎患者的典型表现为咳嗽、咳痰、发热等,而老年患者却没有此类症状,有的仅表现为厌食、精神萎靡,感染严重时也常常仅有低热表现。

4. 多种疾病同时存在 老年人全身各个系统生理功能均有不同程度的老化,防御及代谢功能普遍降低,常常同时患有多种疾病。当老年人多种疾病并存时,大多数人无典型症状,常以一种疾病的特异性表现为主,而且容易干扰另一种疾病的诊断。

5. 并发症多 由于老年患者免疫力低下,抗病能力与修复能力弱,常导致病程较长,并且随着病情的变化,容易出现并发症。

6. 诊断困难 老年人患病时,常易发生嗜睡、昏迷、躁动或精神错乱等意识障碍和精神症状,增加了早期诊断的困难。

三、老年人保健

(一) 健康老年人的标准

WHO提出的健康定义是个体不仅没有疾病和衰弱,并且在身体、精神和社会上都呈现完满状态。WHO对老年人健康的标准还提出了多维评价:包括精神健康、躯体健康、日常生活能力、社会健康和经济状况。

2022年我国国家卫生健康委员会发布了新的《中国健康老年人标准》。中国健康老年人应满足以下要求。①生活自理或基本自理;②重要脏器的增龄性改变未导致明显的功能异常;③影响健康的危险因素控制在与其年龄相适应的范围内;④营养状况良好;⑤认知功能基本正常;⑥乐观积极,自我满意;⑦具有一定的健康素养,保持良好生活方式;⑧积极参与家庭和社会活动;⑨社会适应能力良好。

(二)老年人保健策略

根据我国现有的经济和法律基础,参照老年保健目标,针对老年人的特点和权益,可建立符合我国国情的老年保健制度和体系。我国的老年人的保健策略可归纳为六个"有所",即"老有所养""老有所医""老有所为""老有所学""老有所乐"和"老有所安"。

1. 老有所养

(1) 经济保障:完善养老保险制度,确保老年人有稳定的经济收入来源。提高养老金待遇水平,使其能够满足老年人的基本生活需求。鼓励老年人进行合理的理财规划,如购买稳健型理财产品、参与商业养老保险等,增加经济保障。

(2) 生活照料:发展居家养老服务,为老年人提供上门护理、助餐、助浴、助洁等服务,让老年人在家中就能得到良好的照顾。建设养老机构,为有需要的老年人提供专业的护理和照料服务。提高养老机构的服务质量和管理水平,让老年人住得安心、舒心。

2. 老有所医

(1) 医疗保障:完善医疗保险制度,扩大医保覆盖范围,提高医保报销比例,减轻老年人的医疗负担。建立老年人健康管理服务体系,为老年人提供免费的健康体检、疾病预防、康复护理等服务。

(2) 医疗服务:加强基层医疗卫生机构建设,提高基层医疗服务水平,让老年人能够就近就医。开设老年人就医绿色通道,为老年人提供优先挂号、就诊、检查、住院等服务,方便老年人就医。

3. 老有所为

(1) 发挥余热:鼓励老年人根据自己的兴趣爱好和专业特长,参与社会公益活动、志愿服务、文化艺术活动等,为社会做出贡献。建立老年人才信息库,为有需求的单位和企业推荐老年人才,实现老年人的再就业和价值创造。

(2) 自我实现:支持老年人学习新知识、新技能,参加老年大学、培训班等,丰富精神文化生活,实现自我提升和自我价值。鼓励老年人参与体育锻炼、旅游等活动,保持身心健康,享受晚年生活。

4. 老有所学

(1) 学习渠道:大力发展老年教育,办好老年大学、社区学校等,为老年人提供丰富多样的学习课程和活动。利用互联网、电视、广播等媒体,开设老年教育栏目和课程,方便老年人随时随地学习。

(2) 学习内容:开设文化知识、健康养生、法律法规、信息技术等课程,满足老年人不同的学习需求。组织老年人开展读书、写作、绘画、摄影等活动,培养老年人的兴趣爱好和创造力。

5. 老有所乐

(1) 文化娱乐:加强老年文化设施建设,如老年活动中心、图书馆、文化馆等,为老年人提供丰富多彩的文化娱乐活动场所。组织开展老年文艺演出、体育比赛、书画展览等活动,丰富老年人的精神文化生活。

(2) 社交活动:鼓励老年人参加社区活动、老年社团等,扩大社交圈子,增进老年人之间的交流和互动。建立老年人心理咨询服务机构,为老年人提供心理疏导和情感支持,帮助老年人缓解孤独、焦虑等不良情绪。

6. 老有所安

(1) 安全保障:加强老年人居住环境的安全改造,如安装扶手、防滑设施、紧急呼叫装置等,提高老年人的居住安全性。开展老年人安全教育活动,增强老年人的安全意识和自我保护能力。

(2) 权益维护:加强老年人权益保护法律法规的宣传和执行,保障老年人的合法权益。建立老年人法律援助机构,为老年人提供法律咨询和法律援助服务,帮助老年人解决法律纠纷。

(三)老年人保健要点

1. 建立科学健康的生活方式 老年人应建立和保持健康的生活方式,平稳度过生理心理等方面的转变期,维持正常、健康的老化过程,预防疾病,减少生活依赖。老年期将面临很多未知的影响健康的危险因素,因此在饮食上要做到膳食平衡,荤素搭配、以保证营养,戒除吸烟酗酒等不良行为,养成良好的生活习惯,提高个体健康水平。

2. 培养自我调适能力,具备良好的心态 在日常生活中不仅要时刻保持乐观心态,学会自我控制,建立理性认知,增强"我能行"的信念,还要学会心理自卫,自我安慰,积极主动和家人等交流,合理宣泄情绪,缓解心理冲突,从而达到身心健康。

3. 加强健康教育,增强防范意识 社区卫生服务中心(站)定期开展健康教育和健康宣传,提高老年人对有害健康危险因素的认识,从而使其在生活中自觉维护健康,增强自我保健意识,加强自我保健能力。

4. 延缓对照护的依赖 老年人群通过保健活动能增强机体功能,提高生活质量,从而延缓对他人照护的依赖。

(四)老年人保健措施

1. 增强老年人的自我保健意识 老年保健是健康长寿的核心。目前公认的影响健康长寿的因素有遗传因素、社会因素、医疗条件、气候因素、个人因素等。个人因素尤其是健康的生活方式在自我保健中占主要部分。WHO 早在 1992 年就发表了著名的《维多利亚宣言》,提出了健康"四大基石":合理膳食、适量运动、戒烟限酒、心理平衡。健康"四大基石"同样作为老年保健的准则,在老年人自我保健中起到关键性的作用。老年人要提高健康水平,必须树立自我保健意识,改变不健康的生活方式。

2. 深入开展老年人的健康教育与健康促进活动 当前主要需解决以下三个问题。

(1) 生命全程健康观——健康老龄化与积极老龄化:老年人由于不可逆的退行性变化,生命功能普遍降低,对疾病的易感性增加,因而成为慢性病的患病主体。如果不对老年人慢性病的危险因素予以有效控制,老年人的生活质量就会极大地降低,形成虽然长寿但不健康的状况。因此,WHO 于 1990 年提出健康老龄化的概念,在此基础上,1999 年 WHO 提出积极老龄化战略,强调有效预防慢性病和提高患者的生活质量都必须从新的医学模式出发,以强化预防为主,并实施有效的三级预防,旨在从根本上减少慢性病的发生和发展。

(2) 自我保健:自我健康的维护不再单纯依赖医疗技术服务,而是更多地强调发挥主体能动作用,进行自我保健。其特点是"多依靠自己,少依赖医生",自己改进个人卫生习惯、生活方式和生活环境,从心理上、生理上进行调节,努力解决个人的健康及保健问题。

(3) 健康管理:健康管理是对个人或人群的健康危险因素进行全面管理的过程。其宗旨是调动个人及集体的积极性,有效地利用有限的资源来达到最大的健康效果。实施健康管理是将被动的疾病治疗变为主动的健康管理,达到节约医疗费用支出、维护健康的目的。

3. 不断改善、提高老年人的生活方式与生活质量 老年人的生活质量主要是指老年人群对自己的身体、精神、家庭和社会生活满意的程度,以及对老年人生活的全面评价,包括主观指标及客观指标。通常包括健康状况、生活方式、日常生活功能、家庭和睦、居住条件、经济收入、营养状况、心理健康、社会交往、生活满意度、体能检查以及疾病状态等内容。

4. 把握老年健康照护特点,加强老年健康照护认知 老年人随着年龄增长,逐渐出现衰老的现象,如身体各系统的功能逐渐减弱,语言、行动变得缓慢,对外界事物反应迟钝等。因此,老年健康照护人员应根据老年人的生理、心理特点，提供针对性的健康照护。老年健康照护的特点及内容如下。

（1）老年人健康照护需要更多的细心和耐心。在日常生活中，较少老年人不能完全自理，需要从以下多个方面精心照料。

①个人卫生：协助老年人进行日常的个人卫生护理，如洗脸、刷牙、梳头、洗澡等。根据老年人的身体状况和需求，选择合适的护理方式和工具。注意老年人的口腔卫生，定期协助他们刷牙、漱口，如有假牙，应定期清洗和消毒。保持老年人的皮肤清洁干燥，定期协助他们更换衣物和床上用品。

②预防压疮：对长期卧床的老年人，要保持床单平整、清洁，定时更换卧位，至少2 h翻身一次。协助老年人翻身后观察皮肤有无压疮，若皮肤有受压的迹象，应缩短翻身间隔时间，并及时采取压疮预防措施。对大小便失禁的老年人要随时协助其更换床单、被褥，以保持老年人身体和床单的清洁、舒适，避免发生压疮。

③衣着照护：老年人的衣服应柔软、宽松、合体，穿、脱方便，随天气的变化随时增减衣服。外出时要戴帽子。鞋袜要舒适，袜子应为宽口的棉制品，以免袜口过紧而影响下肢血液循环，引起不适。

④饮食照护。

a.保证营养搭配：可根据老年人的身体状况和口味偏好，制订合理的饮食计划。确保食物富含蛋白质、糖类、脂肪、维生素和矿物质等营养成分，以满足老年人的身体需求。增加蔬菜、水果、全谷物、低脂肪乳制品等富含膳食纤维和维生素的食物摄入，减少饱和脂肪酸、反式脂肪酸、盐和糖的摄入。对于患糖尿病、高血压、高血脂等的老年人，应根据医生的建议进行饮食调整。

b.调整饮食方式：考虑老年人的咀嚼和消化能力，提供易于咀嚼和消化的食物。如将食物切成小块、煮软或做成糊状。对于吞咽困难的老年人，可采用特殊的饮食方式，如增稠液体、调整食物质地等，以防止误吸。鼓励老年人细嚼慢咽，避免暴饮暴食。

c.注意饮食卫生，饭前便后洗手，定期消毒餐具。

d.对于行动不便或自理能力较差的老年人，需要协助他们进食。可以将食物放在老年人容易拿到的地方，帮助他们摆放餐具、夹菜或喂饭等。注意观察老年人的进食情况，如食量、食欲、咀嚼和吞咽能力等。如有异常，及时通知医生或家属。

⑤排泄照护：老年人排泄功能发生异常的情况较多，主要表现为活动少，肠蠕动减慢，食物含粗纤维少，容易发生便秘；饮食不当或疾病导致腹泻；因衰老、疾病或肛门、尿道括约肌的神经功能失调，造成大小便失禁等。对排泄异常的老年人，照护人员要有熟练的照护技能，还要有高度的责任心、爱心、耐心和良好的心理素质。

⑥睡眠照护：老年人的睡眠时间要充足。健康的老年人每天需要8 h以上的睡眠，70~80岁的老年人每天睡眠应在9 h以上，80~90岁的老年人睡眠时间应在10 h以上。照护人员要仔细观察，及时发现老年人失眠、入睡困难、早醒等睡眠问题，找出影响睡眠的原因，注意睡眠环境的调节，以保证睡眠质量和睡眠时间，消除疲劳，促进舒适度。对于夜间睡眠时间不足者，可安排午休。

（2）老年人感官系统功能下降，需要特殊照顾：老年人视力、听力等感觉逐渐减退，使老年人与外界的沟通困难，对老年人的身心健康造成不良影响。照护人员要采取措施帮助老年人，弥补因感觉功能减退而造成的困难。如视力不好的老年人要佩戴合适的眼镜，对视力有障碍者要给予生活照顾；对听力下降的老年人应选择适当的沟通技巧，如沟通时放慢语速，吐字清晰，必要时让老年人佩戴助听器。

（3）老年人对安全的需要程度增加：老年人跌倒的发生率随着年龄的增加而升高。老年人由于身体平衡功能减退、控制姿势能力降低、肢体协调性下降，容易发生跌倒、坠床等意外。意识不清、长期服用催眠药、对周围环境不熟悉、环境设备不合理等原因会增加跌倒、坠床发生的可能性。老年人由于吞咽功能减弱,在进食过程中还易发生呛咳、噎食等情况。照护人员在老年人照护过程中,要有安全意识,及时采取措施预防意外发生。布置老年人居住环境时,应充分考虑环境的安全,如地面防滑、浴室内加装扶手等,以防不慎造成老年人损伤。使用热水袋的老年人要防止其烫伤,老年人沐浴时要特别注意预防滑倒等。陪伴老年人户外活动时要选择晴朗的天气,雨雪天、雾天、大风天等天气不宜外出;外出活动时间不要过长,每次 30 min 到 1 h,防止老年人疲劳;外出时走路要慢,注意安全。另外,老年人感知觉减退、注意力下降,对刺激的反应迟钝,使得老年人遭遇危险时不能立即做出判断,容易发生烫伤、触电、交通事故等意外伤害,在照顾中要特别注意防范。

(4) 老年人对自尊的需要程度增加:老年人因机体衰老和经济收入减少,在社会与家庭中承担责任的能力下降,加上疾病等原因,使老年人自我照顾存在困难,需要他人照顾,这一系列变化容易让老年人产生"失落感"。从心理上讲,老年人比较在意他人和社会的评价,渴望得到尊重。因此在照护工作中要特别注意尊重老年人,如礼貌地称呼,说话态度和蔼,需要老年人配合的事应先征求老年人的意见等。

(5) 老年人孤独的处境需要更多的关怀:由于多种原因(独居、丧偶、患病等),老年人与社会的沟通减少,加上视力、听力减退,使得老年人逐渐与外界隔绝,久而久之,老年人就容易陷入孤独的状态之中。老年人对爱与归属的需要,不会因年龄增加而减弱。老年人需要关怀、亲情和爱,需要与社会交往。多数老年人,尤其是患病、自理困难的老年人希望有人陪伴、关怀,以感受温暖,当老年人独处时,就会感到心情郁闷,情绪低落,甚至多愁善感,独自流泪。因此,照护人员应协助老年人多参加集体活动,多与老年人交谈,陪伴老年人,以满足老年人精神和心理的需要。

(6) 老年人免疫功能下降,易发生感染性疾病:老年人免疫功能下降,感染性疾病的发生率明显高于年轻人,尤其是呼吸系统与泌尿系统感染。因此,老年人健康照护过程中要注意预防感染。注意保持老年人身体各部位的清洁卫生以及环境的清洁,注意饮食卫生,餐前、便后为老年人洗手。还要做好消毒、隔离工作。在疾病流行期间,老年人应注意防护,不要去人群密集的地方。

(7) 与老年人交流需有良好的沟通技巧:老年人听力减退,对刺激反应迟钝,因此与老年人沟通时要注意运用良好的沟通技巧,如沟通的态度要真诚友善,倾听老年人诉说要专心、耐心,语句要简短、扼要,言语要清晰、温和,语速不要太快,音调不要太高,尤其要避免因老年人听力不好而大声叫喊,否则会使老年人的自尊心受到伤害。沟通中,可适当地运用触摸的技巧,如握着老年人的手,扶持其手臂等,向老年人表达温暖、关爱和支持。

5. 做好老年性疾病的防治,不断提高延缓衰老的效果　开展老年性疾病的病因、分布、危险因素与防治监测的调查,如对老年人的心脑血管疾病、各种感染性疾病、肿瘤、糖尿病、阿尔茨海默病、老年性骨质疏松症、老年人身心疾病等进行流行病学调查,明确其危险因素和保护因素,在城乡社区采取干预措施,为老年人进行定期体检,防止危害老年人身心健康的各种疾病的发生和发展。

四、老年人的健康指导

老年人健康指导的核心是维护和促进健康,主要内容包括:疾病的预防、筛查和早期诊断;健康生活方式,如合理的营养、身体活动及心理卫生的指导和推广。

(一) 老年人疾病预防和筛查

心脑血管疾病、恶性肿瘤和呼吸系统疾病,是我国老年人的主要死亡原因。

1. 加强心脑血管疾病的一级预防　高血压是我国人群心脑血管疾病第一位危险因素。大量

老年人的
日常生活和
健康指导

研究表明,积极控制血压可显著降低老年人心脑血管疾病事件的发生率。研究显示,即使对于高龄(年龄≥80岁)老年高血压患者,采用吲达帕胺或联合培哚普利(为主)的降压治疗,仍可显著降低心脑血管疾病事件及全死因死亡的发生率。因此,积极探索切实可行的方法和途径,提高高血压的诊断率、治疗率和控制率,同时尽可能减少降压治疗的副作用,是老年人预防心脑血管疾病的重要内容。

高胆固醇血症可能是老年人发生冠心病的重要危险因素。多项研究表明,对已有高胆固醇血症的老年患者,采用他汀类药物治疗,可降低冠心病的发生率,并有可能降低缺血性脑血管病的发生率。因此,对心血管疾病高危老年患者也应进行降脂治疗。

2. 加强老年人主要恶性肿瘤的筛查 恶性肿瘤的人群筛查是癌症二级预防的重要措施。肺癌、胃癌、食管癌、结直肠癌、肝癌、乳腺癌、前列腺癌是老年人常见的恶性肿瘤。加强老年人常见恶性肿瘤的筛查至关重要。以下是一些具体的建议和措施。

(1) 肺癌筛查。

①高危人群确定:年龄≥50岁且有长期吸烟史(吸烟指数≥20包年,即每天吸烟包数乘以吸烟年数);长期接触二手烟、厨房油烟、石棉、氡等致癌物质的人群;有肺癌家族史;有慢性阻塞性肺疾病、肺结核等肺部疾病史。

②筛查方法:低剂量螺旋CT是目前肺癌筛查最有效的方法。它能够发现早期肺癌,甚至是直径小于1 cm的微小肺癌。建议高危人群每年进行一次低剂量螺旋CT检查。

(2) 胃癌筛查。

①高危人群确定:年龄≥40岁;幽门螺杆菌感染者;有胃癌家族史;长期高盐饮食、食用腌制食物、烟熏食物等不良饮食习惯者;患有慢性萎缩性胃炎、胃溃疡、胃息肉等胃部疾病者。

②筛查方法。a. 胃镜检查:诊断胃癌的"金标准",可以直接观察胃黏膜的病变情况,并进行活检。建议高危人群每2~3年进行一次胃镜检查。b. 血清学检查:包括胃蛋白酶原、胃泌素-17等指标的检测,可以反映胃黏膜的功能状态,有助于筛查胃癌高危人群。

(3) 食管癌筛查。

①高危人群确定:年龄≥40岁;长期吸烟、饮酒者;有食管癌家族史;长期食用过热、过硬、粗糙食物者;患有反流性食管炎、巴雷特食管等食管疾病者。

②筛查方法:食管内镜检查是发现食管癌的重要手段,可以直接观察食管黏膜的病变情况,并进行活检。建议高危人群每2~3年进行一次食管内镜检查。

(4) 结直肠癌筛查。

①高危人群确定:年龄≥40岁;有结直肠癌家族史;长期高脂、低纤维饮食者;患有溃疡性结肠炎、克罗恩病等肠道疾病者;有结直肠息肉病史者。

②筛查方法。a. 粪便隐血试验:这是一种简单、无创的筛查方法,可以检测粪便中的微量血液。建议每年进行一次粪便隐血试验。b. 结肠镜检查:诊断结直肠癌的最准确方法,可以直接观察结肠和直肠黏膜的病变情况,并进行活检。建议高危人群每5~10年进行一次结肠镜检查。

(5) 肝癌筛查。

①高危人群确定:年龄≥40岁;乙型肝炎病毒或丙型肝炎病毒感染者;有肝癌家族史;长期酗酒者;患有非酒精性脂肪性肝病、肝硬化等肝脏疾病者。

②筛查方法。a. 血清甲胎蛋白(AFP)检测:AFP是肝癌的特异性标志物,对肝癌的诊断具有重要价值。建议高危人群每半年进行一次AFP检测。b. 肝脏超声检查:肝脏超声检查是一种无创、便捷的筛查方法,可以发现肝脏的占位性病变。建议高危人群每半年进行一次肝脏超声检查。

(6) 乳腺癌筛查(女性)。

①高危人群确定:年龄≥40岁;有乳腺癌家族史;月经初潮早(<12岁)、绝经晚(>55岁);未

生育或首次生育年龄晚(>30岁);长期服用雌激素类药物者。

②筛查方法。a.乳腺超声检查:乳腺超声可以发现乳腺的肿块、结节等病变,对乳腺癌的筛查具有重要作用。建议每年进行一次乳腺超声检查。b.乳腺钼靶检查:诊断乳腺癌的重要手段,可以发现早期乳腺癌的微小钙化灶。建议高危人群每1~2年进行一次乳腺钼靶检查。

(7) 前列腺癌筛查(男性)。

①高危人群确定:年龄≥50岁;有前列腺癌家族史;长期高脂饮食者;前列腺特异性抗原(PSA)升高者。

②筛查方法。a.血清PSA检测:PSA是前列腺癌的特异性标志物,对前列腺癌的诊断具有重要价值。建议高危人群每年进行一次血清PSA检测。b.直肠指检:直肠指检可以发现前列腺的异常增大、硬结等病变,对前列腺癌的筛查具有一定作用。建议高危人群每年进行一次直肠指检。

3. 老年人跌倒的预防 多数情况下,老年人跌倒的发生并不是一种意外,而是多种危险因素共同作用的结果。一般将老年人跌倒的危险因素分为:内在危险因素,包括生理、病理、心理及药物因素等;外在危险因素,即环境和社会因素等。

(1) 老年人跌倒的筛查:在老年人中进行跌倒的危险因素筛查,其目标主要有二:其一,识别容易发生跌倒的高危个体;其二,识别可干预的危险因素并予以干预,从而降低老年人跌倒的风险。筛查工具主要有两类:一类是基于病史和健康危险因素的评估表,另一类是基于对老年人运动和平衡能力观察的评估表。

(2) 老年人跌倒的个体预防措施:针对老年人跌倒的个体预防措施主要包括以下几项。

①增强防跌倒意识,加强防跌倒知识和技能的学习。

②坚持参加规律的体育锻炼,以增强肌力、柔韧性、协调性、平衡能力,以及步态稳定性和灵活性,从而减少跌倒的发生。适合老年人的运动包括太极拳、散步等。其中,太极拳是我国传统健身运动。研究表明,太极拳练习能有效降低老年人跌倒的风险(使跌倒概率减半),它除对人的呼吸系统、神经系统、心血管系统、骨骼系统等有良好作用外,还是老年人保持平衡能力有效的锻炼方式之一。

③合理用药。老年人应尽可能避免同时服用多种药物,并且尽可能减少用药的剂量,了解药物的副作用且注意用药后的反应,用药后动作宜缓慢,以预防跌倒的发生。

④选择适当的辅助工具,如使用合适长度、顶部面积较大的拐杖。将拐杖、助行器及经常使用的物件等放在触手可及的位置。

⑤熟悉生活环境中的道路布局、厕所位置、路灯分布以及紧急情况下可以求助的地点等信息。

⑥衣着要舒适,尽量穿合身宽松的衣服。鞋子要合适,鞋对于保持老年人躯体的稳定性有十分重要的作用。老年人应该尽量避免穿高跟鞋、拖鞋、鞋底过于柔软以及易于滑倒的鞋。

⑦调整生活方式。避免走过陡的楼梯或台阶,上下楼梯、如厕时尽可能使用扶手。转身、转头时动作一定要慢;走路保持步态平稳,尽量慢走,避免携带沉重物品;避免去人多及湿滑的地方;使用交通工具时,应等车辆停稳后再上下;放慢起身、下床的速度,避免睡前饮水过多以致夜间多次起床;晚上床旁尽量放置小便器;避免在他人看不到的地方独自活动。

⑧有视、听及其他感知障碍的老年人应佩戴视力补偿设施、助听器及其他补偿设施。

⑨防治骨质疏松症。老年人尤其是骨质疏松症患者,跌倒所致损伤中危害最大的是髋部骨折。因此,老年人要加强膳食营养,保持均衡的饮食,必要时适当补充维生素D和钙剂。欧美国家多推荐65岁以上的老年女性每年进行骨密度筛查。

⑩将经常使用的东西放在不需要梯凳就能够很容易伸手拿到的位置。尽量不要在家里登高取物;如果必须使用梯凳,可以使用有扶手的专门梯凳,不可将椅子作为梯凳使用。

(二) 老年人营养特点与合理膳食

人体老化是个体遗传因素和环境因素相互作用的结果,而影响老化过程的环境因素中,个体的膳食营养可能是重要的因素之一。近50多年来,大量动物研究显示,限制膳食热量的摄入可延缓衰老过程;不合理膳食是许多老年人常见慢性病的主要危险因素之一。

肥胖、营养不良及液体摄入不当是老年人存在的主要营养问题。体重不足是我国人群死亡的重要危险因素。因此,对我国老年人的健康管理,膳食指导是很重要的一项工作。中国老年人平衡膳食宝塔中,65~79岁老年人膳食核心推荐如下:食物品种丰富,动物性食物充足,常吃大豆制品;鼓励共同进餐,保持良好食欲,享受食物美味;积极户外运动,延缓肌肉衰减,保持适宜体重;定期健康体检,测评营养状况,预防营养缺乏。80岁及以上老年人膳食核心推荐如下:食物多样,鼓励多种方式进食;选择质地细软,能量和营养素密度高的食物;多吃鱼禽肉蛋奶和豆,适量蔬菜配水果;关注体重丢失,定期营养筛查评估,预防营养不良;适时合理补充营养,提高生活质量;坚持健身与益智活动,促进身心健康。

老年人平衡膳食宝塔(图3-4-1)的食物推荐数量和比例与中国居民平衡膳食宝塔(2022)保持一致,老年人平衡膳食宝塔共5层,各层面积大小不同,体现了5大类食物和食物量。5大类食物包括谷薯类(含全谷物和杂豆)、蔬菜水果类、鱼禽蛋瘦肉类、奶类大豆坚果及烹调用油和盐类。

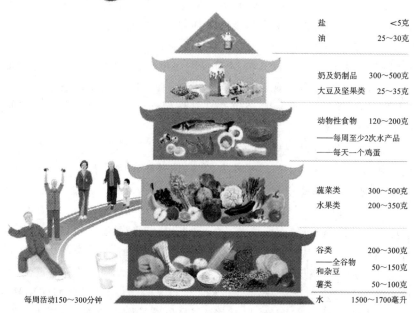

图3-4-1 老年人平衡膳食宝塔

食物量根据老年人的能量需要水平,按照 1600~2400 kcal/d 设计。

第一层指导谷薯类摄入,强调多样化,每天的杂粮要占到谷类的 1/3。薯类、土豆也可作为主食。第二层指导蔬菜水果类摄入,努力做到餐餐有蔬菜,多摄入叶菜类、十字花科及菌藻类蔬菜,其中深色蔬菜占 1/2。天天有水果,每种吃的量少一些,品种多一些。第三层指导鱼禽蛋瘦肉类摄入,为了满足老年人蛋白质的需要增加,鼓励摄入充足的动物性食物,多选择肉质细软、易咀嚼消化的肉制品,少刺或无刺的水产品。每天保证一个鸡蛋,每周至少两次水产品,总量达到 300~500 g;每周禽畜肉 300~500 g。第四层指导奶类大豆坚果摄入,不同奶类及奶制品如条件允许可以换着吃,每天宜摄入相当于 300~500 g 液体奶的量。对大豆类发酵或非发酵制品,老年人可做多样选择。坚果每周 70 g 左右。第五层指导烹调用油和盐摄入,推荐老年人每天烹调油不超过 25~30 g,盐<5 g。同时,在温和气候条件下,老年人每天饮水适宜摄入量为 1500~1700 mL。在高温或高强度身体活动的情况下,应适当增加饮水量。

老年人尤其高龄老年人对能量需求降低,但对大多数营养素的需求并没有减少,如蛋白质、钙等需求反而增加。高龄、衰弱老年人往往存在进食受限,味觉、嗅觉、消化吸收能力减退,营养摄入不足,因此建议老年人选择营养素密度高的食物。可以在营养师的指导下,合理食用营养补充食品,如营养强化的中老年奶粉、优质蛋白粉、特殊医学用途配方食品等,以改善营养状况,维护身体功能,提高生活质量。

(三) 老年人身体活动

鼓励老年人积极进行身体活动,保持体重指数(BMI)在 20.0~26.9 kg/m² 的适宜范围。推荐 65~79 岁老年人每周进行 150~300 min 中等强度身体活动,如达不到,应尽可能地增加各种力所能及的身体活动,并在有氧运动基础上重视肌力练习和平衡运动。

适当而有规律的运动对促进老年人健康有多方面益处,主要包括减少体重丢失,降低冠心病、高血压、糖尿病发病风险,减少跌倒发生,特别是可减少抑郁发生及延缓功能性减退。老年阶段,身体各方面功能经历着退行性变化,运动锻炼的最大益处是可以延缓这一过程。近年的很多研究表明,和非老年人比较,老年人参加适当的运动锻炼,在提高生活质量方面的效益甚至更为明显。

老年人的身体活动推荐量与一般成人基本一致。但是由于进入老年阶段后,不同个体衰老的进程快慢不一,患病情况也各不相同,因而运动能力的高低差异更大。因此,对老年人的身体活动指导更需结合个体的条件,强调以相对强度来控制体力负荷。此外,需注意老年人是发生运动伤害的高危人群,更需采取相应的防范和保护措施。

1. 老年人身体活动的目标 老年人身体活动的目标包括:改善心肺和血管功能,提高摄取和利用氧的能力;保持肌力,延缓肌肉量和骨量丢失的速度;减少身体脂肪的蓄积和控制体重增加;降低跌倒发生的风险;调节心理平衡,减慢认知能力的退化,提高生活自理能力和生活质量;防治慢性病。

2. 老年人身体活动的内容

(1) 有氧运动:参加步行等传统有氧运动的同时,鼓励老年人参加日常生活中的身体活动,如园艺、旅游、家务劳动、娱乐等。对于高龄及体质差的老年人,不需强调锻炼一定要达到中等强度,应鼓励老年人靠运动的积累作用和长期坚持产生综合的健康效应。

(2) 抗阻力活动:健康老年人可通过徒手锻炼或采用哑铃、沙袋、弹力橡皮带和拉力器等抗阻力训练器械增加肌力。体弱或伴有骨质疏松症以及腹部脂肪堆积者,还可采用弹力橡皮带进行腰背肌、腹肌、臀肌和四肢等肌肉的练习。肌力训练的动作可分组进行,每组的动作不宜过多、阻力不宜过大,中间休息时间长短根据体力情况确定。进行上述运动时,应以大肌肉群运动为主,抗阻力活动过程中用力应适度,避免憋气,以控制血压升高的幅度,预防发生心脑血管意外。一般每周应做两次肌力训练,也可隔天进行。

(3) 功能性身体活动:有氧活动、肌力锻炼及关节柔韧性、身体平衡性和协调性练习都可作为功能性活动的内容,如广播操、韵律操和专门编排的体操等均含有上肢、下肢、肩、臀、躯干部及关节屈伸练习。各种家务劳动、舞蹈、太极拳等也包含功能性身体活动的成分。

3. 老年人身体活动量

(1) 强度:老年人身体健康状况和运动能力的个体差异较大,计划身体活动强度宜量力而行。体质好的老年人可适当增加运动强度,以获得更多的健康效益。

(2) 时间:老年人有更多的时间从事运动锻炼,建议每天进行 30～60 min 中等强度的身体活动。如果身体条件允许,可进行更长时间的锻炼。如进行大强度的锻炼,时间可以减半。老年人的身体活动时间也可以 10 min 分段累计。

(3) 频度:老年人的运动频度与一般人的推荐一致,即鼓励每天都进行一些身体活动,并根据个人身体情况、天气条件和环境等调整活动的内容。

4. 老年人身体活动的注意事项

(1) 老年人参加运动期间,应定期做医学检查和随访。患有慢性病且病情不稳定的情况下,应与医生一起制订运动处方。

(2) 感觉减退和记忆力下降的老年人,应通过反复实践掌握动作的要领。老年人宜参加个人熟悉并有兴趣的运动项目。为老年人编排的锻炼程序和体操应动作简单,便于学习和记忆。

(3) 老年人应学会识别过度运动的症状。运动中,体位不宜变换太快,以免发生体位性低血压。运动指导者应注意避免老年人在健身运动中受伤。

(4) 对体质较弱和适应能力较差的老年人,应慎重调整运动计划,延长准备和整理活动的时间。

(5) 合并有骨质疏松症和下肢骨关节病的老年人,不宜进行高冲击性的活动,如跳绳、跳高和举重等。

(6) 老年人在服用某些药物时,应注意药物对运动反应的影响。如美托洛尔和阿替洛尔等,会抑制运动时心率的上升。

五、老年人生活自理能力评估

老年人在衰老的基础上常有多种慢性病、老年综合征、不同程度的功能障碍和接受多种药物治疗,以及复杂的心理、社会问题。生理、心理和社会因素三者息息相关,共同影响老年人的健康状态,也增加了诊疗难度。传统的医学评估(询问病史、查体及辅助检查)仅局限于疾病评估,不能反映功能、心理及社会方面的问题,已满足不了老年人评估的需要,因而需要一种更全面的评估方法——老年综合评估(comprehensive geriatric assessment, CGA)以发现老年人所有现存的和潜在的问题。

(一) 概述

1. 概念 CGA 是指采用多学科方法来评估老年人的躯体健康、功能状态、心理健康和社会环境状况。通过这一评估过程,专业人员能够确定老年人在医学、精神心理、社会行为、环境及其功能活动状态等方面所具有的能力和存在的问题,进而为老年人制订一个综合协调的、短期或长期的诊疗、康复和照护计划。

2. 意义 通过 CGA 能够及时识别和发现老年人频繁出现的老年综合征,并分析哪些干预措施有助于维持老年人的功能水平和独立生活能力,依其医疗、心理和社会需求进行早期干预,目的在于全面了解老年人的健康状况,早期发现潜在的健康问题,为制订个体化的治疗和护理计划提供参考,最终提高老年人的生活质量。老年人独立生活能力是其实现社会功能的基本保证。

CGA 能为老年人提供相当多的益处,如提高疾病诊断的准确率、改善日常生活活动能力和认知功能、加强老年人健康管理、优化医疗资源配置及提高社会对老年人的关注和支持。

3. 对象 CGA 的适宜对象是病情复杂(有多种慢性病、老年综合征,伴有不同程度功能损害以及心理、社会问题)且有一定恢复潜力的虚弱老年人,涉及会诊、治疗、康复、长期随访、病案管理和卫生资源合理利用等方面。虚弱老年人是指具有以下三项之一者:①75 岁及以上,有心身疾病;②入住医疗、养老机构;③日常生活活动能力受损。患有严重疾病(急危重症、疾病晚期、重度痴呆、日常生活完全依赖)或健康和相对健康的老年人不宜进行 CGA,因为他们不能从中获益。

4. 评估地点与人员 评估要考虑到老年人的病情、功能障碍、家庭支持和交通工具等因素。如病情加重而未影响到功能状态,可由社区医生来评估。一旦影响功能状态,则需到老年病医院或其他养老机构进行 CGA。如门诊不能迅速完成,则可能需住院评估。养老机构是进行评估的最佳场所,因为有多学科小组,有较充分的时间,备有床位,可让不能久坐或久站的老年人使用。不同地点的评估内容侧重点不同。在医院,首先评估导致老年人入院的疾病和入院前的功能状态,随着病情的好转,应做社会支持和生活环境的评估。由于疾病影响老年人的功能状态,需要评估是否需要康复和康复潜在的获益有多大,通常在出院前做 CGA 更为妥当。在养老机构,主要针对营养状态、日常生活活动和移动、平衡活动进行评估,而工具性日常生活活动则不太重要。在家庭,评估主要强调环境因素(居家安全)、功能状态和社交方面等内容。CGA 的实施需要一个老年医学多学科小组(通常由老年病科医生、护师、药师、康复师、社会工作者等核心成员组成),必要时还需要心理师、营养师、职业治疗师等人员参与。

5. 评估内容 CGA 包括功能评估、老年综合征评估及社会评估等。

6. 评估程序

(1) 寻找合适的患者:选择能从 CGA 中获益的虚弱老年人作为调查对象。

(2) 收集资料:多学科小组共同制定切实可行的调查问卷,由专业人员进行调查。然后将获得的资料整理归纳出问题表,此表可依病情和诊断的变化而随时修改。问题表要超脱传统疾病的诊断格式,应同时包括短期或长期医疗诊断及问题(危及生命的急性病、慢性病的急性发作、亚急性病和慢性病以及老年综合征)、所有影响日常生活活动的症状及危险因子(即使不是疾病诊断)、任何社会状况及过去史,以及可能需要积极干预或对将来处理有影响的因素(如独居)。

(3) 结果讨论:组织多学科小组的相关人员对问卷结果进行多学科综合分析。会诊的重点对象是那些具有复杂问题或可能存在日常生活活动能力减退的高危老年人。会诊目的:①明确目前的健康问题,重点是针对影响预后的主要问题,如可解决的医疗问题及可改善的功能状态。②明确治疗目标,包括近期目标和远期目标。③拟订一项针对老年人功能维护与独立生活能力提升的综合性防治计划,需细致考量药物管理、饮食调整、运动锻炼、康复服务、心理健康、生活环境以及社会参与等内容,并确保各项措施间协同增效,避免治疗上的重叠与冲突。如建议较多,应分清主次和先后次序。④判断预后。

(4) 防治计划的实施:以老年病科医生为主,相关专业人员参与。重视医务人员的耐心指导、患者的积极参与和家属的支持与监督。

(5) 追踪随访:根据老年人问题的复杂程度、治疗方式和预期恢复情况,决定随访时间和细节。若患者无法达到预期的治疗目标,应分析其可能原因,并做出适当的修正或调整治疗目标。

总之,要达到 CGA 的最终目标,必须重视以下几点:①评估对象必须是有一定恢复潜力的虚弱老年人;②根据老年人的具体情况制订切实可行的防治计划;③医疗人员、家属及照顾人员共同监督防治计划的实施;④及时随访。

(二) 功能评估

目前,近 20% 的老年人处于部分或完全失能状态,依赖于他人的照料,给家庭和社会带来沉重的负担。功能是指老年人完成日常生活活动(activity of daily living,ADL)的能力,主要包括日常生活活动能力、移动/平衡能力和理解/交流能力。功能评估以提高老年人生活质量和幸福指数为目的,采用定性和定量的方法来评估老年人进行日常生活活动、社交、娱乐和职业等能力。通过进行功能评估可以明确老年人日常生活所具备的能力和存在的问题,以便制订防治目标和计划。功能评估是CGA的重点,因为功能状态既是评估的内容,又是改进和维持的最终目标。

1. 基本日常生活活动(basic activity of daily living,BADL) BADL表示维持老年人基本生活所需的自我照顾能力,包括洗澡、穿衣、梳理、离床活动、大小便和进食6项,可用Katz日常生活功能指数评价量表、Barthel指数评定量表测定。通常最早丧失的功能为洗澡,最后丧失的是进食,恢复顺序则相反。老年人洗澡功能缺失率最高,通常需要家人帮助。通过评估可明确BADL的缺失,有利于制订治疗目标和治疗计划,尽早进行补救,最大限度地保持老年人的自理能力。自理能力和社会支持程度是决定老年人居家养老还是入住养老机构的重要因素。老年人如仅在洗澡时部分依赖家人提供帮助,则可考虑居家养老;如老年人无法独立完成多个日常活动,不能独居的,需雇用护工或安排入住养老机构。

2. 工具性日常生活活动(instrumental activity of daily living,IADL) IADL表示老年人在家独立生活的能力,包括BADL未涉及的内容,如使用电话、上街购物、食物烹调、家务维持、洗衣服、使用交通工具、理财、服药8项,可用Lawton工具性日常生活活动量表测定。如有IADL障碍,应提供相应的生活服务(如送餐服务、代购物品等),尽可能维持老年人的独立生活能力。Lawton工具性日常生活活动量表可综合评定患者的BADL和IADL,且操作简单,适用于临床(表3-4-1至表3-4-3)。

表3-4-1 基本日常生活活动(BADL)评估

项目内容	评分标准	评分
1.大小便	(1)完全自理,无大小便失禁	10
	(2)需提醒,或需帮助洁身,或偶有渗便或尿裤(最多每周1次)	5
	(3)熟睡时发生渗便或尿裤(每周不止1次)	0
	(4)清醒时发生渗便或尿裤(每周不止1次)	0
	(5)大小便失禁	0
2.进食	(1)完全自理	10
	(2)吃饭时需一点帮助或需流质饮食或饭后需人擦洗	5
	(3)吃饭需适当帮助,饭后不洁净	5
	(4)吃饭需特殊照顾	0
	(5)不能自己进食或抵抗别人喂食	0
3.穿衣	(1)自己在衣柜中选择衣物,穿、脱衣自理	10
	(2)穿衣、脱衣需一点帮助	5
	(3)穿衣、脱衣需适当帮助	5
	(4)需人帮助穿衣,但能配合	0
	(5)完全不能穿衣并抵抗别人帮助	0
4.梳理(整洁头发、指甲、手、脸、衣着)	(1)总是穿着整洁,梳理体面	10
	(2)一般能自己梳理,偶尔需要一点帮助,如刮脸	5
	(3)需适当常规帮助才能完成梳理	5
	(4)完全需要别人帮助梳理,但完成后保持较好	0
	(5)拒绝别人帮助梳理	0

续表

项目内容	评分标准	评分
5.离床活动	(1)可以四处行走	15
	(2)可在社区内活动	10
	(3)可在以下帮助下行走：a.陪护；b.栏杆；c.拐杖；d.助行器；e.轮椅	5
	(4)可坐在无扶手的椅子或轮椅上,但需要人帮助	0
	(5)大多数时间卧床不起	0
6.洗澡	(1)能自己洗澡(盆浴、淋浴或擦洗)	10
	(2)能自己洗澡,但需人帮助进出澡盆	5
	(3)可自己洗脸或洗手,但不能洗其他部位	0
	(4)不能自己洗漱,但可与陪护配合	0
	(5)从不打算洗漱,并拒绝别人帮助洗漱	0

得分：_____ 分

表3-4-2　工具性日常生活活动(IADL)评估

项目内容	评分标准	评分
1.上街购物	(1)独立完成所有购物需求	4
	(2)独立购买日常生活用品	3
	(3)每次上街购物都需要人陪伴	2
	(4)完全不上街购物	1
2.使用交通工具	(1)能够独立乘坐公共交通工具或独自驾车	4
	(2)能够独立乘坐出租车并安排自己的行车路线,但不能乘坐公共交通工具	3
	(3)在他人帮助或陪伴下能乘坐公共交通工具	3
	(4)仅能在他人陪伴下乘坐出租车或汽车	2
	(5)不能外出	1
3.食物烹调	(1)能独立计划、烹煮和摆设一顿适当的饭菜	4
	(2)如果准备好一切的佐料,会做一顿适当的饭菜	3
	(3)会将已做好的饭菜加热	2
	(4)需要别人把饭菜做好、摆好	1
4.家务维持	(1)能做比较繁重的家务或需偶尔协助,如搬动沙发、擦地板、擦窗户	4
	(2)能做比较简单的家务,如洗碗、擦桌子、铺床、叠被	3
	(3)能做比较简单的家务,但不能达到可被接受的整洁程度	3
	(4)所有家务活动均需要在别人帮助下完成	2
	(5)完全不能做家务	1
5.洗衣服	(1)自己能清洗所有衣物	4
	(2)只清洗小件衣物或部分衣物需协助	3
	(3)所有衣物必须由别人清洗及晾晒	1
6.使用电话	(1)能独立使用电话,会查电话簿、拨号等	4
	(2)仅可拨熟悉的电话号码	3
	(3)仅会接电话,不会拨电话	2
	(4)完全不会使用电话或不使用	1

续表

项目内容	评分标准	评分
7.服药	（1）能自己负责在正确的时间服用正确的药物	4
	（2）需要提醒或少许协助	3
	（3）若将药品事先按照时间和剂量摆好,可以自行服用	2
	（4）不能自己服药	1
8.理财	（1）可独立处理财务	4
	（2）可以处理日常的购买,但与银行的往来或大宗买卖需要别人的协助	3
	（3）完全不能处理财务	1

得分：_____分

表 3-4-3　BADL、IADL 评价

依赖程度	BADL	IADL
生活自理	>60 分	>8 分
轻度依赖	41~60 分	6~8 分
中度依赖	20~40 分	2~5 分
重度依赖	<20 分	<2 分

六、老年人健康管理服务规范

老年人健康管理是为老年人提供基本公共卫生服务的模式,能以较小的投入获得较大的健康效果,增加老年人的医疗服务效益,提高医疗保险的覆盖面和承受力,提高老年人的生命质量。

（一）对象

老年人健康管理服务的对象为辖区内 65 岁及以上常住居民,即居住在辖区内半年及以上年龄在 65 周岁及以上的人群。

（二）时间

每年为老年人提供至少 1 次健康管理服务。

（三）地点

服务地点为乡镇卫生院、村卫生室、社区卫生服务中心(站)。行动不便、卧床居民可预约上门健康检查。

（四）服务内容

服务具体内容包括生活方式和健康状况评估、体格检查、辅助检查和健康指导四个方面。

1. 生活方式和健康状况评估

（1）问诊：了解其基本健康状况、体育锻炼、饮食、吸烟、饮酒、慢性病常见症状,既往所患疾病、治疗及目前用药,以及生活自理能力等情况。

（2）老年人健康状态自评：通过《老年人生活自理能力评估表》对老年人生活自理能力进行评估判断,见表3-4-4。此表为自评量表,涵盖五个评估维度。通过对每个方面进行评估并汇总各项得分,可以判定老年人的自理程度：得分为 0~3 分表示老年人可自理；4~8 分表示轻度依赖；9~18 分表示中度依赖；得分达到或超过 19 分则表明老年人不能自理。

表 3-4-4　老年人生活自理能力评估表

评估事项与评分	程度等级				
	可自理	轻度依赖	中度依赖	不能自理	判断评分
进餐:使用餐具将饭菜送入口、咀嚼、吞咽等活动	独立完成	—	需要协助,如切碎、搅拌食物等	完全需要帮助	
评分	0	0	3	5	
梳洗:梳头、洗脸、刷牙、剃须、洗澡等活动	独立完成	能独立地洗头、梳头、洗脸、刷牙、剃须等;洗澡需要协助	在协助下和适当的时间内,能完成部分梳洗活动	完全需要帮助	
评分	0	1	3	7	
穿衣:穿衣裤、袜子、鞋子等活动	独立完成	—	需要协助,在适当的时间内完成部分穿衣	完全需要帮助	
评分	0	0	3	5	
如厕:小便、大便等活动及自控	不需协助,可自控	偶尔失禁,但基本能如厕或使用便具	经常失禁,在很多提示和协助下才能如厕或使用便具	完全失禁,完全需要帮助	
评分	0	1	5	10	
活动:站立、室内行走、上下楼梯、户外活动	独立完成所有活动	借助较小的外力或辅助装置能完成站立、行走、上下楼梯等	借助较大的外力才能完成站立、行走,不能上下楼梯	卧床不起,活动完全需要帮助	
评分	0	1	5	10	
总得分					

2. 体格检查　根据居民《健康体检表》内容进行一般状况、脏器功能检查等,包括体温、脉搏、呼吸、血压、身高、体重、腰围、皮肤、浅表淋巴结、肺部、心脏、腹部等常规检查,并对口腔、视力、听力和运动功能等进行判断。

3. 辅助检查　包括血常规、尿常规、肝功能(血清谷草转氨酶、血清谷丙转氨酶和总胆红素)、肾功能(血清肌酐和尿素氮)、空腹血糖、血脂(总胆固醇、甘油三酯、低密度脂蛋白胆固醇、高密度脂蛋白胆固醇)、心电图和腹部 B 超(肝、胆、胰、脾)检查。

4. 健康指导

(1) 对发现已确诊的原发性高血压和 2 型糖尿病等患者开展相应的慢性病患者健康管理。

(2) 对患有其他疾病(非高血压或糖尿病)者,应及时治疗或转诊。

(3) 对发现有异常的老年人建议定期复查或向上级医疗机构转诊。

(4) 进行健康生活方式以及疫苗接种、骨质疏松症预防、防跌倒措施、意外伤害预防及自救方面的健康指导,关注个人的认知和情感健康。

(5) 生活方式指导。

①膳食指导:根据《中国居民膳食指南》,普及中国营养学会推荐的膳食指导原则。

②戒酒:宣传过量饮酒的危害,对患有慢性肝病或肝功能损害者建议禁酒,并进行戒酒的干预指导。

③戒烟:进行吸烟有害健康的宣传,建议吸烟的老年人戒烟,并协助制订戒烟计划。

④肥胖:对老年人进行体重评估,指导老年人合理控制体重,开展体重管理。

(6) 心理健康指导:普及心理健康的重要性,告知长期精神压力和精神抑郁是引起高血压、糖尿病、冠心病和肿瘤的重要原因之一,普及培养健康心理的方法。

(五) 服务流程

老年人健康管理的服务流程见图3-4-2。

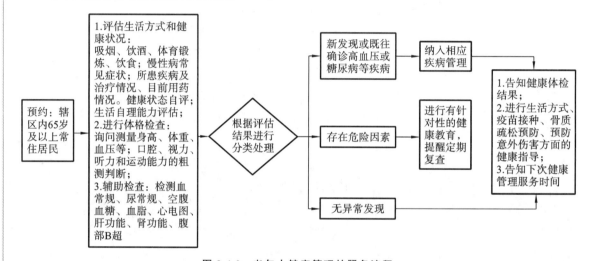

图3-4-2 老年人健康管理的服务流程

1. 准备工作 为辖区内65岁及以上的常住居民安排预约服务,确定开展服务的时间与地点,提醒老年人在查体前7天低脂饮食,查体当天空腹,抽血后再进食。

2. 健康评估 按照老年人健康管理服务内容,对老年人进行健康评估。老年人完成整个健康评估需要分两次进行。第一次完成健康查体并留取相应辅助检查标本;第二次了解健康评估结果,接受服务人员对其进行健康教育指导与处理。

3. 分类处理 签约家庭医生对照评估结果进行分类处理。将新发现或既往确诊高血压或糖尿病等患者,纳入相应疾病管理,若需转诊治疗,于2周内随访;存在危险因素者每3个月随访一次,了解老年人的症状变化、健康危险因素干预情况,进行有针对性的个体化健康教育,开具健康教育处方,定期复查;对于无异常发现者,按常规管理模式进行。

4. 健康指导 告知老年人体检结果,并根据体检结果为老年人提供相应的健康教育活动,最后告知下一次健康管理服务的时间或进行预约。

(六) 服务要求和工作指标

1. 服务要求

(1) 开展老年人健康管理服务的机构应当具备服务内容所需的基本设备和条件。

(2) 加强与村(居)委会、派出所等相关部门的联系,掌握辖区内老年人口信息变化。

(3) 每次健康体检后及时将相关信息记入健康档案,具体内容详见《城乡居民健康档案管理服务规范》健康体检表。对于已纳入相应慢性病健康管理的老年人,本次健康管理服务可以作为一次随访服务。

(4) 积极应用中医药方法为老年人提供养生保健、疾病防治等健康指导。

2. 工作指标 本年度辖区内接受健康管理的老年人数,具体指标为老年人健康管理率。

$$老年人健康管理率=\frac{年内接受健康管理人数}{年内辖区内65岁及以上常住居民数}\times100\%$$

注:接受健康管理指建立健康档案,接受健康体检、健康指导,健康体检表填写完整。

【实训案例】

70岁的李爷爷是一位退休教师,独自居住,子女工作繁忙而无法常伴左右。他患有高血压、糖尿病等多种慢性病,日常生活依赖社区服务。

任务:请对李爷爷开展健康管理服务。

第五节 中医药健康管理

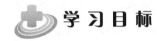

知识目标:掌握中医药健康管理的基本内容,包括服务对象、服务内容等。了解中医饮食调养的基本原则和方法,特别是针对不同年龄人群的饮食调养要点。熟悉推拿的基本手法和适用穴位。认识不同体质的中医药保健指导原则。

能力目标:能够根据服务人群的年龄和体质特点,提供个体化的中医饮食调养建议。能够熟记中医药健康管理服务流程,并为群众提供日常保健和疾病防治措施。能够与群众进行有效沟通,传递中医药健康管理的理念和知识,提高群众对儿童健康的关注和管理能力。

素质目标:培养对群众健康的责任感,树立以群众为中心的服务意识。培养终身学习的意识,不断更新中医药健康管理的知识和技能,提高服务质量和水平。

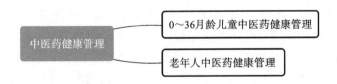

一、0~36月龄儿童中医药健康管理

(一) 服务对象

辖区内0~36月龄常住儿童。

(二) 服务内容

在儿童6、12、18、24、30、36月龄时对儿童家长进行儿童中医药健康指导,具体内容如下。

1. 向家长提供儿童中医饮食调养、起居活动指导

(1) 中医饮食调养:儿童作为生命之初的嫩芽,其生理病理特点与成人有着显著的差异,其饮食调养也截然不同。钱乙在《小儿药证直诀·原序》中对儿童生理病理特点进行了精准的概括:"脏腑柔弱,易虚易实,易寒易热"。儿童的脏腑组织相对娇嫩,功能尚未健全,容易出现虚实夹杂的病理状态。虚者表现为脾胃虚弱,运化无力;实者表现为食积、痰饮等病理产物积聚。

脾胃为后天之本，《小儿药证直诀·记尝所治病二十三证》记载了以陈米稀粥调治儿童脾胃虚弱的方法，因此，中医饮食调养指导中建议选择陈米稀粥。《素问·藏气法时论》提出"五谷为养，五果为助，五畜为益，五菜为充"的合理膳食结构。因此，应注重给儿童提供稻（稻谷）、黍（黄米）、稷（小米）、麦（小麦）、菽（豆类）等富含糖类、膳食纤维和B族维生素的主食，桃、李、杏、梨、枣等富含维生素、矿物质和膳食纤维的水果，牛、羊、猪、狗、鸡等富含优质蛋白质、脂肪的肉类，葵（冬葵）、藿（豆叶）、薤（薤头）、葱（小葱）、韭（韭菜）等富含维生素、矿物质和膳食纤维等蔬菜，充实儿童的饮食和维持身体健康。

①6～12月龄儿童中医药健康指导：万全认为"不专在医，唯调乳母，节饮食，慎医药，使脾胃无伤，则根本常固矣"，强调母乳的重要性，该阶段儿童需以母乳或配方奶为主要食物来源，辅食应逐渐添加，如米粥、蔬果泥、肉泥等，确保辅食中包含糖类、蛋白质、脂肪、维生素和矿物质等多种营养素，以满足儿童的生长发育需求，辅食的添加应从稀到稠、从细到粗、从少到多，让儿童逐渐适应不同的食物质地和口味。

②18～24月龄儿童中医药健康指导：该阶段儿童处于生长发育的旺盛时期，并已经具备了一定的自主进食能力。继续以母乳或适量配方奶作为儿童的主要营养来源，同时，将谷类作为主食，为儿童提供充足的能量。此外，还需为儿童提供水果和蔬菜，以确保他们获得丰富的维生素和矿物质。肉、禽、鱼及蛋类也是必不可少的，它们为儿童提供丰富、优质的蛋白质和脂肪。适量地摄入豆类和坚果类食物，可以进一步补充蛋白质和脂肪，但需注意，豆类可能引起腹胀，因此选择时需谨慎；坚果类食物则应磨碎后再给儿童食用，以防噎到。

③30～36月龄儿童的饮食调养：该阶段是儿童生长发育的一个关键时期，此阶段儿童的营养需求较高，同时他们的消化系统也在逐渐成熟。主食应以谷类食物为主，如米饭、馒头、粥、包子等，提供足够的能量，多吃蔬菜、水果和薯类，它们是维生素、无机盐和纤维素的良好来源，适量摄入鱼、禽、蛋、瘦肉等优质蛋白质，以满足儿童生长发育的需求，辅以坚果、水果、乳制品等营养丰富的食物，避免选择高糖、高盐、高脂肪的零食。

此外，万全针对儿童五脏强弱不均衡的特点，提出"三有余，四不足"学说。"三有余"为阳常有余、肝常有余和心常有余。阳常有余指儿童生机蓬勃，阳气旺盛，但阳气过旺易导致内热、烦躁等症状。肝主疏泄，儿童肝气生发旺盛，但易出现肝气郁结、情绪波动等症状，故肝常有余；心主血脉，儿童心气旺盛，但易出现心火亢盛、烦躁不安等症状，故为心常有余。针对"三有余"的饮食调养，主要需关注平衡体内功能亢进的部分，通过食物的性质和功效来达到调和阴阳、平衡脏腑的目的。饮食以清淡为主，由于心、肝功能亢进，可能导致体内热邪偏盛，因此饮食应以清淡为主，避免过于辛辣、油腻、热性的食物，如辣椒、花椒、油炸食物等，同时注重摄入富含膳食纤维的食物，如蔬菜、水果、全谷类等，有助于促进肠道蠕动，保持消化系统健康。保持充足的水分摄入和规律饮食等也有助于平衡体内功能亢进的部分，促进身体健康。

"四不足"为阴常不足、脾常不足、肺常不足和肾常虚。阴常不足与阳常有余相对应，儿童阴气相对不足，易出现阴虚火旺、盗汗、口渴等症状，可多吃滋阴食物，如百合、枸杞子、桑葚、银耳、雪梨等，这些食物具有滋阴润燥的功效；脾胃为后天之本，儿童脾胃功能相对较弱，运化力弱，易出现积食、腹泻、营养不良等症状，故脾常不足，可多吃健脾食物，如山药、茯苓、白术、扁豆、莲子等健脾益气，改善脾胃功能；肺主气，司呼吸，儿童肺气娇嫩，易受外邪侵袭，引发咳嗽等症状，故肺常不足，宜多吃润肺食物，如山药、百合、银耳、雪梨、白萝卜等，这些食物具有润肺止咳的功效，有助于改善肺功能；肾为先天之本，儿童肾气未充，肾精不盛，易出现生长发育迟缓、遗尿等症状，肾常虚，宜多吃补肾食物，如黑豆、黑芝麻、枸杞子、海参等补肾益精。

儿童在生长发育时期，五脏六腑成而未全、全而未壮，生理机能发育未成熟、完善，其生理特点可以概括为"脏腑娇嫩，形气未充，生机蓬勃，发育迅速"，尤其儿童脾禀未充，运化力弱而生长发育需求旺盛，更凸显"脾常不足"的特点。因此，儿童饮食调护要足且精，合理的饮食搭配、恰当的饮食方式与机体强健密切相关。

④饮食调养的注意事项:《小儿病源方论·养子调摄》云:"养子若要无病,在乎摄养调和。吃热、吃软、吃少,则不病;吃冷、吃硬、吃多,则生病。"食物宜热、软、细。热食有助于保护脾胃,避免寒凉食物对脾胃的损伤;而吃软食易于咀嚼和吞咽,有助于减轻脾胃的负担;细食不仅指食物的质地细腻,更指食物的种类和营养成分均衡、精细。

需注意的是,家长要确保食物新鲜、无污染和烹饪熟透,避免给儿童食用过期或变质的食物;养成良好饮食习惯,饭前洗手,饭后漱口;《育婴家秘·卷之一·鞠养以防其疾四》云:"至于能食,犹当节之,不可纵其所好,以快其心。"《景岳全书·小儿则》云:"小儿饮食有任意偏好者,无不致病。"因此,进餐需定量、节制、规律,不挑食,不偏食;在准备和喂食过程中,家长也需注意手部和餐具的清洁卫生,以防细菌污染;在喂食新食物时,注意观察儿童是否出现过敏反应或消化不良等症状,如有异常,应及时就医;严格控制冷饮和寒凉食物的摄入,避免过多食用刺激性和肥甘厚味的食物。

(2) 起居活动指导:中医提倡"天人相应",认为人体阴阳之气的消长与昼夜阴阳的消长一致,日间阳气相对旺盛,夜间阴气相对旺盛,儿童需顺应昼夜规律而作息。《诸病源候论·养小儿候》中提出了"时见风日"的养护观:"宜时见风日……数见风日,则血凝气刚,肌肉硬密,堪耐风寒,不致疾病。"指出了阳光、空气及户外活动对儿童健康的重要性,因此,建议儿童白天多进行户外体力消耗量较大的活动,中午午休时间要固定,不能超过 1.5 h,夜间应在 21:00 之前入睡,有利于儿童的生长发育及身体健康,长期晚睡会引起阳气的过度损耗。

除此之外,《小儿药证直诀·原序》中"易寒易热"指儿童体质敏感,易受外界寒热邪气的影响。寒邪易伤阳气,导致畏寒肢冷、腹痛腹泻等症状;热邪易耗伤阴液,引发高热、口渴、便秘等症状。儿童起居活动需顺应四季阴阳的变化,在春夏季要适当增加户外运动的时间,多晒太阳;夏季少食寒凉之物,避免空调、风扇直吹;秋冬季要适时增减衣物,注意保暖,顾护阳气,否则会引起脾胃方面的疾病。《备急千金要方·少小婴孺方》说:"不可令衣过厚……儿衣绵帛特忌厚热。"南宋医家陈文中的"养子十法"中包括"背暖""肚暖""足暖""脾胃要温"。因此应在保证胸腹、后背、足部温暖的基础上,适当让儿童少穿一些衣物,锻炼其对外界气候变化的适应能力;避免接触各种致敏动植物,保持居室通风、卫生良好。

2. 小儿推拿

(1) 在儿童 6~12 月龄时传授摩腹和捏脊的方法:儿童"脾常不足",易为饮食所伤,故临床多见脾胃疾病,如积滞、厌食、呕吐、便秘、腹泻等。常用的按摩手法有摩腹和捏脊,摩腹有健脾和胃、理气消食的作用,捏脊可调和阴阳、健脾和胃、疏通经络。摩腹和捏脊可提高儿童抗病能力,达到防病治病的目的。

①摩腹。

物品准备:可以准备一些润肤油、按摩油或爽身粉,以减少手部与儿童腹部之间的摩擦。

体位选择:让儿童平躺在床上,保持放松状态。

定位:用掌心或四指以儿童脐为中心,以脐正中到中脘为半径。

操作方法:操作者全掌置于脐中,做较轻较快的环形运动。对于积滞、便秘、厌食的儿童,应以顺时针方向按摩腹部,以增强肠道的蠕动功能,促进肠道内食物残渣的排泄;对于腹泻的儿童,应以逆时针方向按摩腹部,以健脾止泻;对于脾胃功能正常的儿童,顺逆各半按摩腹部,起到预防保健的作用。时间一般为 10 min 左右。

力度:力度应适中,使腹部轻轻向下凹陷 0.5 cm 左右为宜。避免用力过猛而导致儿童不适。

频次:每次可以摩腹 50~100 次,具体次数可根据儿童的实际情况和反应进行调整。

结束动作:摩腹结束后,可以将双手搓热,用手掌捂热儿童的腹部,以进一步改善腹胀、食积等症状。

②捏脊。

物品准备：可以准备润肤油、按摩油或爽身粉，以减少手部与儿童皮肤之间的摩擦。

体位选择：俯卧位或者半俯卧位。

定位：先找到大椎及长强。大椎位于颈后高骨即第七颈椎棘突下，长强位于尾骨尖下，两者连线即为操作区域。

操作方法：操作者双手半握拳，拇指伸长，螺纹面对食指第二指间关节的桡侧，虎口向前。以双手拇、食指将儿童皮肤捏起，以拇指和食指用力捏提皮肤，从尾骨部长强开始，沿脊柱两侧，双手交替捏提皮肤，沿脊柱由下而上，直到大椎为止，采取"捏三提一法"，即捏三下，向上提一次，反复3～5次。

频次：每天一次，一周3～5次。

（2）在18～24月龄时传授按揉迎香、足三里的方法。

①按揉迎香：迎香是手阳明大肠经的止点，是手、足阳明经的交会穴。按揉迎香可通调两经经气，疏泄两经风热，使气血畅行，可缓解鼻塞、流涕等鼻炎症状，改善鼻腔的通气功能，改善睡眠质量，具有较好的防病保健作用。

体位选择：让儿童坐好或躺好，确保舒适并保持稳定。

定位：鼻翼外缘中点旁，鼻唇沟中。

操作方法：操作者的食指、中指或两拇指指端分别于同侧迎香穴按揉，如果儿童不适应双手操作，也可以用单手的中指指腹于迎香穴按揉。每次按揉2～5 min，以自觉鼻部舒适为宜。一天可以按揉2～3次。

②按揉足三里：足三里是足阳明胃经的合穴，胃经之本穴，阳明经多气多血，故本穴为儿童保健要穴，也是治疗胃肠疾病的要穴，按摩足三里可以健脾和胃、消食化滞、益气养血、强身健体、疏经通络，用于治疗胃痛、呕吐、腹胀、肠鸣、消化不良、泄泻、便秘、痢疾等胃肠病证。

体位选择：让儿童坐好或躺好，确保舒适并保持稳定。

定位：位于小腿外侧，犊鼻下3寸，犊鼻与解溪连线上。

操作方法：操作者的中指或拇指的螺纹面按压足三里穴位，主要通过活动腕关节或掌指关节，做回旋状的缓和揉动，每次按揉时间不宜过长，一般建议每次5～10 min，每天可进行1～2次。

（3）在30～36月龄时传授按揉四神聪的方法：四神聪位于颠顶部位，前后两穴在督脉循行线上，左右两穴旁及足太阳膀胱经（阳气之位）。按揉四神聪可醒神益智、安神定志、清头明目。作用机制为通过刺激大脑皮质，增强脑血管收缩功能，促进脑部血液循环和神经元修复，调节大脑皮质功能，以改善认知功能，适用于缓解头痛、眩晕、失眠、健忘等症状，同时对儿童的智力发展和精神状态也有积极的促进作用。

体位选择：儿童保持舒适的坐姿或仰卧位。

定位：位于头顶部，百会（两耳尖直上，头顶正中）前后左右各旁开1寸处，共4穴。

操作方法：双手的食指和中指，先按左右两侧的四神聪，再按前后两侧的四神聪，按揉时力度应适中，以穴位处感到酸胀为度，避免用力过猛，每次按揉持续1～3 min，可根据儿童的反应适当调整。

（4）注意事项：选择安静、舒适、温暖的环境，避免在风口或寒冷的地方进行。按揉时力度适中，不宜过猛，以免造成皮肤损伤或产生不适感，以儿童感到舒适并能接受为宜。如果穴位处有明显的皮肤损伤或破溃，应避免按摩，以防感染。操作前家长需要洗净双手，并将双手搓热，以温暖的手掌进行摩腹和捏脊。儿童的按摩手法不同于成人，要轻快、柔和、平稳，不宜过度用力，以免损伤皮肤。

中医理论认为，人体体表的特定部位与其内脏器官系统存在着密切的对应关系，通过手法作用于特定穴位或部位，可调节机体的生理病理状态，起到平衡阴阳、疏通经络、行气活血、扶正祛邪等功效，因此，每日对儿童进行中医穴位按揉和推拿，能促进新陈代谢、促进消化吸收和增加食欲,使儿童的肌肉、骨骼、关节、筋腱更加强壮地生长,从而促进体格发育。

(三) 服务流程

0~36月龄儿童中医药健康管理流程见图3-5-1。

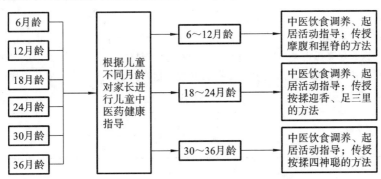

图 3-5-1　0~36月龄儿童中医药健康管理流程

(四) 服务要求

(1) 开展儿童中医药健康管理服务应当结合儿童健康体检和预防接种的时间。

(2) 开展儿童中医药健康管理服务的乡镇卫生院、村卫生室和社区卫生服务中心(站)应当具备相应的设备和条件。

(3) 开展儿童中医药健康管理服务的人员应当为中医类别执业(助理)医师或接受过儿童中医药保健知识和技能培训,能够提供上述服务的其他类别医师(含乡村医生)。

(4) 服务机构要加强宣传,告知服务内容,提高服务质量,使更多的儿童家长愿意接受服务。

(5) 每次服务后要及时记录相关信息,纳入儿童健康档案。

(五) 考核指标

0~36月龄儿童中医药健康管理服务率

$$= \frac{年度辖区内按照月龄接受中医药健康管理服务的0\sim36月龄儿童数}{年度辖区内的0\sim36月龄儿童数} \times 100\%$$

(六) 附件

1. 6~18月龄儿童中医药健康管理服务记录表　见表3-5-1。

2. 24~36月龄儿童中医药健康管理服务记录表　见表3-5-2。

表 3-5-1　6~18月龄儿童中医药健康管理服务记录表

姓名:　　　　　　　　　　　　　　　　　　　　　　　　　　　　　　编号□□□-□□□

月龄	6月龄	12月龄	18月龄
随访日期			
中医药健康管理服务	1. 中医饮食调养指导 2. 中医起居调摄指导 3. 传授摩腹、捏脊方法 4. 其他:_____	1. 中医饮食调养指导 2. 中医起居调摄指导 3. 传授摩腹、捏脊方法 4. 其他:_____	1. 中医饮食调养指导 2. 中医起居调摄指导 3. 传授按揉迎香、足三里方法 4. 其他:_____
下次随访日期			
随访医生签名			

填表说明:

①印制新表格时可在"0~6岁儿童健康管理服务规范"所列儿童健康检查记录表基础上增加"中医药健康管理服务"内容。

②中医药健康管理服务:请在所提供服务对应的选项上划"√",可多选。其他服务请注明。

表 3-5-2　24~36 月龄儿童中医药健康管理服务记录表

姓名：　　　　　　　　　　　　　　　　　　　　　　　　　　　　　　　　　　编号□□□-□□□

月龄	24 月龄	30 月龄	36 月龄
随访日期			
中医药健康管理服务	1. 中医饮食调养指导 2. 中医起居调摄指导 3. 传授按揉迎香、足三里方法 4. 其他：_____	1. 中医饮食调养指导 2. 中医起居调摄指导 3. 传授按揉四神聪方法 4. 其他：_____	1. 中医饮食调养指导 2. 中医起居调摄指导 3. 传授按揉四神聪方法 4. 其他：_____
下次随访日期			
随访医生签名			

填表说明：

①印制新表格时可在"0~6 岁儿童健康管理服务规范"所列儿童健康检查记录表基础上增加"中医药健康管理服务"内容。

②中医药健康管理服务：请在所提供服务对应的选项上划"√"，可多选。其他服务请注明。

【实训案例】

案例一

2 岁的果果近半年来感冒 3~4 次，每次发热、咳嗽都要 5~6 天才好，厌食，平时爱出虚汗，夜间易醒，睡眠差，体重和身高也无明显增长。果果的家人带她前往医院，通过中医辨证为肺脾气虚。

任务：请根据果果的情况给予她的家人中医药健康管理指导。

案例二

夏天到了，为了增强体魄，亮亮妈妈每天早上带 4 岁的亮亮去游泳，游完泳后让亮亮喝一瓶冰牛奶。1 个月后，亮亮出现食欲缺乏，面色苍白，大便完谷不化。

任务：请根据亮亮的情况进行中医药健康管理，缓解亮亮身体不适症状。

二、老年人中医药健康管理

（一）服务对象

辖区内 65 岁及以上常住居民。

（二）服务内容

每年为 65 岁及以上老年人提供 1 次中医药健康管理服务，内容包括中医体质辨识和中医药保健指导。

1. 中医体质辨识　根据中华中医药学会 2009 年发布的《中医体质分类与判定》，中医体质共分为 9 种基本类型：平和质、气虚质、阳虚质、阴虚质、痰湿质、湿热质、血瘀质、气郁质、特禀质。

每个人的体质具有相对稳定性，也具有动态可变性，这九种体质之间不是界限清晰、完全独立的，它们存在一定的交叉，但是每个人都有其主要的体质类型。体质决定了每个人对疾病的易感性，也影响了对治疗的反应和预后转归。

（1）平和质：身心平和的"健康族"。阴阳气血调和，以体态适中、面色红润、精力充沛等为主要特征。常见表现为面色、肤色润泽，头发稠密有光泽，目光有神，鼻色明润，嗅觉通利，唇色红润，不易疲劳，精力充沛，耐受寒热，睡眠良好，胃纳佳，二便正常，舌色淡红，苔薄白，脉和缓有力。性格随和开朗。对自然环境和社会环境适应能力较强；平素患病较少。

（2）气虚质：肺脏功能和脾脏功能弱。元气不足，以疲乏、气短、自汗等气虚表现为主要特征。

常见表现为语音低弱,气短懒言,容易疲乏,精神不振,易出汗,舌淡红,舌边有齿痕,脉弱。性格内向,不喜冒险。不耐受风、寒、暑、湿邪;易感冒、出现内脏下垂等;病后康复缓慢。

(3)阳虚质:恶寒喜暖或畏寒怕冷。阳气不足,以畏寒怕冷、手足不温等虚寒表现为主要特征。

常见表现为肌肉松软不实,平素畏冷,手足不温,喜热饮食,精神不振,舌淡胖嫩,脉沉迟。性格多沉静、内向。耐夏不耐冬;易感风、寒、湿邪;易患痰饮、肿胀、泄泻等病;感邪易从寒化。

(4)阴虚质:先天不足,易上火。阴液亏少,以口燥咽干、手足心热等虚热表现为主要特征。

常见表现为体型偏瘦,手足心热,口燥咽干,鼻微干,喜冷饮,大便干燥,舌红少津,脉细数。性情急躁,外向好动,活泼。耐冬不耐夏;不耐受暑、热、燥邪;易患虚劳、失精、不寐等病;感邪易从热化。

(5)痰湿质:腹部肥满而松软。痰湿凝聚,以形体肥胖、腹部肥满、口黏苔腻等痰湿表现为主要特征。

常见表现为面部皮肤油脂较多,多汗且黏,胸闷,痰多,口黏腻或甜,喜食肥甘甜黏,苔腻,脉滑。性格偏温和、稳重,多善于忍耐。对梅雨季节及湿重环境适应能力差;易患消渴、中风、胸痹等病。

(6)湿热质:腹胀、恶心、食欲差。形体中等或偏瘦。湿热内蕴,以面垢油光、口苦、苔黄腻等湿热表现为主要特征。

常见表现为面垢油光,易生痤疮,口苦口干,身重困倦,大便黏滞不畅或燥结,小便短黄,男性易阴囊潮湿,女性易带下增多,舌质偏红,苔黄腻,脉滑数。容易心烦急躁。对夏末秋初湿热气候和湿重或气温偏高环境较难适应;易患疮疖、黄疸、热淋等病。

(7)血瘀质:面色晦暗、有黄褐斑。血行不畅,以肤色晦暗、舌质紫暗等血瘀表现为主要特征。

常见表现为肤色晦暗,色素沉着,容易出现瘀斑,口唇暗淡,舌暗或有瘀点,舌下络脉紫暗或增粗,脉涩。易烦,健忘。不耐受寒邪;易患癥瘕及痛证、血证等。

(8)气郁质:闷闷不乐,情绪低。气机瘀滞,以神情抑郁、忧虑脆弱等气郁表现为主要特征。

常见表现为神情抑郁,情感脆弱,烦闷不乐,舌淡红,苔薄白,脉弦。性格内向不稳定、敏感多虑;对精神刺激适应能力较差。不适应阴雨天气;易患脏躁、梅核气、百合病及郁证等。

(9)特禀质:对冷、热、异味敏感,易咳嗽。先天失常,以生理缺陷、过敏反应等为主要特征。

过敏体质者常见哮喘、风团、咽痒、鼻塞、喷嚏等;患遗传病者有垂直遗传、先天性、家族性特征。性格随禀质不同情况各异。适应能力差,如过敏体质者对易致过敏季节适应能力差。

2. 中医药保健指导　体质的形成来自先天禀赋,与人天生的元气、年龄、性别等因素相关,但同样受到后天的影响,如情志、饮食起居、食法、劳役、自然环境、社会变迁与个人境遇。可以通过中医药的健康指导,改善和纠正偏颇体质,增进身体健康。指导内容包括情志调摄、饮食调养、起居调摄、运动保健和穴位保健等。

(1)平和质。

①情志调摄:宜多参加社会活动,培养广泛的兴趣爱好。宜保持开朗舒畅的情绪,避免情绪过激。

②饮食调养:宜丰富饮食的种类,养成多样化的饮食习惯,多吃五谷杂粮、蔬菜瓜果,少食过于油腻及辛辣之物。建议选择具有健脾、滋肾作用的食物,如小麦、黄豆、山药、豆腐、木耳、苹果等。参考食疗方如山药扁豆粥,有补益脾胃的作用。

③起居调摄:起居有常,顺应四时。保持充足的睡眠时间,不宜食后即睡。

④运动保健:建议养成良好的运动习惯,每日进行 30 min～1 h 的有氧运动,以增强体质。推荐保健运动为八段锦、太极剑以及太极拳。

⑤穴位保健:用大拇指或中指按压足三里、气海。可以同时按压两侧足三里。每次按压操作

5~10 min,每日2次,10日为1个疗程。

(2)气虚质。

①情志调摄:宜多参加有益的社交活动,培养广泛的兴趣爱好。宜多与别人交谈、沟通,以积极进取的态度面对生活。

②饮食调养:宜多食有益气健脾作用的食物,如小米、黄豆、白扁豆、红薯、山药、胡萝卜、香菇、鲫鱼、莲子、蘑菇等。少吃具有耗气作用的食物,如槟榔、空心菜、生萝卜等。参考食疗方如黄芪童子鸡、山药粥等,具有补中益气、益肺固精的作用。

③起居调摄:气虚质者卫阳不足,易于感受外邪,应注意保暖,不要劳汗当风,防止外邪侵袭。避免过度劳累,注意保暖,尤其在季节交替时,防止感冒。

④运动保健:应避免剧烈的体育活动,太极拳和八段锦比较适合这类群体。推荐呼气提肛法。首先吸气收腹,收缩并提升肛门,停顿2~3 s之后,再缓慢放松呼气,如此反复10~15次。八段锦的"两手攀足固肾腰"和"攒拳怒目增气力"加做1~3遍。

⑤穴位保健:平躺,借助温灸盒,对足三里、关元、气海、神阙进行温灸,每个穴位操作10 min,隔日1次,10日为1个疗程。

(3)阳虚质。

①情志调摄:宜多参加社会活动,培养广泛的兴趣爱好。宜加强精神调养,善于调节自己的情感,去忧悲,防惊恐和喜怒,消除不良情绪的影响。

②饮食调养:宜多吃甘温益气的食物,如牛羊肉、姜、蒜、花椒、胡椒等。少食生冷寒凉食物,如黄瓜、藕、梨、西瓜等。参考食疗方如当归生姜羊肉汤,具有温中补血、祛寒止痛的功效,尤其适合冬天服用。

③起居调摄:阳虚质者耐春夏不耐秋冬,秋冬季节要适当暖衣温食以养护阳气,尤其要注意腰部、下肢和背部保暖,每日以热水泡脚为宜。夏季暑热多汗易导致阳气外泄,使阳气虚于内。建议尽量避免强力劳作和大汗,也不可恣意贪凉饮冷。多在阳光充足的情况下适当进行户外活动,不可在阴暗、潮湿、寒冷的环境下长期工作和生活。

④运动保健:在运动中应注意避风寒,不宜大汗,可选择在阳光充足的环境中,适当做一些温和的有氧运动,如慢走、练太极剑、打太极拳等。八段锦的"背后七颠百病消"和"两手攀足固肾腰"加做1~3遍。

⑤穴位保健:俯卧,借助温灸盒,对足三里、命门、肾俞穴位进行温灸,时间10~15 min,隔日1次,10日为1个疗程。

(4)阴虚质。

①情志调摄:保持心情舒畅。少与人争,以减少激怒。

②饮食调养:宜吃甘凉滋润的食物,如黑大豆、黑芝麻、鸭肉、豆腐、木耳、麻油、柑橘、荸荠、香蕉、梨、苹果、甘蔗等。少吃羊肉、狗肉、辣椒等性温燥烈之品。参考食疗方如莲子百合煲瘦肉,具有清心润肺、益气安神的功效。

③起居调摄:熬夜、剧烈运动、高温酷暑的工作生活环境等会加重阴虚倾向,应尽量避免。

④运动保健:阴虚质老年人应保证每天30 min~1 h的有氧运动,如慢走、游泳、打太极拳等。八段锦的"五劳七伤往后瞧"和"两手攀足固肾腰"加做1~3遍。

⑤穴位保健:用大拇指或中指按压三阴交和太溪,同时按压两侧穴位。每次按压5~10 min。每日2次,10日为1个疗程。

(5)痰湿质。

①情志调摄:保持心情舒畅,避免情绪压抑。宜欣赏激进、振奋的音乐,如二胡《赛马》等。

②饮食调养:宜选用健脾助运、祛湿化痰的食物,如冬瓜、白萝卜、薏苡仁、赤小豆、荷叶、山楂等。少食肥、甜、油、黏(腻)的食物。参考食疗方如荷叶粥、冬瓜海带薏米排骨汤等,具有健脾祛

湿、化痰消浊的功效,适合痰湿质、腹部肥满的老年人食用。

③起居调摄:居住环境宜干燥,不宜潮湿,穿衣面料以棉、麻、丝等透气散湿的天然纤维为佳,尽量保持宽松以有利于汗液蒸发,祛除体内湿气。晚上睡觉枕头不宜过高,防止打鼾加重;早睡早起,不要过于安逸,勿贪恋沙发和床榻。

④运动保健:坚持长期运动锻炼,强度应根据自身的状况循序渐进。不宜在阴雨季节、天气湿冷的气候条件下运动。可选择快走、练武术以及打羽毛球等,使松弛的肌肉逐渐变得结实、致密。如果体重过重、膝盖受损,可选择游泳。

⑤穴位保健:用大拇指或中指按压丰隆、足三里。

(6) 湿热质。

①情志调摄:保持心情舒畅,避免烦躁发怒。

②饮食调养:提倡饮食清淡,多吃甘寒、甘平、清利湿热的食物,如薏苡仁、莲子、茯苓、红小豆、绿豆、冬瓜等。少吃羊肉、辣椒、花椒、胡椒、蜂蜜等甘酸滋腻之品及火锅、烹炸、烧烤等辛温助热食物。参考食疗方如薏米绿豆粥,具有清利湿热的作用,特别适合夏天食用。

③起居调摄:不宜熬夜,或过度疲劳。保持二便通畅,防止湿热郁聚。注意个人卫生,预防皮肤病变。

④运动保健:湿热质老年人每天应有规律地进行有氧运动,如游泳、爬山、慢走、打太极拳、练八段锦等。八段锦的"摇头摆尾去心火"和"调理脾胃须单举"加做1~3遍。

⑤穴位保健:用大拇指或中指按压阴陵泉和阳陵泉,同时按压两侧穴位。每次按压操作5~10 min。每日2次,10日为1个疗程。

(7) 血瘀质。

①情志调摄:保持心情舒畅,避免抑郁、恼怒等不良情绪。精神调养方面,要培养乐观的情绪。精神愉快则气血和畅,营卫流通,有利于血瘀质的改善。反之,苦闷、忧郁则可加重血瘀倾向。

②饮食调养:宜多吃黑豆、黄豆、香菇、茄子等具有活血、散结、行气、疏肝解郁作用的食物。少吃肥猪肉等滋腻之品。应戒烟酒。参考食疗方如黑豆川芎粥,具有活血祛瘀、行气止痛的作用。

③起居调摄:血得温则行,得寒则凝。血瘀质者要避免寒冷刺激。日常生活中应注意动静结合,不可贪图安逸,以免加重气血瘀滞。气为血帅,故亦需注意情志舒畅,勿恼怒郁愤。

④运动保健:每天应有规律地进行有氧运动,避免剧烈及过量的体育运动。可采用"步行健身法",通过步行运动,促进全身血液的运行,活血化瘀。可将八段锦的"左右开弓似射雕"和"双手托天理三焦"加做1~3遍。

⑤穴位保健:用大拇指或中指按压血海及内关,同时按压两侧穴位。每次按压5~10 min。每日2次,10日为1个疗程。

(8) 气郁质。

①情志调摄:学会自我调节情绪,多参加社会活动、集体文娱活动,常看喜剧、滑稽剧,以及富有鼓励、激励意义的电影、电视,勿看悲剧、苦剧。多听轻快、开朗、激动的音乐,多读积极的、鼓励的、富有乐趣的、展现美好生活前景的书籍,以培养开朗、豁达的意识,在名利上不计较得失,知足常乐。

②饮食调养:宜多摄入小麦、橘子、柚子、玫瑰花、菊花等行气、解郁、消食、醒神之品。睡前避免饮茶、咖啡等提神醒脑的饮料。参考食疗方:菊花玫瑰茶。

③起居调摄:气郁日久易致血行不畅,因而衣着方面宜选择宽松、透气性好的款式,还应注意鞋袜不宜约束过紧,否则易影响气血运行,出现肢体麻木或发凉等症状。居室环境宽敞明亮,温度、湿度适宜。

④运动保健:气郁质老年人每天宜进行30 min~1 h的有氧运动。可选择下棋、打牌、练瑜伽

等,以促进人际交流。八段锦的"左右开弓似射雕"和"双手托天理三焦"加做1~3遍。

⑤穴位保健:用大拇指或中指按压太冲(同时按压两侧)和膻中。每次按压5~10 min。每日2次,10日为1个疗程。也可选取足厥阴肝经的循行路线,进行经络敲打,每次敲打1个来回,每日2次,10日为1个疗程。

(9)特禀质。

①情志调摄:宜多参加社会活动,培养广泛的兴趣爱好。保持心情平和,避免紧张、焦虑等不良情绪。

②饮食调养:饮食宜清淡、均衡、粗细搭配适当、荤素配伍合理,少摄入酒、辣椒、浓茶、咖啡等辛辣之品及腥发、含致敏物质的食物。参考食疗方如黄芪山药粥,具有健脾益气的作用。

③起居调摄:避免过敏原的刺激,生活环境中接触的物品如枕头、棉被、床垫、地毯、窗帘、衣橱易附有尘螨,可引起过敏,应常清洗、暴晒。外出也要避免处在有花粉及粉刷油漆的环境中,以免诱发过敏症。

④运动保健:特禀质老年人每天进行30 min~1 h的有氧运动。注意避风寒。

⑤穴位保健:用大拇指或中指按压足三里,同时按压两侧穴位,每次按压5~10 min,每日2次,10日为1个疗程。也可借助温灸器对足三里、关元、神阙、肾俞进行温灸,每次10~15 min,隔日1次,10日为1个疗程。或者选取足少阴肾经的循行路线,进行经络敲打,每次敲打1个来回,每日2次,10日为1个疗程。

(三)服务流程

1. 信息采集

(1)询问:请居民根据近一年的自身感受和体验,按照老年人中医药健康管理服务记录表中所列出的问题,逐一进行回答,并将答案填写在对应的栏目里。

(2)观察:查看舌苔是否厚腻、舌下静脉是否瘀紫或增粗。

(3)测量:测量身高、腰围。

2. 体质辨识并告知居民

(1)计算:将量表的33个问题的得分进行汇总,计算出该居民的具体得分。

(2)体质辨识:根据得分,判断该居民属于平和质还是偏颇体质。

(3)告知居民:将体质辨识的结果告知居民。

3. 中医药保健指导 针对不同体质提供相应的中医药保健指导,涵盖情志调摄、饮食调养、起居调摄、运动保健、穴位保健方面。

老年人中医药健康管理流程见图3-5-2。

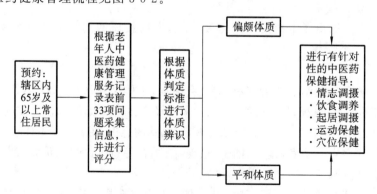

图3-5-2 老年人中医药健康管理流程

(四)服务要求

(1)开展老年人中医药健康管理服务可结合老年人健康体检和慢性病患者管理及日常诊疗

时间。

(2) 开展老年人中医药健康管理服务的乡镇卫生院、村卫生室和社区卫生服务中心(站)应当具备相应的设备和条件。有条件的地区应利用信息化手段开展老年人中医药健康管理服务。

(3) 开展老年人中医体质辨识工作的人员应当为接受过老年人中医药知识和技能培训的卫生技术人员。开展老年人中医药保健指导工作的人员应当为中医类别执业(助理)医师,或接受过中医药知识和技能培训,能够提升上述服务的其他类别医师(含乡村医生)。

(4) 服务机构要加强与村(居)委会、派出所等相关部门的联系,掌握辖区内老年人口信息变化。

(5) 服务机构要加强宣传,告知服务内容,使更多的老年人愿意接受服务。

(6) 每次服务后要及时完整记录相关信息,纳入老年人健康档案。

(五) 工作指标

$$老年人中医药健康管理率=\frac{年内接受中医药健康管理服务的 65 岁及以上居民数}{年内辖区内 65 岁及以上常住居民数}\times100\%$$

注:接受中医药健康管理是指建立了健康档案,接受了中医体质辨识、中医药保健指导,服务记录表填写完整。

(六) 附件

1. 体质判定标准表　见表 3-5-3。

2. 老年人中医药健康管理服务记录表　见表 3-5-4。

表 3-5-3　体质判定标准表

姓名:　　　　　　　　　　　　　　　　　　　　　　　　　　　　编号 □□□-□□□□□

体质类型及对应条目	条　件	判定结果
气虚质(2)(3)(4)(14) 阳虚质(11)(12)(13)(29) 阴虚质(10)(21)(26)(31) 痰湿质(9)(16)(28)(32) 湿热质(23)(25)(27)(30) 血瘀质(19)(22)(24)(33) 气郁质(5)(6)(7)(8) 特禀质(15)(17)(18)(20)	各条目得分相加≥11 分	是
	各条目得分相加 9~10 分	倾向是
	各条目得分相加≤8 分	否
平和质(1)(2)(4)(5)(13) (其中,(2)(4)(5)(13)反向计分, 即 1→5,2→4,3→3,4→2,5→1)	各条目得分相加≥17 分,同时其他 8 种体质得分都≤8 分	是
	各条目得分相加≥17 分,同时其他 8 种体质得分都≤10 分	基本是
	不满足上述条件者	否

填表说明:

(1)该表不用纳入居民的健康档案。

(2)体质辨识结果的准确性取决于接受服务者回答问题准确程度,如果出现自相矛盾的问题回答,则会出现自相矛盾的辨识结果,需要提供服务者核对其问题回答的准确性。处理方案有以下几种。

①在回答问题过程中及时提醒接受服务者理解所提问题。

②出现两种及以上判定结果即兼夹体质是正常的,比如气阴两虚,则两个体质都如实记录,以分数高的为主要体质进行指导。

③如果出现判定结果分数一致,则由中医师依据专业知识判定,然后进行指导。

④如果出现既是阴虚又是阳虚这样的矛盾判定结果,要返回查找原因,帮助老年人准确采集信息,必要时候由中医师进行辅助判定。

⑤如果出现每种体质都不是或者无法判断体质类型等情况,则返回查找原因,或需 2 周后重新采集填写。

姓名：　　　　　　　　　　　　　　　　　　　　　　　　　　　编号□□□-□□□□□

表3-5-4　老年人中医药健康管理服务记录表

请根据近一年的体验和感觉，回答以下问题

	没有（根本不/从来没有）	很少（有一点/偶尔）	有时（有些/少数时间）	经常（相当多/多数时间）	总是（非常/每天）
(1) 您精力充沛吗？（指精神头十足，乐于做事）	1	2	3	4	5
(2) 您容易疲乏吗？（指体力如何，是否稍微活动一下或做一点家务劳动就感到累）	1	2	3	4	5
(3) 您容易气短，呼吸短促，接不上气吗？	1	2	3	4	5
(4) 您说话声音低弱无力吗？（指说话没有力气）	1	2	3	4	5
(5) 您感到闷闷不乐，情绪低沉吗？（指心情不愉快，情绪低落）	1	2	3	4	5
(6) 您容易精神紧张，焦虑不安吗？（指遇事是否心情紧张）	1	2	3	4	5
(7) 您因为生活状态改变而感到孤独、失落吗？	1	2	3	4	5
(8) 您容易感到害怕或受到惊吓吗？	1	2	3	4	5
(9) 您感到身体超重不轻松吗？（感觉身体沉重）[BMI=体重(kg)/身高²(m²)]	1（BMI＜24）	2（24≤BMI＜25）	3（25≤BMI＜26）	4（26≤BMI＜28）	5（BMI≥28）
(10) 您眼睛干涩吗？	1	2	3	4	5
(11) 您手脚发凉吗？（不包含因周围温度低或运动不够导致的手脚发冷）	1	2	3	4	5
(12) 您胃脘部、背部或腰膝部怕冷吗？（指上腹部、背部、腰部或膝关节等，有一处或多处怕冷）	1	2	3	4	5
(13) 您比一般人耐受不了寒冷吗？（指比别人容易怕冬天或是夏天怕冷空调、电扇等）	1	2	3	4	5
(14) 您容易患感冒吗？（指每年感冒的次数）	1 一年＜2次	2 一年感冒2~4次	3 一年感冒5~8次	4 一年8次以上	5 几乎每月
(15) 您没患感冒时也会鼻塞、流鼻涕吗？	1	2	3	4	5

第三章 重点人群的基本公共卫生服务项目

续表

请根据近一年的体验和感觉,回答以下问题	没有(根本不/从来没有)	很少(有一点/偶尔)	有时(有些/少数时间)	经常(相当多/多数时间)	总是(非常/每天)
(16)您有口黏口腻或睡眠打鼾吗?	1	2	3	4	5
(17)您容易过敏(对药物、食物、气味、花粉或季节交替、气候变化时)吗?	从来没有	一年1,2次	一年3,4次	一年5,6次	每次遇到上述原因都过敏
(18)您容易起荨麻疹吗?(包括风团、风疹块、风疙瘩)	1	2	3	4	5
(19)您的皮肤在不知不觉中会出现青紫瘀斑、皮下出血吗?(指皮肤在没有外伤的情况下出现青紫一块)	1	2	3	4	5
(20)您的皮肤一抓就红并出现抓痕吗?(指皮肤被指甲或钝物划过皮肤的反应)	1	2	3	4	5
(21)您的皮肤或口唇干吗?	1	2	3	4	5
(22)您有肢体麻木或固定部位疼痛的感觉吗?	1	2	3	4	5
(23)您面部鼻部有油腻感或者油亮发光吗?(指脸上或鼻子)	1	2	3	4	5
(24)您面色晦黯或出现褐色斑块/斑点吗?	1	2	3	4	5
(25)您有皮肤湿疹、疮疖吗?	1	2	3	4	5
(26)您感到口干咽燥、总想喝水吗?	1	2	3	4	5
(27)您感到口苦或嘴里有异味吗?(指口苦或口臭)	1	2	3	4	5
(28)您腹部大吗?(指腹部脂肪肥厚)	(腹围<80 cm, 相当于2.4尺) 1	(腹围80~85 cm, 2.4~2.55尺) 2	(腹围86~90 cm, 2.56~2.7尺) 3	(腹围91~105 cm, 2.71~3.15尺) 4	(腹围>105 cm, 或3.15尺) 5
(29)您吃(喝凉)东西会感到不舒服或者怕吃(喝)凉的东西吗?(指不喜欢吃凉的食物,或吃了凉的食物后会不舒服)	1	2	3	4	5
(30)您有大便黏滞不爽、解不尽的感觉吗?(大便容易粘在马桶或便坑壁上)	1	2	3	4	5

续表

	请根据近一年的体验和感觉，回答以下问题	没有（根本不/从来没有）	很少（有一点/偶尔）	有时（有些/少数时间）	经常（相当/多数时间）	总是（非常/每天）
(31)	您容易大便干燥吗？	1	2	3	4	5
(32)	您舌苔厚腻或有舌苔厚厚的感觉吗？（如果自我感觉不清楚可由调查员观察后填写）	1	2	3	4	5
(33)	您舌下静脉瘀紫或增粗吗？（可由调查员辅助观察后填写）	1	2	3	4	5

体质类型	气虚质	阳虚质	阴虚质	痰湿质	湿热质	血瘀质	气郁质	特禀质	平和质
体质辨识	1. 得分 ___ 2. 是 3. 倾向是	1. 得分 ___ 2. 是 3. 倾向是	1. 得分 ___ 2. 是 3. 倾向是	1. 得分 ___ 2. 是 3. 倾向是	1. 得分 ___ 2. 是 3. 倾向是	1. 得分 ___ 2. 是 3. 倾向是	1. 得分 ___ 2. 是 3. 倾向是	1. 得分 ___ 2. 是 3. 倾向是	1. 得分 ___ 2. 是 3. 基本是
中医药保健指导	1. 情志调摄 2. 饮食调养 3. 起居保健 4. 运动保健 5. 穴位保健 6. 其他：___	1. 情志调摄 2. 饮食调养 3. 起居保健 4. 运动保健 5. 穴位保健 6. 其他：___	1. 情志调摄 2. 饮食调养 3. 起居保健 4. 运动保健 5. 穴位保健 6. 其他：___	1. 情志调摄 2. 饮食调养 3. 起居保健 4. 运动保健 5. 穴位保健 6. 其他：___	1. 情志调摄 2. 饮食调养 3. 起居保健 4. 运动保健 5. 穴位保健 6. 其他：___	1. 情志调摄 2. 饮食调养 3. 起居保健 4. 运动保健 5. 穴位保健 6. 其他：___	1. 情志调摄 2. 饮食调养 3. 起居保健 4. 运动保健 5. 穴位保健 6. 其他：___	1. 情志调摄 2. 饮食调养 3. 起居保健 4. 运动保健 5. 穴位保健 6. 其他：___	1. 情志调摄 2. 饮食调养 3. 起居保健 4. 运动保健 5. 穴位保健 6. 其他：___

填表日期： 年 月 日 医生签名

填表说明：

(1) 该表采集信息时要能够反映老年人近一年来平时的感受，避免采集老年人的即时感受。

(2) 采集信息时要避免主观引导老年人的选择。

(3) 记录表所列问题空项，须全部询问填写。

(4) 询问结果应在相应分值内划"√"，并将计算得分填写在相应空格内。

(5) 体质辨识结果：医务人员应根据体质判定标准表进行辨识结果判定，偏颇体质为"是""倾向是"，平和体质为"是""基本是"，并在相应选项上划"√"。

(6) 中医药保健指导：请在所提供保健指导对应的选项上划"√"，可多选。其他指导请注明。

【实训案例】

村民王奶奶今年 67 岁,她自今年春季感染肺炎临床治愈后,总感觉自己体质变差,不仅体虚、易出汗,夜里还常常咳嗽。社区卫生服务中心医师根据老年人中医药健康管理服务记录表对王奶奶进行了逐条询问与细致分析,同时结合望诊观察王奶奶的面色、舌苔,还通过切诊感受她的脉象。经过综合辨识,判断王奶奶的身体属于阳虚质。

任务:请对王奶奶进行适宜的中医药保健指导。

第四章 面向患病人群的基本公共卫生服务项目

扫码看课件

第一节 慢性病管理

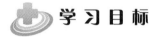
学习目标

知识目标：陈述高血压、2型糖尿病、慢性阻塞性肺疾病、严重精神障碍患者健康管理的服务对象、服务流程和服务要求；列举高血压和2型糖尿病的危险因素、诊断和治疗原则。

能力目标：能对高血压、2型糖尿病、慢性阻塞性肺疾病、严重精神障碍患者进行筛查和初步诊断，能对慢性病患者进行随访评估并给出指导和转诊的建议。

素质目标：关爱患者，培养良好的职业道德和敬业精神，养成严谨、务实、认真的工作态度。

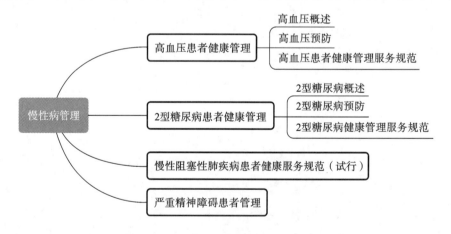

慢性非传染性疾病，简称慢性病，不是特指某种疾病，而是对一类起病隐匿、病程长且病情迁延不愈、病因复杂或病因尚未完全明确的一类疾病的概括性总称。随着人口老龄化速度的加快，我国慢性病患者基数越来越庞大，慢性病死亡人数占总死亡人数的86.6%；慢性病造成的疾病负担已占我国疾病总负担的70%以上，若不能及时有效控制，将会严重阻碍经济增长和社会发展，影响国家的发展。常见的慢性病主要包括心脑血管疾病、恶性肿瘤、糖尿病、慢性阻塞性肺疾病等。《中国心血管健康与疾病报告2023》显示，我国高血压患病人数已达2.45亿。预防和控制高血压是遏制我国心脑血管疾病流行的核心策略。《中国糖尿病防治指南（2024版）》报告，按WHO1999标准，我国糖尿病患病率为11.9%，但知晓率（36.7%）、治疗率（32.9%）和控制率（50.1%）仍处于低水平，成为亟待解决的问题。因此，开展慢性病有效预防和控制，做好社区慢性病管理，尤其是高血压和2型糖尿病健康管理，将是一项长期而艰巨的工作任务。

一、高血压患者健康管理

（一）高血压概述

1. 概念　高血压是指一种以体循环动脉血压（收缩压和（或）舒张压）持续升高为主要特征，可伴有心、脑、肾等器官的功能或器质性损害的临床综合征。高血压包括原发性高血压与继发性高血压两类。原发性高血压是指病因不明的高血压，占高血压人群的 95% 以上，通常所说的高血压多指原发性高血压。

2. 发病危险因素　原发性高血压病因尚未阐明，目前认为是在一定的遗传背景下，由于易感性和多种后天环境因素的相互作用，正常血压的调节机制失代偿所致。已知的发病相关危险因素有遗传因素、饮食因素、超重和肥胖、缺乏体力活动、吸烟、过量饮酒、长期精神紧张、人口老龄化、某些药物（如激素、非甾体抗炎药、避孕药物等）等。

（1）遗传因素：原发性高血压具有明显的家族聚集倾向，约 60% 的高血压患者有家族史。父母均有高血压的子女高血压患病率可高达 46%。

（2）饮食因素：高钠低钾膳食是我国人群高血压发病的重要因素，钠盐摄入越多，血压水平和患病率越高。而低钾、低钙、低动物蛋白的膳食更加重了钠对血压的不良影响。

（3）超重和肥胖：超重和肥胖显著增加全球人群全因死亡风险，同时也是高血压的重要危险因素。内脏型肥胖与高血压的关系较为密切，随着内脏脂肪指数的增加，高血压患病风险增加。

（4）过量饮酒：过量饮酒显著增加高血压的发病风险，且这种风险随饮酒量的增加而增加。相关研究表明，平日少量饮酒的人减少酒精摄入量也能减少心血管疾病的发病风险。

（5）长期精神紧张：长期精神紧张是高血压患病的危险因素。脑力劳动者和职业要求高度精神紧张的人群发生高血压的可能性大。

3. 临床表现和并发症

（1）症状：原发性高血压大多起病缓慢、渐进，一般缺乏特殊的临床表现，早期多无症状，偶于体检测量血压时发现，少数患者则在发生心、脑、肾等并发症后才被发现。常见症状有头痛、头晕、颈项板紧、疲劳、心悸、耳鸣、失眠等，在紧张或劳累后加重，不一定与血压水平有关，多数症状可自行缓解。也可出现视物模糊、鼻出血等较重症状。

（2）体征：血压随季节、昼夜、情绪等改变有较大波动。冬季血压较高，夏季较低；血压有明显昼夜波动。一般夜间血压较低，清晨起床活动后血压迅速升高，形成清晨血压高峰。心脏听诊时可有主动脉瓣区第二心音亢进、收缩期杂音或收缩早期喀喇音。

（3）并发症：血压持久升高可损害心、脑、肾、血管等重要器官，严重影响患者生活质量甚至危及其生命。

（4）高血压急症。

①恶性或急进型高血压：少数高血压患者可发展为恶性高血压患者。临床特点：发病较急骤，多见于中青年；血压显著升高，舒张压持续在 130 mmHg 及以上；头痛，视物模糊，眼底出血、渗出，视神经乳头水肿；肾脏损害突出，表现为持续蛋白尿、血尿及管型尿，并可伴有肾功能不全；病情进展迅速，如不及时给予有效降压治疗，预后不佳，患者常死于肾功能衰竭、脑卒中或心力衰竭。

②高血压危象：因紧张、疲劳、寒冷、突然停服降压药等，小动脉发生强烈痉挛，血压急剧上升，影响重要脏器血液供应而产生危急症状。可出现头痛、烦躁、眩晕、恶心、呕吐、心悸、气急及视物模糊等症状。伴有靶器官病变者可出现心绞痛、肺水肿或高血压脑病。血压以收缩压升高为主，也可伴有舒张压升高。发作一般历时短暂，控制血压后病情可迅速好转，但易复发。

③高血压脑病：发生于重症高血压患者。由于过高的血压突破了脑血流自动调节范围，脑组

织血流灌注过多,液体渗入脑血管周围组织,引起脑水肿。患者表现为弥漫性严重头痛、呕吐、意识障碍、精神错乱,甚至昏迷、抽搐。

4. 高血压诊断

(1) 血压测量:规范操作、准确测量血压是高血压诊断及疗效评估的关键,因此在测量前应做好相应的准备工作,避免仪器、测量条件等因素对测量结果的影响。

①血压计:《国家基层高血压防治管理指南2020版》推荐使用经认证和定期校准的上臂式医用电子血压计,不建议使用传统的台式水银柱血压计,不推荐使用腕式或手指式电子血压计。

②测量方式:以诊室测量血压为确诊高血压的主要依据;以家庭自测血压为高血压患者自我管理的主要手段,也可用于辅助诊断。动态血压监测:有条件的基层医疗卫生机构可采用自动的血压测量仪器测定,24 h 内多次测量血压(包括夜间睡眠期间的血压),从而为辅助诊断及调整药物治疗方案提供依据。

③测量方法:规范测量"三要点":设备精准、安静放松、位置规范。去除可能有影响的因素,安静休息至少 5 min。测量时取坐位,双脚平放于地面,放松且身体保持不动,不说话;测量时上臂中点与心脏处于同一水平线上,袖带下缘应在肘窝上 2.5 cm(约两横指)处,松紧合适,以可插入 1～2 指为宜。

(2) 高血压诊断标准。

①以诊室测量血压为主要诊断依据。首诊发现收缩压≥140 mmHg 和(或)舒张压≥90 mmHg 时,建议在4周内复查2次,非同日3次测量值均达到上述诊断界值,即可确诊;若首诊收缩压≥180 mmHg 和(或)舒张压≥110 mmHg,伴有急性症状,建议立即转诊;无明显症状者,排除其他可能的诱因,并安静休息后复测仍达此标准,即可确诊,建议立即给予药物治疗。

②诊断不确定或怀疑"白大衣高血压"或"隐蔽性高血压"时,有条件者可结合动态监测血压或家庭自测血压辅助诊断;无条件者建议转诊。家庭自测血压用于辅助诊断时应谨慎,确保其使用的是经认证的上臂式电子血压计,且符合操作要求。"白大衣高血压"指反复出现的诊室测量血压升高而诊室外的动态监测血压或家庭自测血压正常;隐蔽性高血压指诊室测量血压正常而诊室外血压升高(表 4-1-1)。单纯收缩期高血压指收缩压≥140 mmHg 且舒张压＜90 mmHg。

表 4-1-1 诊室及诊室外高血压诊断标准　　　　　　　　　　单位:mmHg

分类	收缩压		舒张压
诊室测量血压	≥140	和	≥90
动态监测血压			
白天	≥135	和(或)	≥85
夜间	≥120	和(或)	≥70
24 h	≥130	和(或)	≥80
家庭自测血压	≥135	和(或)	≥85

5. 高血压治疗

(1) 治疗原则:即高血压治疗三原则——达标、平稳、综合管理。治疗高血压的主要目的是降低心脑血管疾病并发症的发生率和死亡风险。

①降压达标。不论采用何种治疗,将血压控制在目标值以下是根本。高血压患者的降压目标:一般高血压患者,血压降至 140/90 mmHg 以下;合并糖尿病、冠心病、心力衰竭、慢性肾脏病伴有蛋白尿的患者,如能耐受,血压可进一步降至 130/80 mmHg 以下;年龄在 65～79 岁的患者血压降至 150/90 mmHg 以下,如能耐受,可进一步降至 140/90 mmHg 以下;80 岁及以上患者降

至150/90 mmHg以下。

②平稳降压。告知患者长期坚持生活方式干预和药物治疗对保持血压长期平稳至关重要。此外,长效制剂有利于每日血压的平稳控制,对减少心血管并发症有益,推荐使用。

③对高血压患者应进行综合管理。选择降压药时应综合考虑患者并发症,对于心血管疾病患者及具有某些危险因素的患者,应考虑给予抗血小板及调脂治疗,以降低心血管疾病再发率及死亡风险。

(2) 非药物治疗:高血压的非药物治疗适用于各级高血压患者,主要是指生活方式干预,即健康生活方式"六部曲"(限盐减重多运动,戒烟戒酒心态平),从而去除不利于身体和心理健康的行为和习惯,降低血压,提高降压药的疗效,降低心血管疾病风险。主要措施如下。

①限制钠盐:过多的钠盐摄入会导致血压升高,而适当的钾盐摄入则有助于降低血压。尽可能减少烹调用盐,可选择使用含钾的烹调用盐;减少味精、酱油等含钠盐的调味品用量;少食或不食钠盐含量较高的各类加工食品,如咸菜、火腿、香肠及各类炒货;增加富含膳食纤维的蔬菜和水果的摄入量。

②减轻体重:超重和肥胖是导致血压升高的重要原因之一,中心性肥胖还会进一步增加高血压等心血管疾病与代谢性疾病的风险,适当降低体重、减少体内脂肪含量可显著降低血压。最有效的减重措施是控制能量摄入和增加体力活动。

③戒烟戒酒:吸烟是心血管疾病主要危险因素之一,主动和被动吸烟可导致血管内皮损害,增加高血压患者发生动脉粥样硬化的风险。任何年龄戒烟均能获益。应强烈建议并督促高血压患者戒烟,同时避免被动吸烟。长期饮酒可导致血压升高,推荐不饮酒,目前在饮酒的高血压患者建议戒酒。

④规律运动:运动不仅有利于血压降低,且对减轻体重、增强体力、降低胰岛素抵抗有利。建议每周进行5~7次,每次持续30~60 min的中等强度的运动(如步行、慢跑、骑自行车、游泳等)。

⑤心理平衡:减轻精神压力,保持心情愉悦,应采取各种措施,帮助患者预防和缓解精神压力以及纠正和治疗病态心理,必要时建议患者寻求专业心理辅导或治疗。

(3) 药物治疗:高血压患者一旦被诊断,建议在生活方式干预的同时立即启动药物治疗。药物治疗的目的是降低血压,有效预防或延迟并发症的发生,有效控制高血压的发展,预防高血压急症、亚急症等重症高血压发生。尽量选用可改善预后的五大类降压药,即血管紧张素转换酶抑制剂(ACEI)、血管紧张素Ⅱ受体阻滞剂(ARB)、β受体阻滞剂、钙通道阻滞剂(CCB)和利尿剂,简称A、A、B、C、D。

①A:ACEI和ARB。两类药物降压作用明显,适用于心力衰竭、心肌梗死后、糖尿病、慢性肾病患者,有充足证据证明可改善预后。用于蛋白尿患者可降低尿蛋白,但双侧肾动脉狭窄、严重肾功能不全及高血钾患者禁用;妊娠或计划妊娠患者禁用。

②B:β受体阻滞剂。可降低心率,尤其适用于心率偏快的患者;用于合并心肌梗死或心力衰竭的患者,可改善预后;用于冠心病、劳力性心绞痛患者,可减轻心绞痛症状。对于心肌梗死或急性心力衰竭患者,不建议在基层卫生服务机构首用。支气管哮喘患者禁用。急性心力衰竭、病态窦房结综合征、房室传导阻滞患者禁用。

③C:CCB。此类药物降压作用强,耐受性较好,无绝对禁忌证,适用范围相对广,尤其适用于单纯收缩期高血压老年患者。常见的不良反应有头痛、踝部水肿、面部潮红、心率增快、牙龈增生等。

④D:利尿剂。噻嗪类利尿剂较为常用,尤其适用于单纯收缩期高血压及合并心力衰竭的老年患者。主要不良反应是低钾血症和影响血脂、血糖、血尿酸代谢,且随着利尿剂使用剂量的增加而加重,因此推荐小剂量使用。痛风患者禁用。保钾利尿剂可引起高血钾,不宜与ACEI、ARB合用,肾功能不全者慎用。

6. 双向转诊　基层卫生服务机构应主动与所在区域的上级医院建立安全、畅通的双向转诊渠道和机制,以便需要转诊的患者得到及时的专科医疗服务;同时经上级医院治疗好转的患者能够顺利转回基层卫生服务机构,从而减轻专科医院的压力和患者的就医负担。社区高血压需转诊人群主要包括起病急、症状重、怀疑继发性高血压以及多种药物无法控制的难治性高血压患者,以及妊娠期和哺乳期高血压患者。转诊后2周基层医务人员应主动随访,了解患者在上级医院的诊断和治疗效果,视情况预约下次随访时间或建议在上级医院进一步治疗。

(1) 初诊高血压转出条件。
①合并严重的临床情况或靶器官损害者;
②血压显著升高至180/110 mmHg及以上,经短期处理仍无法控制者;
③怀疑继发性高血压的患者;
④发病年龄小于30岁者;
⑤妊娠期和哺乳期妇女;
⑥因诊断需要到上级医院进一步检查者。

(2) 随访高血压患者转出条件。
①按治疗方案用药2~3个月,血压不达标的患者;
②血压控制平稳的患者,再度出现血压升高并难以控制者;
③血压波动较大,临床处理有困难者;
④随访过程中出现新的严重临床情况或靶器官损害难以处理者;
⑤患者服用降压药后出现不能解释或难以处理的不良反应的患者。

(3) 转入条件:上级医院应将诊断明确、治疗方案确定、血压及伴随临床情况已控制稳定等符合转入条件的高血压患者转回基层卫生服务机构,由基层医生对患者进行长期监测、随访和管理,以便减轻患者的经济负担。

(二) 高血压预防

根据高血压的危险因素和自然史,在生物-心理-社会医学模式的指导下,社区是高血压防治的第一线,必须担负起高血压检出、登记、治疗及长期系统管理的主要责任。开展高血压的社区三级预防,可有效地控制高血压的发病率,降低高血压的致残率、致死率,保护人群健康,提高生命质量。

1. 一级预防 在高血压尚未发生时针对病因(危险因素)采取的措施,这是预防、控制高血压的根本措施,主要倡导不吸烟、限酒、少钠盐、减少压力、情绪稳定、规律运动、减轻体重、减少脂肪摄入等健康的行为生活方式。开展高血压的一级预防常采取双向策略,即全人群策略和高危人群策略。

(1) 全人群策略:对社区所有人进行干预,目的是降低社区人群高血压危险因素的暴露水平,预防和减少高血压的发生。该策略采用健康促进的理论。①政策与环境支持:提倡健康生活方式,特别是强调减少食盐的摄入和控制体重,促进高血压的早期检出和治疗方面政策的制定和落实,创造支持性环境。②健康教育:争取地方政府的支持和配合;对社区全人群开展多种形式的高血压防治的宣传和教育,如组织健康教育俱乐部,定期举办高血压知识讲座,利用宣传栏、黑板报或文字材料等传播健康知识。③社区参与:以现存的卫生保健网为基础,多部门协作,动员全社区参与高血压防治工作。④场所干预:高血压的干预策略必须落实到场所中才能实现。健康促进的场所分为全市、医院、社区、工作场所和学校五类,可以根据不同场所的特点制订和实施高血压的干预计划。

(2) 高危人群策略:采用一定的技术和方法筛选出高血压的高危人群。采取有效措施,消除高危个体的特殊暴露,预防高血压的发生。

2. 二级预防 在高血压自然史的临床前期阶段,为阻止或延缓高血压的发展而采取措施,阻止高血压向临床阶段发展。通过高血压筛查、定期健康体检、设立高血压专科门诊等多种方式早期发现高血压患者,及时进行诊断和规范化治疗。

3. 三级预防 主要是采取高血压急重症的抢救、适当的康复治疗等方法,防止并发症和伤残,并促进功能恢复,提高生命质量,延长寿命,减少致残率和致死率。

(三) 高血压患者健康管理服务规范

1. 服务对象 辖区内35岁及以上常住居民中原发性高血压患者。常住居民指居住半年以上的户籍和非户籍的居民。

2. 服务内容

(1) 筛查。

①对辖区内35岁及以上常住居民,每年为其免费测量1次血压(非同日3次测量)。

②对第一次发现收缩压≥140 mmHg和(或)舒张压≥90 mmHg的居民,在去除可能引起血压升高的因素后预约其复查,若非同日3次测量血压均高于正常,可初步诊断为高血压。并建议转诊到有条件的上级医院确诊并取得治疗方案,2周内随访转诊结果。将已确诊的原发性高血压患者纳入高血压患者健康管理。对可疑继发性高血压患者,及时转诊。

③有以下六项指标中任一项高危因素(高危人群)时,建议每半年至少测量1次血压,接受医务人员生活方式指导。血压高值(收缩压130~139 mmHg和(或)舒张压85~89 mmHg);超重或肥胖和(或)腹型肥胖(超重,24 kg/m² ≤ BMI ≤28 kg/m²;肥胖,BMI>28 kg/m²;男性腰围≥90 cm、女性腰围≥85 cm为腹型肥胖);高血压家族史(一、二级亲属有高血压);长期膳食高盐;长期过量饮酒(每日饮白酒≥100 mL且每周饮酒≥4次);年龄≥55岁。

(2) 随访评估。

①对原发性高血压患者,每年要提供至少4次面对面的随访。

②测量血压并评估是否存在危急情况,如出现收缩压≥180 mmHg和(或)舒张压≥110 mmHg;意识改变、剧烈头痛或头晕、恶心呕吐、视物模糊、眼痛、心悸、胸闷、喘憋不能平卧及妊娠期或哺乳期血压高于正常等危急情况之一,或存在不能处理的其他疾病时,须在处理后紧急转诊。对于紧急转诊者,应在2周内主动随访转诊情况。

③若不需紧急转诊,询问上次随访到此次随访期间的症状。

④测量体重、心率,计算体重指数(BMI)。

⑤询问患者疾病情况和生活方式,包括心脑血管疾病、糖尿病、吸烟、饮酒、运动、摄盐情况等。

⑥了解患者服药情况。

(3) 分类干预。

①对血压控制满意(一般高血压患者血压降至140/90 mmHg以下;≥65岁老年患者血压降至150/90 mmHg以下,如果能耐受,可进一步降至140/90 mmHg以下;一般糖尿病或慢性肾脏病患者的血压目标可以在140/90 mmHg基础上再适当降低)、无药物不良反应、无新发并发症或原有并发症无加重的患者,预约下一次随访时间。

②对第一次出现血压控制不满意,或出现药物不良反应的患者,结合其服药依从性,必要时增加现用药物剂量、更换或增加不同类的降压药,2周内随访。

③对连续2次出现血压控制不满意或药物不良反应难以控制以及出现新的并发症或原有并发症加重的患者,建议其转诊到上级医院,2周内主动随访转诊情况。

④对所有患者进行有针对性的健康教育,与患者一起制定生活方式改进目标,长期坚持生活方式干预,即限盐、减重、适度运动、戒烟、限酒、心态平衡,以便下一次随访时评估进展。告诉患者出现哪些异常时应立即就诊。

(4) 健康体检：对原发性高血压患者，每年进行1次较全面的健康体检，可与随访相结合。体检内容包括体温、脉搏、呼吸、血压、身高、体重、腰围、皮肤、浅表淋巴结、心脏、肺部、腹部等，并对口腔、视力、听力和运动功能等进行判断。具体内容参照《居民健康档案管理服务规范》健康体检表。

3. 服务流程

(1) 高血压筛查服务流程见图 4-1-1。

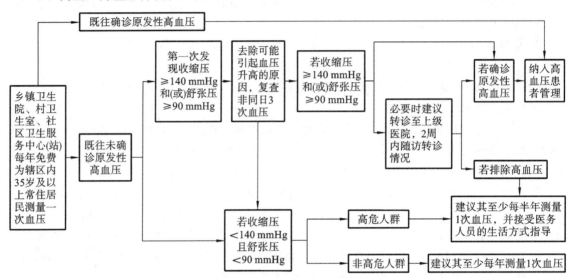

图 4-1-1　高血压筛查服务流程图

(2) 高血压患者随访服务流程见图 4-1-2。

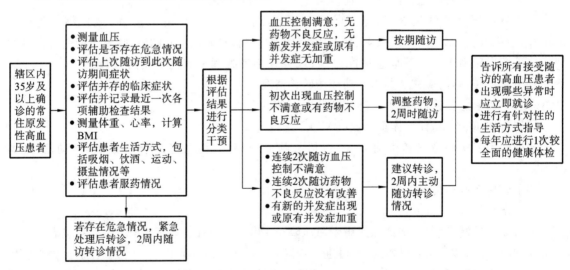

图 4-1-2　高血压患者随访服务流程图

4. 服务要求

(1) 高血压患者的健康管理由医生负责，应与门诊服务相结合。对未能按照管理要求接受随访的患者，乡镇卫生院、村卫生室、社区卫生服务中心(站)医务人员应主动与患者联系，保证管理的连续性。

(2) 随访包括预约患者到门诊就诊、电话追踪和家庭访视等方式。

(3) 乡镇卫生院、村卫生室、社区卫生服务中心(站)可通过本地区社区卫生诊断和门诊服务等途径筛查和发现高血压患者。有条件的地区，对人员进行规范培训后，可参考《中国高血压防治指南(2024年修订版)》对高血压患者进行健康管理。

(4) 发挥中医药在改善临床症状、提高生活质量、防治并发症中的特色和作用,积极应用中医药方法开展高血压患者健康管理服务。

(5) 加强宣传,告知服务内容,使更多的患者和居民愿意接受服务。

(6) 每次提供服务后及时将相关信息记入患者的健康档案。

5. 工作指标

(1) 高血压患者健康管理率 = $\dfrac{\text{年内管理高血压人数}}{\text{年内辖区内高血压患者总人数}} \times 100\%$。

(2) 高血压患者规范管理率 = $\dfrac{\text{按照规范要求进行高血压患者健康管理的人数}}{\text{年内已管理的高血压患者人数}} \times 100\%$。

(3) 管理人群血压控制率 = $\dfrac{\text{年内最近一次随访血压达标人数}}{\text{年内已管理的高血压患者人数}} \times 100\%$。

(4) 高血压患者信息化管理率 = $\dfrac{\text{随访结果录入信息系统的高血压患者人数}}{\text{年内已管理的高血压患者人数}} \times 100\%$。

注:最近一次随访血压指的是按照规范要求最近一次随访的血压,若失访则判断为未达标,血压控制是指收缩压<140 mmHg 和舒张压<90 mmHg(65 岁及以上患者收缩压<150 mmHg 和舒张压<90 mmHg),即收缩压和舒张压同时达标。

【实训案例】

李先生,55 岁,近两年常感头晕、心悸,上楼梯时胸闷、气促。1 周前在社区门诊测血压为 170/90 mmHg,未予处理,今天来社区卫生服务中心就诊。经体格检查发现李先生一般情况尚可,心率 90 次/分,欠整齐,血压 182/100 mmHg;神志清醒,精神一般,心浊音界不大,心音强弱不等,心律不齐;建议转上级医院住院治疗。

任务:1. 根据以上病历做出初步诊断,还需要进一步做哪些检查?
2. 李先生经住院治疗后病情稳定,请制订随访评估计划。

二、2 型糖尿病患者健康管理

(一) 2 型糖尿病概述

1. 概念 2 型糖尿病主要是由遗传和环境因素引起外周组织(主要是肌肉和脂肪组织)胰岛素抵抗及胰岛素分泌缺陷,导致机体胰岛素相对或绝对不足,使葡萄糖摄取利用减少而引发高血糖导致的糖尿病。

2. 发病危险因素 2 型糖尿病是复杂的遗传因素(多个基因参与)及环境因素共同作用的结果。胰岛素抵抗和胰岛素分泌不足是发生 2 型糖尿病的两个重要因素。已知的发病相关危险因素如下。

①超重和肥胖:超重和肥胖是诱发 2 型糖尿病的重要因素之一,且腹型肥胖较臀部肥胖者发生糖尿病的危险性更大。

②人口老龄化:糖尿病的患病率随年龄的增长而增高,20 岁以下人群糖尿病患病率较低,40 岁以上人群随年龄增长患病率明显上升,至 60~70 岁达高峰。随着社会经济发展和医疗条件改善,人均寿命逐步延长,这也是导致 2 型糖尿病患病率升高的重要因素之一。

③遗传因素:2 型糖尿病的发生与家族史的联系比 1 型糖尿病更紧密。一对双胞胎,如果其中一个患有 2 型糖尿病,另一个患糖尿病的风险高达 75%。

④缺乏体力活动:久坐少动容易使脂肪在体内累积,降低外周组织对胰岛素的敏感性。研究表明,体力活动与 2 型糖尿病的发生呈负相关,有规律的体育锻炼能增加胰岛素的敏感性和改善糖耐量。

⑤饮食结构不合理:摄入高脂肪、高蛋白、高糖和缺少膳食纤维的食物可增加糖尿病的发病风险。高热能饮食已被确认为2型糖尿病的一个重要膳食危险因素。

⑥其他:自身免疫、高血压、高血脂、长期过度紧张,以及影响糖代谢的药物(如利尿剂、类固醇激素、类固醇类口服避孕药)的使用等也是糖尿病的危险因素。

3. 临床表现和并发症 2型糖尿病的表现主要与代谢紊乱有关,典型临床症状是"三多一少"。部分患者可长期无明显症状,仅于体检或因其他疾病检查时发现血糖升高,或因并发症就诊才诊断为糖尿病。

(1)临床表现。

①多尿:由于血糖过高,超过肾糖阈,经肾小球滤出的葡萄糖不能完全被肾小管重吸收,形成渗透性利尿。血糖越高,尿糖排泄越多,尿量越多,患者尿意频频,多者一昼夜可达二十余次,夜间多次起床,影响睡眠。但老年人和肾脏疾病患者,肾糖阈增高,尿糖排泄障碍,在血糖轻中度增高时,多尿可不明显。

②多饮:主要是由高血糖引起。高血糖导致血浆渗透压明显增高,伴随多尿、失水,进而引发细胞内脱水,这进一步加重了高血糖,使血浆渗透压进一步明显升高,刺激口渴中枢,导致口渴而多饮,而多饮进一步加重多尿。

③多食:糖尿病患者由于胰岛素的绝对或相对缺乏或组织对胰岛素不敏感,组织摄取利用葡萄糖能力下降,虽然血糖处于高水平,但动静脉血中葡萄糖的浓度差很小,组织细胞实际上处于饥饿状态,从而刺激摄食中枢,引起饥饿、多食;另外,机体不能充分利用葡萄糖,大量葡萄糖从尿中排泄,机体实际上处于半饥饿状态,能量缺乏亦引起食欲亢进。

④体重减轻:胰岛素绝对或相对缺乏或胰岛素抵抗,机体不能充分利用葡萄糖产生能量,致使体内脂肪和蛋白质分解增加,消耗过多,呈负氮平衡状态,体重逐渐下降,进而出现身体消瘦。

⑤乏力:在糖尿病患者中较为常见。患者体内葡萄糖不能被完全氧化、充分利用,蛋白质和脂肪消耗增多,因而感到疲劳乏力,精神萎靡。

⑥皮肤瘙痒:许多人有皮肤瘙痒症状,尤其是外阴瘙痒,是由尿糖刺激局部所致。若并发白色念珠菌等真菌性阴道炎,瘙痒更加严重,常伴有白带等分泌物。失水后皮肤干燥亦可发生全身瘙痒,但较少见。

(2)并发症:糖尿病可累及全身各重要组织器官,可单独出现或以不同组合同时或先后出现。并发症可在诊断糖尿病前已存在,有些患者以并发症为线索而发现糖尿病。

①感染性疾病:糖尿病容易并发各种感染,血糖控制差者更易发生,也更严重。肾盂肾炎和膀胱炎多见于女性患者,容易反复发作,严重者可发生肾及肾周脓肿、肾乳头坏死。疖、痈等皮肤化脓性感染可反复发生,有时可引起脓毒血症。皮肤真菌感染如足癣、体癣也常见。真菌性阴道炎和巴氏腺炎是女性患者常见并发症,多为白色念珠菌感染所致。糖尿病合并肺结核的发生率显著增高,病灶多呈渗出干酪性,易扩展播散,且影像学表现多不典型,易致漏诊或误诊。

②急性并发症。

a. 糖尿病酮症酸中毒:糖尿病患者最常见的急性并发症。在各种诱发因素作用下,胰岛素缺乏以及拮抗激素水平升高,导致高血糖、高酮血症和酮症酸以及蛋白质、脂肪、水和电解质代谢紊乱,同时发生以代谢性酸中毒为主要表现的临床综合征。患者常表现为烦渴、多尿、夜尿增多,体重下降,疲乏无力,视物模糊,呼吸加深,腹痛、恶心、呕吐,小腿肌肉痉挛。实验室检查结果提示血糖明显升高,代谢性酸中毒,尿糖及尿酮体阳性。

b. 高渗高血糖综合征:糖尿病的严重急性并发症,以严重高血糖、高血浆渗透压、脱水为特点,无明显酮症,患者可有不同程度的意识障碍或昏迷。老年2型糖尿病患者常见,主要原因是在体内胰岛素相对不足的情况下,出现引起血糖急剧升高的因素,同时伴有严重失水,导致血糖显著升高。

c. 糖尿病乳酸性酸中毒:主要是由于体内无氧酵解的糖代谢产物乳酸大量堆积,导致高乳酸血症,进一步引发血 pH 降低。糖尿病乳酸性酸中毒的发生率不高,但死亡率很高。患者主要表现为疲乏无力、恶心、厌食或呕吐、呼吸深大、嗜睡等。大多数患者有服用双胍类药物史。实验室检查结果提示明显酸中毒,但血、尿酮体不升高,血乳酸水平升高。

③慢性并发症。

a.微血管病变:微血管病变是糖尿病的特异性并发症,其典型改变是微血管基底膜增厚和微循环障碍。其中以糖尿病肾病和视网膜病变尤为重要。糖尿病肾病是慢性肾脏病的一种重要类型,是导致终末期肾功能衰竭的常见原因;糖尿病性视网膜病变是病程超过10年的糖尿病患者常见的一种并发症,其程度各异,是失明的主要原因之一。

b.动脉粥样硬化性心血管疾病:在2型糖尿病患者中,肥胖、高血压、血脂异常等动脉粥样硬化的风险因素的发生率明显增高,这导致该人群动脉粥样硬化的患病率较高,发病更早,且病情进展较快。动脉粥样硬化主要侵犯主动脉、冠状动脉、脑动脉、肾动脉和肢体动脉等,引起冠心病、缺血性或出血性脑血管病、肾动脉硬化、肢体动脉硬化等。

c.神经系统并发症:糖尿病可致中枢神经系统并发症、周围神经病变、自主神经病变等。中枢神经系统并发症,伴随严重的糖尿病酮症酸中毒、高渗高血糖综合征或低血糖症,可能导致神志改变、缺血性脑卒中、脑老化加速及阿尔茨海默病等。远端对称性多发性神经病变是糖尿病周围神经病变最常见的类型。"手套-袜套样"感觉异常、夜间加剧、下肢重于上肢为此型的典型症状。此外,局灶性单神经病变、非对称性的多发局灶性神经病变、多发神经根病变也较常见。自主神经病变是糖尿病常见的并发症,其可累及心血管、消化、呼吸、泌尿、生殖等系统。

d.糖尿病足:糖尿病足是指与下肢远端神经异常和不同程度周围血管病变相关的足部溃疡、感染和(或)深层组织破坏,是糖尿病最严重和治疗费用较多的慢性并发症之一,是糖尿病非外伤性截肢的最主要原因。

糖尿病还可引起视网膜黄斑病、白内障、青光眼、屈光改变、虹膜睫状体病变等,牙周病是最常见的糖尿病口腔并发症。皮肤病变也很常见,某些为糖尿病特异性,大多数为非特异性。

4. 诊断标准 糖尿病的临床诊断应依据静脉血浆葡萄糖值,毛细血管血的葡萄糖值仅作参考。目前依据国际通用的诊断标准是 WHO 糖尿病专家委员会提出的糖代谢状态分类和糖尿病诊断标准(表 4-1-2 和表 4-1-3)。

表 4-1-2 糖代谢状态分类

糖代谢分类	空腹血糖/(mmol/L)	糖负荷后 2 h 血糖/(mmol/L)
正常血糖	<6.1	<7.8
空腹血糖受损(IFG)	6.1~<7.0	<7.8
糖耐量减低(IGT)	<7.0	7.8~<11.1
糖尿病(DM)	≥7.0	≥11.1

注:IFG 和 IGT 统称为糖调节受损,也称糖尿病前期。

表 4-1-3 糖尿病诊断标准

诊断标准	血糖或糖化血红蛋白/(mmol/L)
典型糖尿病症状(烦渴多饮、多尿、多食、不明原因的体重下降)加随机血糖	≥11.1
或加空腹血糖	≥7.0
或加口服葡萄糖耐量试验(OGTT)2 h 血糖或加糖化血红蛋白	≥11.1
无糖尿病典型症状者,需改日复查确认(不包括随机血糖)	≥6.5%

注:空腹状态指至少 8 h 没有摄入热量;随机血糖值不考虑上次用餐时间,一天中任意时间的血糖,不能用来诊断空腹血糖受损或糖耐量减低。采用标准化检测方法且有严格质量控制的医疗机构,可以将 HbA1c≥6.5%作为糖尿病的补充诊断标准。

5. 治疗

（1）治疗原则：应遵循综合治疗的原则，包括控制血糖、血压、血脂等，在生活方式干预的基础上进行必要的药物治疗，以提高糖尿病患者的生存质量和延长预期寿命。实施糖尿病综合管理的五项措施（称为"五驾马车"），即糖尿病健康教育、饮食营养治疗、运动治疗、血糖监测和药物治疗。

（2）2型糖尿病的综合控制目标：制订2型糖尿病患者综合调控目标的首要原则是个体化，应根据患者的年龄、病程、预期寿命、并发症或合并症严重程度等进行综合考虑，见表4-1-4。

表4-1-4　中国2型糖尿病综合控制目标

指标	控制目标
血糖/(mmol/L)	
空腹	4.4～7.0
非空腹	<10.0
糖化血红蛋白/(%)	<7.0
血压/mmHg	<130/80
总胆固醇/(mmol/L)	<4.5
高密度脂蛋白胆固醇/(mmol/L)	
男性	>1.0
女性	>1.3
甘油三酯/(mmol/L)	<1.7
低密度脂蛋白胆固醇(mmol/L)	
未合并动脉粥样硬化性心血管疾病	<2.6
合并动脉粥样硬化性心血管疾病	<1.8
体重指数/(kg/m^2)	<24.0

（3）2型糖尿病的非药物治疗：对已确诊的2型糖尿病患者应立即启动并坚持生活方式干预，包括控制体重、合理膳食、适量运动、戒烟限酒、保持心理平衡等。生活方式干预应贯穿于糖尿病治疗的始终。如果单纯生活方式干预不能使血糖达标，应开始单药治疗，根据情况可采用二联或三联用药。

（4）2型糖尿病的药物治疗：根据患者具体病情制订个体化治疗方案，充分考虑治疗方案对患者的便利性和可操作性，有利于患者依从性的提高和社区日常管理的可持续性。高血糖的药物治疗多基于纠正导致血糖升高的两个主要病理生理改变——胰岛素抵抗和胰岛素分泌受损，降糖药可分为以促进胰岛素分泌为主要作用的药物和通过其他机制降低血糖的药物。

①双胍类：双胍类药物的主要药理作用是通过减少肝脏葡萄糖的输出和改善外周胰岛素抵抗而降低血糖，是2型糖尿病患者的基础用药。二甲双胍可减少肥胖的2型糖尿病患者的心血管疾病和死亡的风险；单独使用二甲双胍不导致低血糖，但二甲双胍与胰岛素或胰岛素促泌剂联合使用时可增加低血糖发生的风险。二甲双胍的主要不良反应为胃肠道反应。双胍类药物禁用于肾功能不全、肝功能不全、严重感染、缺氧或接受大手术的患者。

②磺酰脲类药物：磺酰脲类药物属于胰岛素促泌剂，主要药理作用是通过刺激胰岛B细胞分泌胰岛素，提高体内的胰岛素水平而降低血糖。目前在我国上市的磺酰脲类药物主要为格列本脲、格列美脲、格列齐特、格列吡嗪和格列喹酮。磺酰脲类药物如果使用不当可导致低血糖，特别是在老年患者和肝、肾功能不全者；磺酰脲类药物还可导致体重增加。有肾功能轻度不全的患者，宜选择格列喹酮。

③噻唑烷二酮类(TZD)药物：TZD主要通过增加靶细胞对胰岛素作用的敏感性而降低血糖。目前在我国上市的有罗格列酮和吡格列酮。TZD单独使用时不导致低血糖，但与胰岛素或胰岛素促泌剂联合使用时可增加低血糖发生的风险。常见不良反应是体重增加和水肿，特别是与胰岛素联合使用时表现更加明显。

④格列奈类药物：此类药物需在餐前即刻服用，主要通过刺激胰岛素的早时相分泌而降低餐后血糖，可单独使用或与其他降糖药联合应用（与磺酰脲类降糖药联合应用需慎重）。格列奈类药物的常见不良反应是低血糖和体重增加，但低血糖的发生风险较磺酰脲类药物小且严重程度较磺酰脲类药物轻。格列奈类药物可以在肾功能不全的患者中使用。

⑤α-葡萄糖苷酶抑制剂：通过抑制糖类在小肠上部的吸收而降低餐后血糖。适用于以糖类为主要食物成分和餐后血糖升高的患者。我国上市的α-葡萄糖苷酶抑制剂有阿卡波糖、伏格列波糖和米格列醇。α-葡萄糖苷酶抑制剂的常见不良反应为胃肠道反应如腹胀、腹泻、排气增多等。

另外，尚有二肽基肽酶4抑制剂(DDP-4i)、葡萄糖激酶激活剂(GKA)、泛过氧化物酶体增殖物激活受体(PPAR)激动剂、钠-葡萄糖共转运蛋白2抑制剂(SGLT2i)和胰高血糖素样肽-1受体激动剂(GLP-1RA)等各类口服降糖药物，可根据患者具体情况进行选择。

⑥胰岛素：2型糖尿病患者虽不需胰岛素来维持生命，但当口服降糖药效果不佳或存在口服药使用禁忌时，仍需使用胰岛素，以控制高血糖，并减少糖尿病并发症的发生风险。根据作用特点的差异，胰岛素又可分为超短效胰岛素类似物、常规（短效）胰岛素、中效胰岛素、长效胰岛素、长效胰岛素类似物、预混胰岛素和预混胰岛素类似物。

6. 双向转诊 社区卫生服务机构由于在设备和技术条件方面的限制，应将一些无法确诊及危重的患者转移到上一级的医疗机构进行治疗。上一级医院安排诊断明确、经过治疗病情稳定而转入恢复期、经评估确认适宜在社区环境中继续治疗和康复的患者返回所在辖区社区卫生机构进行继续治疗和康复。

(1) 上转至二级及以上医院的标准：
①初次发现血糖异常，临床分型不明确者。
②儿童和青少年(年龄<18岁)糖尿病患者。
③妊娠期和哺乳期血糖异常者。
④原因不明或经基层医生处理后仍反复发生低血糖者。
⑤血糖、血压、血脂长期治疗不达标者。
⑥血糖波动较大，基层处理困难，无法平稳控制者。
⑦出现严重降糖药不良反应而难以处理者。
⑧糖尿病急性并发症：严重低血糖或高血糖伴或不伴有意识障碍。
⑨糖尿病慢性并发症（视网膜病变、肾病、神经病变、糖尿病足或周围血管病变）的筛查、治疗方案的制订和疗效评估在社区处理有困难者。
⑩糖尿病慢性并发症导致靶器官严重损害而需要紧急救治者。
⑪糖尿病足患者出现皮肤颜色的急剧变化，局部疼痛加剧并有红肿等炎症表现，新发溃疡，原有的浅表溃疡恶化并累及软组织和骨组织，出现播散性的蜂窝织炎、全身感染征象、骨髓炎等。
⑫其他经医生判断为需上级医院处理的情况或疾病。

(2) 转回基层医疗卫生机构的标准。
①初次发现血糖异常，已明确诊断和确定治疗方案且血糖控制比较稳定。
②糖尿病急性并发症治疗后病情稳定。
③糖尿病患者的慢性并发症已经得到明确诊断，并据此制定了相应的治疗方案及疗效评估标准，且患者的病情已经处于稳定控制的状态。
④其他经上级医疗机构医生判定可以转回基层继续治疗管理的患者。

(二) 2型糖尿病预防

社区是2型糖尿病防治的第一线,必须担负起2型糖尿病检出、登记、治疗及长期系统管理的主要责任。开展2型糖尿病的社区三级预防,可有效地控制发病率、防止或延缓并发症的发生,保护人群健康,提高生命质量。

1. 第一级预防 第一级预防的目标是控制2型糖尿病的危险因素,预防2型糖尿病的发生。2型糖尿病患病的风险取决于危险因素的数量及其严重程度。有些因素是不可改变的,如年龄、遗传、种族等,而有些因素是可以人为控制的,对于可控的因素应该积极预防。在一般人群中开展健康教育,提高人群对糖尿病防治的知晓度和参与度,倡导合理膳食、控制体重、适量运动、限盐、控烟、限酒、心理平衡的健康生活方式,增强人群的糖尿病防治意识。鼓励超重或肥胖患者减轻体重,增加日常活动量,鼓励每周5日,每日至少30 min的中等强度活动。

2. 第二级预防 第二级预防的目标是早发现、早诊断和早治疗2型糖尿病患者,在已诊断的患者中预防糖尿病并发症的发生。主要措施包括在高危人群中开展疾病筛查、健康干预等,指导其进行自我管理。糖尿病筛查有助于早期发现糖尿病患者,提高糖尿病及其并发症的防治水平。可在糖尿病前期人群中进行药物干预,及早采用严格的血糖控制,以降低糖尿病并发症的发生风险。

3. 第三级预防 第三级预防的目标是延缓已发生的糖尿病并发症的进展、降低致残率和死亡率并改善患者的生存质量。第三级预防的内容包括继续强化血糖、血压、血脂控制。特别是强化血糖控制,从而降低已经发生的早期糖尿病微血管病变进一步发展的风险。对于糖尿病病程较长、年老、已经有心血管疾病的2型糖尿病患者,继续采取降糖、降压、调脂(主要是降低LDL-C)治疗,以降低心血管疾病及微血管并发症反复发生率和死亡的风险。对已出现严重糖尿病慢性并发症者,推荐至相关专科治疗。

(三) 2型糖尿病患者健康管理服务规范

1. 服务对象 辖区内35岁及以上常住居民中2型糖尿病患者。

2. 服务内容

(1) 筛查:对工作中发现的2型糖尿病高危人群进行有针对性的健康教育,建议其至少每年测量1次空腹血糖,并接受医务人员的健康指导。

(2) 随访评估:对确诊的2型糖尿病患者,每年提供4次免费空腹血糖检测,至少进行4次面对面随访。

①测量空腹血糖和血压,并评估是否存在危急情况。如出现以下危险情况之一,或存在不能处理的其他疾病时,须在处理后紧急转诊。血糖≥16.7 mmol/L或血糖≤3.9 mmol/L;收缩压≥180 mmHg和(或)舒张压≥110 mmHg;意识或行为改变,呼气有烂苹果样丙酮味,心悸,出汗,食欲减退,恶心,呕吐,多饮,多尿,腹痛,有深大呼吸,皮肤潮红;持续性心动过速(心率超过100次/分);体温超过39 ℃或有其他的突发异常情况(如视力骤降)、妊娠期及哺乳期血糖高于正常值等。对于紧急转诊者,乡镇卫生院、村卫生室、社区卫生服务中心(站)应在2周内主动随访转诊情况。

②若不需紧急转诊,询问上次随访到此次随访期间的症状。

③测量体重,计算体重指数(BMI),检查足背动脉搏动。

④询问患者疾病情况和生活方式,包括心脑血管疾病、吸烟、饮酒、运动、主食摄入情况等。

⑤了解患者服药情况。

(3) 分类干预。

①对空腹血糖控制满意(空腹血糖<7.0 mmol/L)、无药物不良反应、无新发并发症或原有

并发症无加重的患者,预约下一次随访。

②对第一次出现空腹血糖控制不满意(空腹血糖值≥7.0 mmol/L)或药物不良反应的患者,结合其服药依从情况进行指导,必要时增加现有药物剂量、更换或增加不同类的降糖药,2周内随访。

③对连续2次出现空腹血糖控制不满意或药物不良反应难以控制以及出现新的并发症或原有并发症加重的患者,建议其转诊到上级医院,2周内主动随访转诊情况。

④对所有的患者进行有针对性的健康教育,与患者一起制定生活方式改进目标并在下一次随访时评估进展。告诉患者出现哪些异常时应立即就诊。

(4) 健康体检:对确诊的2型糖尿病患者,每年进行1次较全面的健康体检,体检可与随访相结合。体检内容包括体温、脉搏、呼吸、血压、空腹血糖、身高、体重、腰围、皮肤、浅表淋巴结、心脏、肺部、腹部等,并对口腔、视力、听力和运动功能等进行判断。具体内容参照《居民健康档案管理服务规范》健康体检表。

3. 服务流程 2型糖尿病患者健康管理服务流程见图4-1-3。

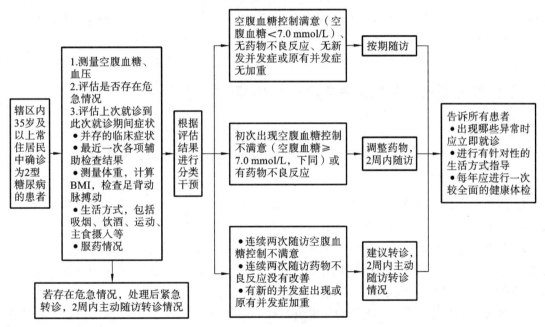

图4-1-3 2型糖尿病患者健康管理服务流程

4. 服务要求

(1) 2型糖尿病患者的健康管理由医生负责,应与门诊服务相结合。对未能按照健康管理要求接受随访的患者,乡镇卫生院、村卫生室、社区卫生服务中心(站)应主动与患者联系,保证管理的连续性。

(2) 随访包括预约患者到门诊就诊、电话追踪和家庭访视等方式。

(3) 乡镇卫生院、村卫生室、社区卫生服务中心(站)要通过本地区社区卫生诊断和门诊服务等途径筛查和发现2型糖尿病患者,掌握辖区内居民2型糖尿病的患病情况。

(4) 发挥中医药在改善临床症状、提高生活质量、防治并发症中的特色和作用,积极应用中医药疗法开展2型糖尿病患者健康管理服务。

(5) 加强宣传,告知服务内容,使更多的患者愿意接受服务。

(6) 每次提供服务后及时将相关信息记入患者的健康档案。

5. 工作指标

(1) 2型糖尿病患者规范管理率 = $\dfrac{\text{按照规范要求进行2型糖尿病患者健康管理的人数}}{\text{年内已管理的2型糖尿病患者人数}} \times 100\%$。

(2) 管理人群血糖控制率 = $\dfrac{\text{年内最近一次随访空腹血糖达标人数}}{\text{年内已管理的2型糖尿病患者人数}} \times 100\%$。

注：最近一次随访血糖指的是按照规范要求最近一次随访的血糖，若失访则判断为未达标，空腹血糖达标是指空腹血糖<7 mmol/L。

《2型糖尿病患者健康管理服务规范》是基层医疗卫生机构为居民免费提供基本公共卫生服务的参考依据，可作为各级卫生计生行政部门开展基本公共卫生服务绩效考核的依据。下面我们一起通过微课来学习《2型糖尿病患者健康管理服务规范》，重点关注社区2型糖尿病健康管理的服务对象、随访评估和分类干预方法。

【实训案例】

王先生，66岁，血糖升高10余年，被诊断为2型糖尿病，一直用二甲双胍、格列美脲等口服降糖药治疗。近一个月来，王先生自觉偶有乏力、心慌，休息后可缓解，体重无明显变化，自测血糖尚在正常范围内。

任务：作为社区卫生服务中心的工作人员，请根据以上临床情景提出健康教育方案。

三、慢性阻塞性肺疾病患者健康服务规范（试行）

（一）服务对象

辖区内35岁及以上常住居民中慢性阻塞性肺疾病（以下简称慢阻肺病）患者。

（二）服务内容

1. 建档 对辖区内慢阻肺病患者，已经有健康档案的，增加慢阻肺病随访服务相关内容；尚未建立健康档案的，应建立健康档案并记录慢阻肺病随访服务相关内容。

2. 首次随访 确诊为慢阻肺病的服务对象，进行首次随访时，需记录其吸烟史、用药情况、肺功能指标；若其近一年无肺功能检查结果，建议其在有条件的医疗机构进行肺功能检测，登记肺功能相关指标。首次随访应通过门诊或入户随访完成。

3. 随访评估和分类干预 对于确诊慢阻肺病的患者，每年至少提供4次随访，了解患者症状、用药情况和是否有急性加重情况等，相关信息应及时录入《慢性阻塞性肺疾病患者随访服务记录表》，具体随访内容如下。

(1) 随访患者是否有呼吸困难加重、喘息、胸闷、咳嗽加剧、痰量增加、痰液颜色和（或）黏度改变、发热，或出现全身不适、失眠、嗜睡、疲乏、抑郁、意识不清等症状，或出现口唇发绀、外周水肿体征，或出现严重并发症如心律失常、心力衰竭等。对有急性加重症状的患者，及时转诊到上级医院进一步诊治。对于转诊者，乡镇卫生院、村卫生室、社区卫生服务中心（站）应在2周内主动随访转诊情况。

(2) 若不需转诊，询问上次随访到此次随访期间患者慢性咳嗽、咳痰、呼吸困难、喘息或胸闷等呼吸系统症状发作及控制情况。

(3) 随访患者用药情况，评价患者用药依从性，指导患者正确使用吸入药物装置。

(4) 随访患者危险因素暴露情况。对于吸烟者要教育、督促戒烟。对于居住环境中使用生物燃料者，劝说其加强通风、改用清洁能源。对于粉尘职业接触者，劝说其加强职业防护。

(5) 随访了解患者是否有慢阻肺病的合并症及共患疾病，包括心血管疾病、骨质疏松、焦虑抑郁、肺癌、感染、代谢综合征和糖尿病等。

(6) 如果患者长期进行家庭氧疗,随访患者每天氧疗时间、吸氧流量、有无不良反应。

(7) 随访时行脉搏氧饱和度(SpO_2)检查;了解患者是否每年行肺功能检测,登记相关指标,如一秒钟用力呼气容积(FEV_1)、用力肺活量(FVC)及一秒率(FEV_1/FVC)、FEV_1占预计值百分比。建议慢阻肺病患者每年至少进行1次肺功能检测。

(8) 随访过程中若发现患者有频繁急性加重、长期$SpO_2 < 90\%$、现有药物无法维持症状稳定、药物不良反应难以控制、新发合并症或原有合并症加重等情况,及时建议并协助患者联系上级医院进行就诊,并记录患者病情变化及治疗调整情况。

4. 健康检查 对确诊的慢阻肺病患者,每年提供1次健康检查,可与随访相结合。内容包括体温、脉搏、呼吸、血压、SpO_2、身高、体重、腰围、皮肤、浅表淋巴结、心脏、肺部、腹部等常规体格检查。具备条件的基层医疗卫生机构可提供1次肺功能检测。具体内容参照《居民健康档案服务规范》健康体检表。

(三)分类随访服务流程

慢阻肺病分类随访服务流程见图4-1-4。

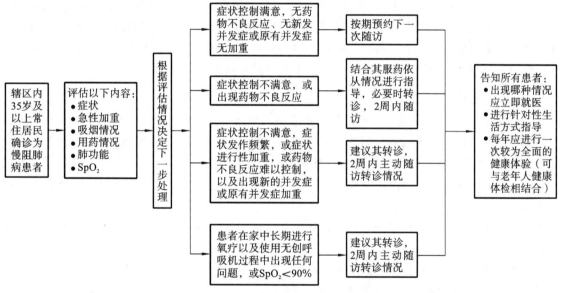

图4-1-4 慢阻肺病分类随访服务流程

(四)服务要求

(1) 慢阻肺病患者的健康服务由医生负责,应与门诊服务相结合,对未能按照健康服务要求接受随访的患者,乡镇卫生院、村卫生室、社区卫生服务中心(站)应主动与患者联系,保证健康服务的连续性。

(2) 随访包括预约患者到门诊就诊、电话追踪和家庭访视等方式。可以利用小程序、应用软件(APP)等互联网信息技术,实现远程健康服务。

(3) 各级卫生健康行政部门要统筹协调医疗卫生机构及时把重大公共卫生服务"慢性阻塞性肺疾病高危人群早期筛查与综合干预项目"、省市区县相关筛查工作发现的慢阻肺病患者以及门诊服务等途径确诊的慢阻肺病患者信息反馈至辖区的乡镇卫生院、村卫生室、社区卫生服务中心(站)进行建档登记,方便其掌握辖区内居民慢阻肺病的患病情况。

(4) 发挥中医药在改善临床症状、提高生活质量、防治并发症中的特色和作用,积极应用中医药方法开展慢阻肺病患者健康服务。

(5) 发挥膳食营养、运动等非药物措施在疾病早期的干预作用。

(6) 开展家庭医生签约服务,加强宣传,告知服务内容,将更多的确诊患者及时纳入服务范围。

(7) 每次提供服务后及时将相关信息录入患者健康档案。

(五)评价指标

(1) 慢阻肺病患者规范健康服务率 = $\dfrac{\text{按照规范要求进行慢阻肺病患者健康服务的人数}}{\text{年内已接受健康服务的慢阻肺病患者人数}} \times 100\%$。

(2) 慢阻肺病患者服务人群重度急性加重住院率 = $\dfrac{\text{统计时期内辖区接受健康服务的慢阻肺病患者因慢阻肺病急性加重住院的人数}}{\text{同期内辖区接受健康服务的慢阻肺病患者总数}} \times 100\%$。

四、严重精神障碍患者管理

(一)服务对象

辖区内常住居民中诊断明确、在家居住的严重精神障碍患者。主要包括精神分裂症、分裂情感性障碍、偏执性精神病、双相(情感)障碍、癫痫所致精神障碍、精神发育迟滞伴发精神障碍这六种严重精神障碍的确诊患者。符合《中华人民共和国精神卫生法》第三十条第二款第二项情形并经诊断、病情评估为严重精神障碍患者,不限于上述六种疾病。

(二)服务内容

(1) 患者信息管理:在将严重精神障碍患者纳入管理时,需由家属提供或直接转自原承担治疗任务的专业医疗卫生机构的疾病诊疗相关信息,同时为患者进行一次全面评估,为其建立居民健康档案,并按照要求填写严重精神障碍患者个人信息补充表。

(2) 随访评估:对应管理的严重精神障碍患者每年至少随访4次,每次随访应对患者进行危险性评估;检查患者的精神状况,包括感觉、知觉、思维、情感和意志行为、自知力等;询问和评估患者的躯体疾病、社会功能情况、用药情况及各项实验室检查结果等。其中危险性评估分为6级。

0级:无符合以下1~5级中的任何行为。

1级:口头威胁,喊叫,但没有打砸行为。

2级:有打砸行为,局限在家里,针对财物,能被劝说制止。

3级:有明显打砸行为,不分场合,针对财物,不能接受劝说而停止。

4级:有持续的打砸行为,不分场合,针对财物或人,不能接受劝说而停止(包括自伤、自杀)。

5级:有持械针对人的任何暴力行为,或者纵火、爆炸等行为,无论在家里还是公共场合。

(3) 分类干预:根据患者的危险性评估分级、社会功能状况、精神症状评估、自知力判断,以及患者是否存在药物不良反应或躯体疾病情况对患者进行分类干预,依病情变化及时调整随访周期。

① 病情不稳定患者。危险性为3~5级或精神症状明显、自知力缺乏、有严重药物不良反应或严重躯体疾病。

要求:精防人员在做好自我防护的前提下,对患者进行紧急处理后立即将其转诊到精神卫生医疗机构。必要时报告当地公安机关和关爱帮扶小组,2周内随访了解其治疗情况。对于未能住院或转诊的患者,联系精神科医师进行应急医疗处置,并在村(居)民委员会成员、民警的共同协助下,至少每2周随访1次。

如患者既往有暴力史、有滥用酒精（药物）、被害妄想、威胁过他人、表达过伤害他人的想法、有反社会行为、情绪明显不稳或处在重大压力之下等情况，精防人员应当在村（居）民委员会成员、民警的共同协助下，开展联合随访，并增加随访频次。

② 病情基本稳定患者。危险性为1～2级，或精神症状、自知力、社会功能状况至少有一方面较差。

要求：首先，了解患者是否按医嘱规律服药，有无停药、断药现象。其次，判断是病情波动或药物疗效不佳，还是伴有药物不良反应或躯体症状恶化，精防人员应当联系精神科医师，在其指导下分别采取在规定剂量范围内调整现用药物剂量和查找原因对症治疗的措施，2周时随访，若处理后病情趋于稳定，可维持目前治疗方案，3个月时随访；未达到稳定者，应当建议其到精神卫生医疗机构复诊或请精神科医师结合"精防日"等到基层医疗卫生机构面访患者，对精防人员提供技术指导，并调整治疗方案，1个月时随访。

③ 病情稳定患者。危险性为0级，且精神症状基本消失，自知力基本恢复，社会功能处于一般或良好，无严重药物不良反应，躯体疾病稳定，无其他异常。

要求：继续执行上级医院制定的治疗方案，3个月时随访。对于病情稳定、社会就业、家庭监护有力、自知力较好的患者，患者和家属不接受入户访问的，精防人员要以保护患者隐私、不干扰其正常工作和生活为原则，可预约患者到门诊随访或采用电话随访。

④ 每次随访根据患者病情的控制情况，对患者及其家属进行有针对性的健康教育和生活技能训练等方面的康复指导，对家属提供心理支持和帮助。

⑤ 随访常见问题及处置。a.对于不同意接受社区管理或无正当理由半年以上未接受面访的患者，精防人员应当报告关爱帮扶小组，协同宣传有关政策和服务内容，并加强社区关注和监护。b.对于精神病性症状持续存在或不服药、间断服药的患者，精防人员应当请精神科医师共同对患者进行当面随访，必要时调整治疗方案，开展相应的健康教育，宣传坚持服药对于患者病情稳定、恢复健康和社会功能的重要性。c.对于家庭贫困、无监护或弱监护的患者，在常规随访的基础上，关爱帮扶小组应当每半年至少共同随访1次，了解患者在治疗、监护、生活等方面的困难及需求，协调当地相关部门帮助患者及家属解决问题。对近期遭遇重大创伤事件的患者，关爱帮扶小组应当尽快共同随访。必要时可请精神科医师或心理健康服务人员提供帮助。

（4）健康体检：在患者病情许可的情况下，征得监护人与（或）患者本人同意后，每年进行1次健康检查，可与随访相结合。内容包括血压、体重、血常规（含白细胞分类）、转氨酶、血糖、心电图等。

（5）开展严重精神障碍疑似患者筛查：基层医疗卫生机构人员配合政法、公安等部门，每季度与村（居）民委员会联系，了解辖区常住人口中重点人群的情况，参考精神行为异常识别清单，开展疑似严重精神障碍患者筛查。精神行为异常识别清单包括：①曾在精神科住院治疗；②因精神异常而被家人关锁；③无故冲动，伤人、毁物，或无故离家出走；④行为举止古怪，在公共场合蓬头垢面或赤身露体；⑤经常无故自语自笑，或说一些不合常理的话；⑥变得疑心大，认为周围人都针对他或者迫害他；⑦变得过分兴奋话多（说个不停）、活动多、爱惹事、到处乱跑等；⑧变得冷漠、孤僻、懒散，无法正常学习、工作和生活；⑨有过自杀行为或企图。

对于符合上述清单中一项或以上症状的，应当进一步了解该人的姓名、住址等信息，填写精神行为异常线索调查复核登记表，将发现的疑似患者报县级精防机构，并建议其至精神卫生医疗机构进行诊断。

（6）接受精神卫生医疗机构技术指导，及时转诊病情不稳定患者。

（7）在上级精防机构的指导下开展辖区患者应急处置，协助精神卫生医疗机构开展应急医疗处置。

(8) 组织开展辖区精神卫生健康教育、政策宣传活动：基层医疗卫生机构应当与村(居)民委员会共同开展社区心理健康指导、精神卫生知识宣传教育活动，创建有益于居民身心健康的社区环境。积极倡导社区居民对严重精神障碍患者和家庭给予理解和关心，平等对待患者，促进社区和谐稳定；根据严重精神障碍多在青壮年发病的特点，精神卫生医疗机构应当配合学校开展有针对性宣传教育活动，提高青少年对心理健康核心知识和精神障碍早期症状的知晓率。

(9) 优先为严重精神障碍患者开展家庭医师签约服务。

(三) 服务流程

严重精神障碍患者管理流程见图 4-1-5。

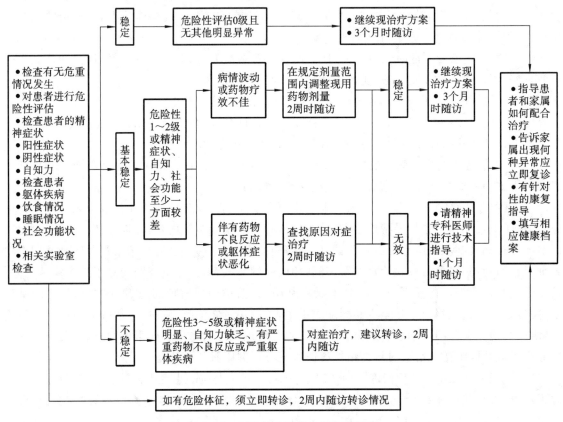

图 4-1-5　严重精神障碍患者管理流程

(四) 服务要求

(1) 配备接受过严重精神障碍管理培训的专(兼)职人员，开展本规范规定的健康管理工作。

(2) 与相关部门加强联系，及时为辖区内新发现的严重精神障碍患者建立健康档案并根据情况及时更新。

(3) 随访包括预约患者到门诊就诊、电话追踪和家庭访视等方式。

(4) 加强宣传，鼓励和帮助患者进行社会功能康复训练，指导患者参与社会活动，接受职业训练。

(五) 工作指标

$$严重精神障碍患者规范管理率=\frac{年内辖区内按照规范要求进行管理的严重精神障碍患者人数}{年内辖区内登记在册的确诊严重精神障碍患者人数}\times 100\%$$

$$严重精神障碍患者服药率=\frac{在规定时间内,患有严重精神障碍且病情需要服药的患者}{在规定时间内,正在接受精神药物治疗的人数}\times100\%$$

第二节 传染病及突发公共卫生事件管理

学习目标

知识目标：对传染病及突发公共卫生事件的基本知识有所了解，掌握肺结核患者健康管理的服务对象、内容、流程等。

能力目标：能对传染病及突发公共卫生事件进行报告和处理，能对辖区内肺结核患者进行推介、转诊及随访等管理，并能够做出结案评估。

素质目标：增强风险意识，做好科学预判，养成严谨、务实、认真的工作态度。

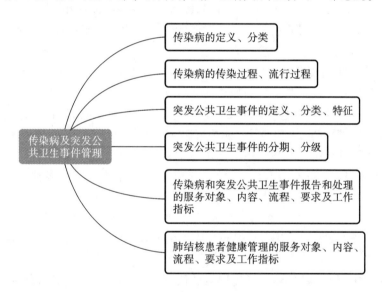

扫码看课件

传染病及突发公共卫生事件管理以应急处理为核心，以促进恢复传染病患者及受突发公共卫生事件波及人群的健康为目标，结合不同传染病、突发公共卫生事件的特点，提供相应的报告和处理措施，增强防范意识，构建应急体系，增强处理能力，尽可能降低传染病及突发公共卫生事件的影响，保护人民群众生命及财产安全。

一、传染病及突发公共卫生事件

（一）传染病

1. 定义 传染病（infectious disease）是由各种病原体引起的能在人与人、动物与动物或人与动物之间相互传播的一类疾病。病原体（细菌、病毒、立克次体、螺旋体、寄生虫等）通过感染的人、动物或储存宿主直接或间接地引起传播，感染易感者。

2. 分类 中国目前的法定报告传染病分为甲、乙、丙3类，共41种。此外，还包括国家卫生健康委员会决定列入乙类、丙类传染病管理的其他传染病和按照甲类管理开展应急监测报告的其他传染病。

甲类传染病包括霍乱、鼠疫;乙类传染病包括新型冠状病毒感染、猴痘、艾滋病、狂犬病、布鲁氏菌病、百日咳、病毒性肝炎、登革热、新生儿破伤风、人感染 H7N9 禽流感、血吸虫病、钩端螺旋体病、淋病、猩红热、流行性脑脊髓膜炎、疟疾、流行性出血热、麻疹、脊髓灰质炎、传染性非典型肺炎、白喉、结核病、炭疽、流行性乙型脑炎、梅毒、伤寒和副伤寒、人感染高致病性禽流感、细菌性和阿米巴痢疾;丙类传染病包括其他感染性腹泻病、丝虫病、麻风病、黑热病、包虫病、流行性和地方性斑疹伤寒、急性出血性结膜炎、风疹、流行性腮腺炎、流行性感冒(流感)、手足口病;国家卫生健康委员会决定列入乙类、丙类传染病管理的其他传染病和按照甲类管理开展应急监测报告的其他传染病包括寨卡病毒病、鼻疽和类鼻疽、人兽共患病、基孔肯雅热、广州管圆线虫病、人猪重症链球菌感染、德国肠出血性大肠杆菌 O104 感染、诺如病毒急性胃肠炎、颚口线虫病、西尼罗病毒病、马尔堡病毒病、拉沙热、黄热病、裂谷热、中东呼吸综合征。

3. 传染过程 传染过程是指病原体进入宿主机体后,与机体相互作用、相互斗争的过程。传染过程是个体现象,是传染病发生、发展直至结束的整个过程。

(1)病原体:病原体是指能够引起宿主致病的各类生物,包括病毒、细菌、立克次体、支原体、衣原体、螺旋体、真菌以及朊病毒等各种微生物及寄生虫等。

病原体的特性:①传染力:指病原体入侵宿主体内生存繁殖,引起感染的能力。②致病力:指病原体侵入宿主后引起疾病的能力,通过统计暴露者中发生临床疾病的比例来衡量。③毒力:指病原体感染机体后引起严重疾病的能力。④抗原性或免疫原性:指病原体引起宿主产生特异性免疫的能力。

(2)宿主:宿主是指自然条件下能被传染性病原体寄生的人或动物。病原体可以损伤宿主,宿主也可以通过自身的免疫机制抵御病原体的入侵。

宿主的防御机制:①皮肤黏膜屏障:人体的第一道防线,由皮肤和内脏腔壁黏膜构成。当皮肤或黏膜受损时,机体抵御病原体入侵的能力降低,此时容易发生感染。②内部屏障:分为吞噬作用和正常的体液屏障作用。吞噬作用是指机体中存在吞噬细胞,可以吞噬、清理进入机体内的病原体,清理衰老细胞,识别肿瘤细胞。体液屏障是指正常体液中存在多种杀菌物质,可以配合机体其他杀菌因素发挥作用。③特异性免疫反应:分为体液免疫和细胞免疫。体液免疫主要通过 B 细胞介导,通过产生抗体发挥效应。细胞免疫则是由 T 淋巴细胞介导的免疫。T 淋巴细胞受到抗原刺激后会产生效应 T 细胞,当相同抗原再次进入机体后,效应 T 细胞会与其所释放的细胞因子协同杀伤抗原。

(3)结局:宿主暴露于病原体后,经过传染过程,可以产生不同的结局,分为以隐性感染为主的传染病、以显性感染为主的传染病和以死亡为主的传染病三种。

4. 流行过程 流行过程是指病原体从传染源排出,经过一定的传播途径,侵入易感者机体而形成新的感染,并不断发生发展的过程。流行过程是在人群中发生的群体现象,必须具备传染源、传播途径和易感人群三个基本环节。这三个环节相互依赖,协同作用,共同影响传染病的流行。

(1)传染源:传染源是指体内有病原体生长、繁殖,并能排出病原体的人和动物,包括传染病患者、病原携带者和受感染的动物。

①患者:患者体内存在大量病原体,并具有利于这些病原体排出的临床症状,如呼吸道感染的患者通过咳嗽将病原体大量排出,增加了易感者受感染的机会,因此患者是重要的传染源。患者排出病原体的整个时期称为传染期,是决定患者隔离期限的重要依据。患者的病程会经历潜伏期、临床症状期和恢复期。潜伏期是指从病原体侵入机体到最早临床症状或体征出现的时间,不同传染病的潜伏期长短不同;临床症状期是患者出现特异性临床症状和体征的时期,是传染性最强的时期;恢复期是指患者的临床症状已消失,机体处于逐渐恢复的时期。此时患者一般不再具有传染性,但有些传染病(如乙型肝炎、痢疾等)患者在恢复期仍可排出病原体;少数传染病患者排出病原体的时间可很长,甚至维持终生,如伤寒。

②病原携带者:指感染病原体而无临床症状但能排出病原体的人,包括带菌者、带毒者和带虫者。病原携带者按照携带状态和临床分期可分为三类:潜伏期病原携带者、恢复期病原携带者、健康病原携带者。在饮食服务行业、供水企业、托幼机构等单位工作的病原携带者对人群健康的威胁非常大,可以参考实例"伤寒玛丽"。

③受感染的动物:人类的某些疾病是由动物传染导致的。脊椎动物与人类之间可以自然传播和感染的疾病称为人畜共患病,如鼠疫、狂犬病、血吸虫病等。

(2)传播途径:传播途径是指病原体从传染源排出后,侵入新的易感宿主前所经历的全过程。传染病的传播可分为水平传播和垂直传播两种。水平传播是指病原体在外环境中借助某些因素实现人与人之间的传播,垂直传播是指病原体通过母体直接传给子代。传播途径可以分为经空气传播、经水传播、经食物传播、经接触传播、经节肢动物传播(又称虫媒传播)、经土壤传播、医源性传播、垂直传播等。

(3)易感人群:人群作为一个整体对传染病的易感程度称为人群易感性。人群中易感者比例越大,人群易感性越高。与之相反的是人群免疫力,即人群对传染病的病原体的侵入和传播的抵抗力。通过预防接种,可以有效提高人群的特异性免疫力,降低人群易感性。一次传染病流行后,有相当数量的易感者因患病或隐性感染而获得免疫力,也可以降低人群在传染病流行后的一段时间内对该病的易感性。

(二)突发公共卫生事件

1.定义 突发公共卫生事件指突然发生,造成或者可能造成社会公众健康严重损害的重大传染病疫情、群体性不明原因疾病、重大食物和职业中毒以及其他严重影响公众健康的事件。

2.分类 突发公共卫生事件的分类方法有多种,从发生原因上来分,通常可分为生物病原体所致疾病、食物中毒事件、有毒有害因素污染造成的群体中毒、出现中毒死亡或危害、自然灾害(如地震、火山爆发、泥石流、台风、洪涝等)、意外事故引起的死亡、不明原因引起的群体发病或死亡。

3.特征

(1)突发性:突发公共卫生事件多为突然发生,很难事先知道事件发生的时间、地点。

(2)准备和预防的困难性:由于突发公共卫生事件的突然性,人们很难以最适当的方法进行准备。

(3)表现呈多样性:引起突发公共卫生事件的因素多种多样,如生物因素、自然灾害、各种事故灾难等,因此表现形式呈多样性。

(4)处置和结局的复杂性:突发公共卫生事件的事件本身或所造成的伤害,在不同场景中表现不同,无法照章办事,同类事件的表现形式也不同,难以用同样的模式处理。并且事件随着事态的发展而演变,人们难以预测其蔓延范围、发展速度、趋势和结局。

(5)群体性:突发公共卫生事件往往关系到个体、社区(系统或部门)和社会等各种主体,其影响和涉及的主体具有群体性和社会性。随着经济全球化,一些突发公共卫生事件在空间上的波及范围越来越广,不仅跨越多个地区和国家,而且影响也是广泛的、全球性的。

(6)后果的严重性:不论什么性质和规模的突发公共卫生事件,必然造成不同程度的损失和社会危害。

4.分期

(1)潜伏期:即突发公共卫生事件发生前的前兆期或酝酿期。此时事件还没有暴发,但有一些迹象表明事件要发生。此期为突发公共卫生事件预防与应急准备的关键期,应制定应急预案、建立与维护预警系统和紧急处理系统,动员紧急人员待命,协助群众做好应对准备。

(2)暴发期:即事件发生期。不同性质的突发公共卫生事件持续时间长短不一。此期应快速反应,及时控制事件并防止其蔓延。

(3) 处理期:即事件控制期。针对不同性质的突发公共卫生事件采取不同的措施。如对传染病疫情的处理包括隔离患者、宰杀病畜、封锁疫源地、取消公共活动等。

(4) 恢复期:即事件平息期。此期工作重点为尽快让事件发生或波及地区恢复正常秩序,包括做好受害人群躯体伤害的康复工作,评估受害人群的心理健康状况,以及针对可能产生的"创伤后应激障碍"进行预防和处理。

5. 分级 根据突发公共卫生事件性质、危害程度、涉及范围,可将突发公共卫生事件划分为四级:特别重大(Ⅰ级)、重大(Ⅱ级)、较大(Ⅲ级)和一般(Ⅳ级),详见《国家特别重大、重大突发公共卫生事件分级标准(试行)》。

二、传染病和突发公共卫生事件报告和处理服务规范

(一) 服务对象

辖区内服务人口。

(二) 服务内容

1. 传染病疫情和突发公共卫生事件风险管理 在疾病预防控制机构和其他专业机构指导下,乡镇卫生院、村卫生室和社区卫生服务中心(站)协助开展传染病疫情和突发公共卫生事件风险排查、收集和提供风险信息,参与风险评估和应急预案制(修)订。

2. 传染病和突发公共卫生事件的发现、登记 乡镇卫生院、村卫生室和社区卫生服务中心(站)应规范填写分诊记录、门诊日志、入/出院登记本、X线检查和实验室检测结果登记本或由电子病历、电子健康档案自动生成规范的分诊记录、门诊日志、入/出院登记、检测检验和放射登记。首诊医生在诊疗过程中发现传染病患者及疑似患者后,按要求填写《中华人民共和国传染病报告卡》或通过电子病历、电子健康档案自动抽取符合交换文档标准的电子传染病报告卡;如发现或怀疑突发公共卫生事件时,按要求填写《突发公共卫生事件相关信息报告卡》。

3. 传染病和突发公共卫生事件相关信息报告

(1) 报告程序与方式:具备网络直报条件的机构,在规定时间内进行传染病和(或)突发公共卫生事件相关信息的网络直报;不具备网络直报条件的,按相关要求通过电话、传真等方式进行报告,同时向辖区县级疾病预防控制机构报送《中华人民共和国传染病报告卡》和(或)《突发公共卫生事件相关信息报告卡》。

(2) 报告时限:发现甲类传染病和乙类传染病中的肺炭疽、传染性非典型肺炎、埃博拉出血热、人感染禽流感、寨卡病毒病、黄热病、拉沙热、裂谷热、西尼罗病毒病等新发输入传染病患者和疑似患者,或发现其他传染病、不明原因疾病暴发和突发公共卫生事件相关信息时,应按有关要求于2 h内报告。发现其他乙、丙类传染病患者、疑似患者和规定报告的传染病病原携带者,应于24 h内报告。

(3) 订正报告和补报:发现报告错误,或报告病例转归或诊断情况发生变化时,应及时对《中华人民共和国传染病报告卡》和(或)《突发公共卫生事件相关信息报告卡》等进行订正;对漏报的传染病病例和突发公共卫生事件,应及时进行补报。

4. 传染病和突发公共卫生事件的处理

(1) 患者医疗救治和管理:按照有关规范要求,对传染病患者、疑似患者采取隔离、医学观察等措施,对突发公共卫生事件伤者进行急救,及时转诊,书写医学记录及其他有关资料并妥善保管,尤其是要按规定做好个人防护和感染控制,严防疫情传播。

(2) 传染病密切接触者和健康危害暴露人员的管理:协助开展传染病接触者或其他健康危害暴露人员的追踪、查找,对集中或居家医学观察者提供必要的基本医疗和预防服务。

(3) 流行病学调查：协助对本辖区患者、疑似患者和突发公共卫生事件开展流行病学调查,收集和提供患者、密切接触者、其他健康危害暴露人员的相关信息。

(4) 疫点疫区处理：做好医疗机构内现场控制、消毒隔离、个人防护、医疗垃圾和污水的处理工作。协助对被污染的场所进行卫生处理,开展杀虫、灭鼠等工作。

(5) 应急接种和预防性服药：协助开展应急接种、预防性服药、应急药品和防护用品分发等工作,并提供指导。

(6) 宣传教育：根据辖区传染病和突发公共卫生事件的性质和特点,开展相关知识技能和法律法规的宣传教育。

5. 协助上级专业防治机构做好结核病和艾滋病患者的宣传、指导服务以及非住院患者的治疗管理工作 相关技术要求参照有关规定。

(三) 服务流程

传染病及突发公共卫生事件报告和处理流程见图 4-2-1。

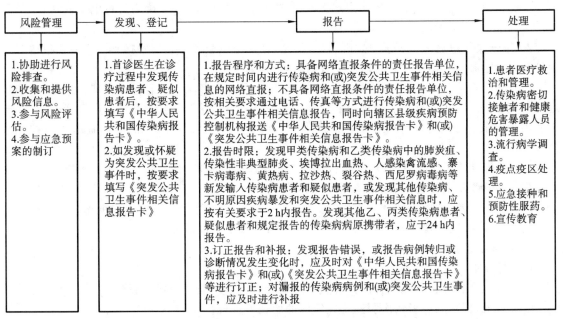

图 4-2-1 传染病及突发公共卫生事件报告和处理流程图

(四) 服务要求

(1) 乡镇卫生院、村卫生室和社区卫生服务中心(站)应按照《中华人民共和国传染病防治法》《突发公共卫生事件应急条例》《国家突发公共卫生事件应急预案》等法律法规要求,建立健全传染病和突发公共卫生事件报告管理制度,协助开展传染病和突发公共卫生事件的报告和处置。

(2) 乡镇卫生院、村卫生室和社区卫生服务中心(站)要配备专(兼)职人员负责传染病疫情及突发公共卫生事件报告管理工作,定期对工作人员进行相关知识和技能的培训。

(3) 乡镇卫生院、村卫生室和社区卫生服务中心(站)要做好相关服务记录,《中华人民共和国传染病报告卡》和《突发公共卫生事件相关信息报告卡》应至少保留 3 年。

(五) 工作指标

1. 传染病疫情报告率

$$传染病疫情报告率 = \frac{网络报告的传染病病例数}{登记传染病病例数} \times 100\%$$

2. 传染病疫情报告及时率

$$传染病疫情报告及时率 = \frac{报告及时的病例数}{报告传染病病例数} \times 100\%$$

3. 突发公共卫生事件相关信息报告率

$$突发公共卫生事件相关信息报告率 = \frac{及时报告的突发公共卫生事件相关信息数}{报告突发公共卫生事件相关信息数} \times 100\%$$

三、肺结核患者健康管理服务规范

结核病防治知识

（一）服务对象

辖区内确诊的常住肺结核患者。

（二）服务内容

1. 筛查及推介转诊 对辖区内前来就诊的居民或患者,如发现有慢性咳嗽、咳痰(时间≥2周)、咯血、血痰、发热、盗汗、胸痛或不明原因消瘦等肺结核可疑症状者,在鉴别诊断的基础上,填写"双向转诊单"。推荐其到结核病定点医疗机构进行结核病检查。1周内进行电话随访,了解是否前去就诊,督促其及时就医。

2. 第一次入户随访 乡镇卫生院、村卫生室、社区卫生服务中心(站)接到上级专业机构管理肺结核患者通知后,要在72 h内访视患者,具体内容如下：

（1）确定督导人员：督导人员优先为医务人员,也可为患者家属。若选择家属,则必须对家属进行培训。同时与患者确定服药地点和服药时间。按照化疗方案,告知督导人员患者的"肺结核患者治疗记录卡"或"耐多药肺结核患者服药卡"的填写方法、取药时间和地点,提醒患者按时取药和复诊。

（2）对患者的居住环境进行评估,告诉患者及家属做好防护工作,防止传染。

（3）对患者及家属进行结核病防治知识宣传教育。

（4）告诉患者出现病情加重、严重不良反应、并发症等异常情况时,要及时就诊。

若72 h内2次访视均未见到患者,则将情况向上级专业机构报告。

3. 督导服药和随访管理

（1）督导服药。

①医务人员督导：患者服药日,医务人员对患者进行直接面视下督导服药。

②家庭成员督导：患者每次服药要在家属的面视下进行。

（2）随访评估：对于由医务人员督导的患者,医务人员至少每月记录1次对患者的随访评估结果；对于由家庭成员督导的患者,基层医疗卫生机构要在患者的强化期或注射期内每10天随访1次,继续期或非注射期内每个月随访1次。

①评估是否存在危急情况,如有,则紧急转诊,2周内主动随访转诊情况。

②对无需紧急转诊的,了解患者服药情况(包括服药是否规律,是否有不良反应),询问上次随访至此次随访期间的症状。询问其他疾病状况、用药史和生活方式。

（3）分类干预。

①对于能够按时服药、无不良反应的患者,则继续督导服药,并预约下一次随访时间。

②患者未按定点医疗机构的医嘱服药时,要查明原因。若是不良反应引起的,则转诊；若是其他原因引起的,则要对患者强化健康教育。若患者漏服药次数超过1周,要及时向上级专业机构进行报告。

③对出现药物不良反应、并发症或合并症的患者,要立即转诊,2周内随访。

④提醒并督促患者按时到定点医疗机构进行复诊。

（4）结案评估：当患者停止抗结核治疗后,要对其进行结案评估,包括：记录患者停止治疗的时间及原因；对其全程服药管理情况进行评估；收集和上报患者的"肺结核患者治疗记录卡"或

"耐多药肺结核患者服药卡"。同时将患者转诊至结核病定点医疗机构进行治疗转归评估,2周内进行电话随访,了解是否前去就诊及确诊结果。

(三)服务流程

1. 肺结核患者筛查与推介转诊流程 见图4-2-2。

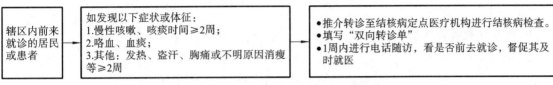

图 4-2-2　肺结核患者筛查与推介转诊流程图

2. 肺结核患者第一次入户随访流程 见图4-2-3。

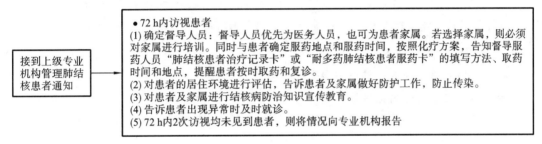

图 4-2-3　肺结核患者第一次入户随访流程图

3. 肺结核患者督导服药与随访管理流程 见图4-2-4。

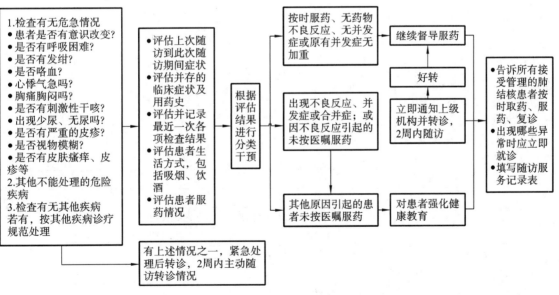

图 4-2-4　肺结核患者督导服药与随访管理流程图

(四)服务要求

(1)在农村地区,主要由村医开展肺结核患者的健康管理服务。

(2)肺结核患者健康管理医务人员需接受上级专业机构的培训和技术指导。

(3)患者服药后,督导人员按上级专业机构的要求,在患者服完药后在"肺结核患者治疗记录卡"或"耐多药肺结核患者服药卡"中记录服药情况。患者完成疗程后,要将"肺结核患者治疗记录卡"或"耐多药肺结核患者服药卡"交上级专业机构留存。

(4) 提供服务后及时将相关信息记入"肺结核患者随访服务记录表",每月记入1次,存入患者的健康档案,并将该信息与上级专业机构共享。

(5) 管理期间如发现患者从本辖区居住地迁出,要及时向上级专业机构报告。

(五) 工作指标

1. 肺结核患者管理率

$$肺结核患者管理率 = \frac{已管理的肺结核患者人数}{辖区同期内经上级定点医疗机构确诊并通知基层医疗卫生机构管理的肺结核患者人数} \times 100\%$$

2. 肺结核患者规则服药率

$$肺结核患者规则服药率 = \frac{按照要求规则服药的肺结核患者人数}{同期辖区内已完成治疗的肺结核患者人数} \times 100\%$$

注:规则服药指在整个疗程中,患者在规定的服药时间实际服药次数占应服药次数的90%以上。

(六) 附件

1. 肺结核患者第一次入户随访记录表 见表4-2-1。

2. 肺结核患者随访服务记录表 见表4-2-2。

表4-2-1 肺结核患者第一次入户随访记录表

姓名: 　　　　　　　　　　　　　　　　　　　　　　　　编号 □□□-□□□□□

随访时间	年　　月　　日	
随访方式	1 门诊　2 家庭	□
患者类型	1 初治　2 复治	□
痰菌情况	1 阳性　2 阴性　3 未查痰	□
耐药情况	1 耐药　2 非耐药　3 未检测	□
症状及体征: 0 没有症状　1 咳嗽、咳痰 2 低热、盗汗　3 咯血或血痰 4 胸痛、消瘦　5 恶心、纳差 6 头痛、失眠　7 视物模糊 8 皮肤瘙痒、皮疹 9 耳鸣、听力下降	其他:	□/□/□/□/□/□

用药	化疗方案		
	用法	1 每日　2 间歇	□
	药品剂型	1 固定剂量复合制剂 □　2 散装药 □ 3 板式组合药 □　4 注射剂 □	
督导人员选择		1 医生　2 家属　3 自服药　4 其他	□
家庭居住 环境评估	单独的居室	1 有　2 无	□
	通风情况	1 良好　2 一般　3 差	□
生活方式评估	吸烟	/　　　　支/天	
	饮酒	/　　　　两/天	
健康教 育及培训	取药地点、时间	地点: 时间:　年　月　日	
	服药记录卡的填写	1 掌握　2 未掌握	□
	服药方法及药品存放	1 掌握　2 未掌握	□

续表

	随访时间	年 月 日	
健康教育及培训	肺结核治疗疗程	1 掌握 2 未掌握	□
	不规律服药危害	1 掌握 2 未掌握	□
	服药方法及药品存放	1 掌握 2 未掌握	□
	服药后不良反应及处理	1 掌握 2 未掌握	□
	治疗期间复诊查痰	1 掌握 2 未掌握	□
	外出期间如何坚持服药	1 掌握 2 未掌握	□
	生活习惯及注意事项	1 掌握 2 未掌握	□
	密切接触者检查	1 掌握 2 未掌握	□
	下次随访时间	年 月 日	
	评估医生签名		

填表说明：

(1) 本表为医生在首次入户访视肺结核患者时填写。同时查看患者的"肺结核患者治疗记录卡"（耐多药肺结核患者查看"耐多药肺结核患者服药卡"）。

(2) 患者类型、痰菌情况、耐药情况和用药的信息，均在患者的"肺结核患者治疗记录卡"中获得（耐多药患者查看"耐多药肺结核患者服药卡"）。

(3) 督导人员选择：根据患者的情况，与其协商确定督导人员。

(4) 家庭居住环境评估：入户后，了解患者的居所情况并记录。

(5) 生活方式评估：在询问患者生活方式时，同时对患者进行生活方式指导，与患者共同制定下次随访目标。

①吸烟：斜线前填写目前吸烟量，不吸烟者填"0"，吸烟者写出每天的吸烟量"×支/天"斜线后填写吸烟者下次随访目标吸烟量"×支/天"。

②饮酒：从不饮酒者不必填写有关饮酒情况的项目。日饮酒量应折合为白酒"×两"（啤酒量/10＝白酒量，红酒量/4＝白酒量，黄酒量/5＝白酒量）。

(6) 健康教育及培训的主要内容。

①肺结核治疗疗程：只要配合医生、遵从医嘱，严格坚持规律服药，绝大多数肺结核是可以彻底治愈的。服用抗结核药物1个月以后，传染性一般就会消失。一般情况下，初治肺结核患者的治疗疗程为6个月，复治肺结核患者为8个月，耐多药肺结核患者为24个月。

②不规律服药危害：如果不遵从医嘱，不按时服药，不完成全疗程治疗，就会导致初次治疗失败，严重者会发展为耐多药肺结核，导致治疗疗程明显延长，治愈率大大降低，甚至终生不愈，治疗费用也会大幅度增加。如果传染给其他人，被传染者一旦发病，也是耐多药肺结核。

③服药方法及药品存放：抗结核药物宜采用空腹顿服的服药方式，一日的药量要在同一时间一次服用。应放在阴凉干燥、孩子接触不到的地方。夏天宜放在冰箱的冷藏室。

④服药后不良反应及处理：常见的不良反应有胃肠道不舒服、恶心、皮肤瘙痒、关节痛、手脚麻木等，严重者可能会呕吐、视物不清、出现皮疹、听力下降等。当出现上述任何情况时，应及时和医生联系，不要自行停药或更改治疗方案。服用利福平后出现尿液变红、红色眼泪为正常现象，不必担心。为及时发现并干预不良反应，每月应到定点医疗机构复查血常规、肝肾功能。

⑤治疗期间复诊查痰：查痰的目的是让医生及时了解患者的治疗状况、是否有效及是否需要调整治疗方案。初治肺结核患者应在治疗满2、5、6月时，复治肺结核患者在治疗满2、5、8月时，以及耐多药肺结核患者注射期每个月、非注射期每两个月均需复查痰涂片和痰培养。正确的留痰方法：深呼吸2～3次，用力从肺部深处咳出痰液，将咳出的痰液留置痰盒中，并拧紧痰盒盖。复查的肺结核患者应收集两个痰标本（夜间痰、清晨痰）。夜间痰：送痰前一日，患者夜间咳出的痰液。清晨痰：患者晨起立即用清水漱口后咳出的第2口、第3口痰液。如果患者在留痰前吃过东西，则应先用清水漱口，再留存咳出的第2口、第3口痰液；装有义齿的患者在留取痰标本前应先将义齿取出。唾液或口水为不合格标本。

⑥外出期间如何坚持服药：如果患者需要短时间的外出，应告知医生，并带够足量的药品继续按时服药，同时要注意将药品低温、避光保存；如果改变居住地，应及时告知医生，以便能够延续治疗。

⑦生活习惯及注意事项：患者应注意保持良好的卫生习惯。避免将疾病传染他人，最好住在单独的光线充足的房间，经常开窗通风。不能随地吐痰，也不要下咽，应把痰吐在纸中包好后焚烧，或吐在有消毒液的痰盂中；不要对着他人大声说话、咳嗽或打喷嚏；传染期内应尽量少去公共场所，如需外出，应佩戴口罩。

吸烟会加重咳嗽、咳痰、咯血等症状，大量咯血可危及生命。抗结核药物大部分经肝脏代谢，并且对肝脏有不同程度的损害；饮酒会加重对肝脏的损害，降低药物疗效，因此在治疗期间应严格戒烟、禁酒。要注意休息，避免重体力活动，加强营养，多吃奶类、蛋类、瘦肉等高蛋白食物，还应多吃绿叶蔬菜、水果以及杂粮等富含维生素和无机盐的食品，避免吃过于刺激的食物。

⑧密切接触者检查：建议患者的家人、同班同学、同宿舍同学、同办公室同事或经常接触的好友等密切接触者及时到定点医疗机构进行结核菌感染和肺结核筛查。

(7)下次随访时间:确定下次随访日期,并告知患者。
(8)评估医生签名:随访完毕,核查无误后随访医生签署其姓名。

表 4-2-2 肺结核患者随访服务记录表

姓名： 编号 □□□-□□□□□

随访时间	年 月 日	年 月 日	年 月 日	年 月 日
治疗月序	第 月	第 月	第 月	第 月
督导人员	1医生 2家属 3自服药 4其他 □	1医生 2家属 3自服药 4其他 □	1医生 2家属 3自服药 4其他 □	1医生 2家属 3自服药 4其他 □
随访方式	1门诊 2家庭 3电话 □	1门诊 2家庭 3电话 □	1门诊 2家庭 3电话 □	1门诊 2家庭 3电话 □
症状及体征: 0 没有症状 1 咳嗽、咳痰 2 低热、盗汗 3 咯血或血痰 4 胸痛、消瘦 5 恶心、纳差 6 关节疼痛 7 头痛、失眠 8 视物模糊 9 皮肤瘙痒、皮疹 10 耳鸣、听力下降	□/□/□/□/□/□ 其他	□/□/□/□/□/□ 其他	□/□/□/□/□/□ 其他	□/□/□/□/□/□ 其他
生活方式指导	吸烟	/ 支/天	/ 支/天	/ 支/天	/ 支/天
	饮酒	/ 两/天	/ 两/天	/ 两/天	/ 两/天
用药	化疗方案				
	用法	1 每日 2 间歇 □	1 每日 2 间歇 □	1 每日 2 间歇 □	1 每日 2 间歇 □
	药品剂型	1 固定剂量复合制剂 □ 2 散装药 □ 3 板式组合药 □ 4 注射剂 □	1 固定剂量复合制剂 □ 2 散装药 □ 3 板式组合药 □ 4 注射剂 □	1 固定剂量复合制剂 □ 2 散装药 □ 3 板式组合药 □ 4 注射剂 □	1 固定剂量复合制剂 □ 2 散装药 □ 3 板式组合药 □ 4 注射剂 □
	漏服药次数	次	次	次	次
药物不良反应	1 无 □ 2 有 _____	1 无 □ 2 有 _____	1 无 □ 2 有 _____	1 无 □ 2 有 _____
并发症或合并症	1 无 □ 2 有 _____	1 无 □ 2 有 _____	1 无 □ 2 有 _____	1 无 □ 2 有 _____

续表

随访时间		年 月 日	年 月 日	年 月 日	年 月 日
转诊	科别				
	原因				
	2周内随访，随访结果				
处理意见					
下次随访时间					
随访医生签名					
停止治疗及原因	1 停止治疗时间 年 月 日 2 停止治疗原因：完成疗程□ 死亡□ 丢失□ 转入耐多药治疗□				
全程管理情况	应访视患者____次，实际访视____次； 患者在疗程中，应服药____次，实际服药____次，服药率____% 评估医生签名：				

填表说明：

（1）本表为肺结核病患者在接受随访服务时由医生填写。医生需同时查看患者的"肺结核患者治疗记录卡"（耐多药患者查看"耐多药肺结核患者服药卡"）。

（2）生活方式指导：在询问患者生活方式时，同时对患者进行生活方式指导，与患者共同制定下次随访目标。

①吸烟：斜线前填写目前吸烟量，不吸烟者填"0"，吸烟者写出每天的吸烟量"×支/天"，斜线后填写吸烟者下次随访目标吸烟量"×支/天"。

②饮酒：从不饮酒者不必填写有关饮酒情况的项目。日饮酒量应折合为白酒"×两"（啤酒量/10＝白酒量，红酒量/4＝白酒量，黄酒量/5＝白酒量）。

（3）漏服药次数：上次随访至本次随访期间漏服药次数。

（4）药物不良反应：如果患者服用抗结核药物有明显的药物不良反应，具体描述何种不良反应或症状。

（5）合并症或并发症：如果患者出现了合并症或并发症，则具体记录。

（6）转诊科别、原因：如果转诊，要写明转诊的医疗机构及科室类别，如××市人民医院结核科，并在原因一栏写明转诊原因。

（7）2周内随访，随访结果：转诊2周后，对患者进行随访，并记录随访结果。

（8）处理意见：根据患者服药情况，对患者督导服药进行分类干预。

（9）下次随访日期：根据患者此次随访分类，确定下次随访日期，并告知患者。

（10）随访医生签名：随访完毕，核查无误后随访医生签署其姓名。

（11）全程管理情况：肺结核患者治疗结案时填写。

练习题及答案

【实训案例】

案例一

A市某县发生一起O139群霍乱疫情。首发病例张某，女，66岁，常住A市某县某村。患者曾于10月2—3日在家为老人举办三周年宴席，宴席后，患者与家人均食用冰箱内的剩余饭菜，未食用生鲜海产品及水产品。

10月5日患者自诉食用冰箱中剩余面皮，当晚出现上腹部疼痛、恶心、呕吐、腹泻症状（为稀水样便），伴无尿等电解质紊乱症状，先后在镇卫生院、县医院、市医院就诊。10月8日采集患者粪便分离培养，10月10日分离到O139群霍乱弧菌1株，携带ctx AB毒力基因。其丈夫邵某，男，66岁，采集肛拭子分离出霍乱弧菌，为无症状带菌者。二人经抗菌及对症治疗，病情逐步稳定,于10月16日治愈出院,宴席宾客均无异常症状。

调查发现本病例无外地输入证据。在患者家中冰箱冷冻小鱼的来源水域采集鱼类样本,检测到霍乱弧菌O139群rfb基因阳性。患者发病疑与小河鱼类交叉污染有关。

任务:1.霍乱如何传播?公众要如何预防?
　　　2.霍乱患者的密切接触者如何处理?

案例二

张某,女,17岁,于2016年10月下旬出现咳嗽、咳痰、发热(38.5 ℃)等症状,多次就诊于个体诊所,均按感冒对症处理,但症状反复存在,经久不愈。2017年5月下旬该生前往B市实习,6月22日在B市某医院体检时发现肺部异常,初步诊断为肺结核,后返家,7月4日就诊于当地医院结核病门诊,次日诊断为涂阳肺结核(伴空洞),给予抗结核治疗,居家隔离服药。

任务:1.肺结核的症状有哪些?
　　　2.肺结核如何传播?易感人群有哪些?

第五章 卫生计生监督协管

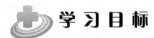

知识目标：掌握食源性疾病、生活饮用水、非法行医、非法采供血、计划生育和职业病的相关概念，熟悉食源性疾病的特征、生活饮用水卫生要求、非法行医和非法采供血的常见形式、常见职业病的防控措施，了解卫生计生监督协管的服务要求。

能力目标：能够开展食源性疾病及相关信息报告、饮用水卫生安全巡查、非法行医和非法采供血信息报告、计划生育相关信息报告、职业卫生监督协管工作，能够协助开展学校卫生服务工作。

素质目标：树立"大卫生、大健康"理念，培养良好的社会责任感和遵纪守法的法律意识。

扫码看课件

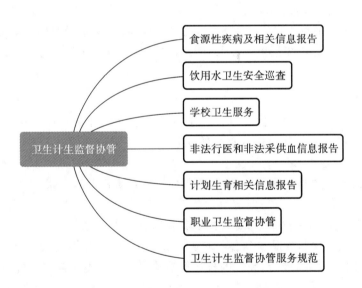

卫生计生监督是卫生行政部门及其卫生计生监督执法机构依据卫生计生法律法规的授权，对公民、法人和其他组织贯彻执行卫生计生法律法规的情况进行督促检查，对违反卫生计生法律法规的行为追究法律责任的一种卫生计生行政执法行为。卫生计生监督主体必须是经过法律法规授权的卫生计生部门或卫生计生监督执法机构，未经法律法规授权的机构，不能成为卫生计生监督的主体。在现行的卫生法律法规中，除《中华人民共和国国境卫生检疫法》《中华人民共和国药品管理法》和《公共场所卫生管理条例》三部法律法规，以及《中华人民共和国食品安全法》的部分监督职能授予其他国家行政机关外，其他卫生计生监督事项的主体都授予卫生行政部门，因此卫生计生监督执法机构常以卫生行政部门的名义开展卫生计生监督工作。

卫生计生监督协管服务是国家基本公共卫生服务规范中的服务项目之一，是指卫生行政部门授权的协管单位对辖区内的居民实施信息报告、安全巡查及相关服务工作的统称。协管单位一般指的是乡镇卫生院、村卫生室和社区卫生服务中心(站)等基层医疗卫生机构,地方各级卫生行政部门授权的其他医疗卫生机构也可作为协管单位。卫生计生监督协管服务是政府免费提供的公共卫生产品,主要任务是由各城乡基层医疗卫生机构协助基层卫生计生监督执法机构开展食品安全、饮用水卫生、学校卫生、计划生育、非法行医和非法采供血等方面的巡查、信息收集、信息报告并协助调查。目标是充分利用三级公共卫生网络和基层医疗卫生机构的前哨作用,解决基层卫生计生监督相对薄弱的问题,从而进一步建成横向到边、纵向到底、覆盖城乡的卫生计生监督网络体系,及时发现违反卫生计生法律法规的行为,保障广大群众公共卫生安全。同时,通过对广大居民的宣传、教育,不断提高城乡基层群众健康知识和卫生计生法律政策的知晓率,提升人民群众食品安全风险和疾病防控意识,切实为广大群众提供卫生健康保障。

一、食源性疾病及相关信息报告

(一)食品安全

根据《中华人民共和国食品安全法》,食品是指各种供人食用或者饮用的成品和原料以及按照传统既是食品又是中药材的物品,但是不包括以治疗为目的的物品;食品安全是指食品无毒、无害,符合应有的营养要求,对人体健康不造成任何急性、亚急性或者慢性危害。食品是人们日常生活所必不可少的,关系着公众的身体健康和生命安全,倘若出现食品污染或食源性疾病等,将造成或可能造成危害人体生命健康的食品安全事故。

我国2008年发生的奶制品污染事件,为特别重大食品安全事故。事故起因是很多食用三鹿奶粉的婴儿被发现患有肾结石,随后在奶粉中发现化学原料三聚氰胺。据报告,截至2008年9月21日8时,因食用该奶粉住院的有12892人。随后国家质检总局对国内乳制品抽检,发现22个厂家的奶粉均检出三聚氰胺。该奶制品污染事件,不仅损害人体健康,亦重创了我国食品的信誉。

(二)食品污染

1. 概念 食品污染指在食品生产、加工、存储、运输、销售到食用的全过程中,对人体健康有害的生物性、化学性和物理性物质进入食品的现象。

2. 分类

(1)生物性污染:主要指病原体污染,包括细菌、病毒、真菌及其毒素、寄生虫及其虫卵等的污染。细菌主要为致病菌,如沙门菌、副溶血性弧菌等,病毒有轮状病毒、甲型肝炎病毒等,真菌及其毒素有黄曲霉毒素、镰刀菌毒素等,寄生虫及其虫卵有蛔虫、包虫等。

(2)化学性污染:主要指食品受到各种有害的无机、有机化合物或人工合成物质的污染。如农药残留量超标和工业废水、废渣、废气的排放等造成多环芳烃类化合物对食品的污染。

(3)物理性污染:主要来自食品生产、存储、运输等过程中的杂物污染,如食品掺假、放射性污染等。

(三)食源性疾病

1. 概念 食源性疾病指食品中致病因素进入人体引起的感染性、中毒性等疾病,包括食物中毒。在食品安全管理方面,外国主要采用"食源性疾病"的概念,我国常采用"食物中毒"的概念,"食源性疾病"的范围比食物中毒更广。为与国际接轨,考虑概念使用上的科学性和适用性,2015年4月24日修订的《中华人民共和国食品安全法》,删除了"食物中毒"概念,并从照顾习惯用法以及过渡的角度明确了食源性疾病包含食物中毒。

2. 特征 食源性疾病通常具有如下特征。

(1)发病与食物有关。发病者在相近时间内食用过被致病因素污染过的食物,未食用者不发病。食源性疾病波及范围与污染食物供应范围一致;停止供应污染食物后,食源性疾病的暴发很快终止。

(2) 如果食物一次大量污染,则在用餐者中可出现暴发;如果食物被多次污染或多次供应,则可有持续暴发,病例的事件分布可以超过一个潜伏期。如果是食源性肠道传染病,还可出现人与人之间的传播。

(3) 临床表现相似。发病者具有相似的临床表现,大多表现为急性胃肠炎症状,如恶心、呕吐、腹泻、腹痛等。

(4) 在污染食物和发病者中,可以检出与中毒临床表现相符的致病因素。

3. 分类 食源性疾病的种类繁多,致病因素和发病机制不尽相同,可按多种方式进行分类,目前按致病因素进行分类比较常见。

(1) 细菌性食源性疾病:常见的致病因素有沙门菌、副溶血性弧菌、金黄色葡萄球菌、肉毒梭菌、变形杆菌等。

(2) 病毒性食源性疾病:常见的致病因素有轮状病毒、腺病毒、甲型肝炎病毒、戊型肝炎病毒等。

(3) 食源性寄生虫病:常见的致病因素有蛔虫、绦虫、包虫、吸虫等。

(4) 化学性食物中毒:包括天然有毒物质中毒、天然植物毒素中毒、环境污染物中毒。其中属于天然有毒物质中毒的有河鲀毒素中毒等,天然植物毒素中毒有毒蕈中毒、发芽马铃薯中毒和菜豆中毒等,环境污染物中毒有二噁英中毒、农药残留中毒、兽药残留中毒等。

(5) 食源性肠道传染病:常见的致病因素有霍乱弧菌、结核杆菌、炭疽杆菌等。

(6) 食源性变态反应性疾病:也称食物过敏,主要表现为胃肠炎、皮炎,严重时可致休克。常见食物过敏性胃肠炎、摄入食物引起的皮炎等。

(7) 食源性放射病:如摄入放射性污染的食物后出现的胃肠炎和结肠炎。

(四) 食源性疾病及相关信息报告

卫生计生监督协管单位在发现或怀疑有食源性疾病、食品污染等对人体健康造成危害或可能造成危害的线索和事件时,及时报告给当地的卫生计生监督执法机构。

二、饮用水卫生安全巡查

(一) 生活饮用水

1. 概念 生活饮用水是指供人生活的饮水和用水。按照取水方式和供应范围的不同,生活饮用水供应可分为集中式供水和分散式供水。集中式供水是指自水源集中取水,通过输配水管网送到用户或者公共取水点的供水方式;分散式供水是指用户直接从水源取水,未经任何处理或仅有简易设施处理的供水方式。由于城市多为高层建筑,集中式供水水压较低,无法将生活饮用水送入高层建筑,需要采用二次供水的方式。二次供水是将城市公共供水在入户前经再度储存、加压和消毒,通过管道或容器输送给用户的生活饮用水供水方式。

2. 生活饮用水水质基本要求 我国《生活饮用水卫生标准》(GB 5749—2022)适用于各类生活饮用水,规定了生活饮用水水质要求、生活饮用水水源水质要求、集中式供水单位卫生要求、二次供水卫生要求、涉及饮用水卫生安全的产品卫生要求、水质检验方法。其基本要求:①生活饮用水中不得含有病原微生物。②生活饮用水中化学物质不得危害人体健康。③生活饮用水中放射性物质不得危害人体健康。④生活饮用水的感官性状良好。⑤生活饮用水应经消毒处理。

3. 生活饮用水水质具体要求 我国《生活饮用水卫生标准》(GB 5749—2022)中,将生活饮用水水质标准分为常规指标及限值、饮用水中消毒剂常规指标及要求、扩展指标及限值三大类。常规指标是能反映生活饮用水水质基本状况的水质指标,扩展指标是根据地区、时间或特殊情况需要测定的生活饮用水水质指标。生活饮用水水质指标共97项,其中,常规指标有39项,消毒剂常规指标4项,扩展指标54项。

(1) 常规指标:分为4组,即微生物学指标、毒理学指标、感官性状和一般化学指标、放射性指标。其中微生物学指标的设置是为了保证水质在流行病学上的安全,感官性状和一般化学指标的设置主要是为了保证水的感官性状良好,毒理学指标和放射性指标的设置是为了保证水质对人体健康不产生毒性和潜在危害。①微生物学指标包括总大肠菌群、大肠埃希菌和菌落总数。②毒理学指标包括砷、镉、铬、铅、汞、氰化物、砷化物、三氯甲烷等。③感官性状和一般化学指标包括色度、浑浊度、臭和味、肉眼可见物、pH、铝、铁等。④放射性指标包括总α放射性、总β放射性。

(2) 消毒剂常规指标:包括游离氯、总氯、臭氧和二氧化氯4项,根据消毒方式的不同确定需要测定的消毒剂和消毒副产品物指标。游离氯要求与水接触至少30 min方可出厂,出厂水中根据游离氯含量确定消毒效果和安全性。一般要求出厂水中游离氯不超过2 mg/L,游离氯余量不低于0.3 mg/L,管网末梢水中游离氯余量不低于0.05 mg/L。其余消毒剂常规指标及要求参见《生活饮用水卫生标准》(GB 5749—2022)。

(3) 扩展指标:分为3组,即微生物学指标、毒理学指标、感官性状和一般化学指标。其中微生物学指标包括贾第鞭毛虫、隐孢子虫等易引起腹泻等肠道疾病且一般消毒方法很难全部杀死的微生物,毒理学指标主要包括农药、除草剂、氯化消毒副产物等,感官性状和一般化学指标有钠、挥发性酚、阴离子合成洗涤剂等。

4. 二次供水卫生要求

(1) 二次供水卫生管理要求:①二次供水管理人员要求:二次供水管理人员每年进行一次健康检查和卫生知识培训,合格上岗。②二次供水管理单位要求:负责设施的日常运转、保养、清洗、消毒;制定设施的卫生制度并予以实施,每年应对二次供水设施进行一次全面清洗、消毒并对水质进行检验;发生供水事故时,立即采取应急措施保证居民日常生活用水,同时报告当地卫生部门并协助卫生部门进行调查处理。

(2) 二次供水水质要求:二次供水水质必测项目为色度、浊度、气味及肉眼可见物、pH、大肠菌群、细菌总数、余氯,选测项目为总硬度、氯化物、硝酸盐氮、挥发酚、氰化物、砷、六价铬、铁、锰、铅、紫外线强度,增测项目为氨氮、亚硝酸盐氮、耗氧量。其余检测项目标准见《生活饮用水卫生标准》(GB 5749—2022)和《二次供水设施卫生规范》(GB 17051—1997)。

5. 学校供水 学校饮用水的供水方式较多,有市政集中式供水、二次供水、自建设施集中式供水、开水、桶装水、直饮水等多种方式。学校自建设施集中式供水指学校内部以自建供水管道及其附属设施向本学校生活、生产提供用水。分散式供水指以浅井水、泉水、江河或湖塘水等为水源直接供生活饮用的供水方式。开水指将自来水等煮熟烧开后盛装在保暖桶等储水容器内供学生饮用。直饮水,指用水处理材料或水质处理器对自来水等原水水质进一步过滤净化处理后供学生直接饮用的水。

(二) 饮用水卫生安全巡查内容

协助卫生计生监督执法机构对农村集中式供水、城市二次供水和学校供水进行现场巡查,协助开展饮用水水质抽检服务,若发现异常情况,及时报告;协助有关专业机构对供水单位从业人员开展业务培训。

1. 现场巡查 每年协助卫生计生监督执法机构对农村集中式供水、城市二次供水和学校供水开展巡查。协管员通过初次巡查,准确掌握辖区内各类供水单位的基本情况。有异常情况时,可协助卫生计生监督员迅速到达现场,联系各单位负责人或管水责任人,在需要时进行检查。

(1) 农村集中式供水巡查。

①卫生许可证检查:确定供水单位是否取得了有效的卫生许可证。

②水源卫生检查:检查水源地的卫生防护措施,是否按相关要求得到有效执行。具体查看水源(自备井井口,河流、湖泊的取水口)周围半径100 m内是否有旱厕、渗水坑、畜禽养殖场、垃圾堆、化粪池、废渣和污水管道以及其他生活生产设施,是否使用工业废水或生活污水灌溉和使用难降解或剧毒的农药。在水源防护地带明显处是否设置固定的告示牌。

③环境卫生和防护设施检查:查看水厂生产区和单独设立的泵房、沉淀池、粗滤池、清水池周围50 m范围卫生状况,是否有旱厕、化粪池、渗水坑、垃圾堆、畜禽养殖场(畜圈)和污水管道;清水池观察孔孔盖是否加锁、透气管是否安全、有无防护网罩。

④卫生管理规章制度和质量保证体系检查:检查水厂是否建立、健全生活饮用水卫生管理规章制度,是否有专(兼)职工作人员管理饮用水卫生工作,水厂的质量保证体系是否有效运转。

⑤水处理及卫生设施运转情况检查:检查水处理及卫生设施是否完善、运转情况是否正常,如有无净化、消毒措施,净化、消毒措施是否正常运转,有无使用、维护记录,查看水厂记录与实际检查内容是否一致;加氯间是否备有防毒面具,有无泄氯处理措施,二氧化氯的原料储存是否有安全措施。

⑥供方的资料检查:检查水厂所用与水接触的化学处理剂、水处理材料、水质处理器、输配水设备等涉水产品及消毒产品是否按照国家有关要求索取了卫生许可批件、产品质量或卫生安全合格证明等,进货后是否进行验收及有无验收记录;判断使用的材料是否卫生安全。

⑦从业人员检查:检查直接从事供、管水人员是否经过卫生知识培训,是否定期进行健康体检;体检不合格人员是否及时调离。检查不同工作岗位的从业人员,是否经技术培训,能否胜任相应工作,从而保证供水卫生安全。

⑧水质检验情况检查:检查有无检验室,有无相应的检验人员和仪器设备,检验人员的数量及能做的项目;是否建立、健全水质检验制度。定期对水源水、出厂水和管网末梢水进行水质检验。检查有无日常水质检测记录或报告,采样点与检验频率是否符合要求,水质检验记录是否完整清晰,档案资料是否保存完好,有无按要求上报水质资料。

⑨水厂的防污染和事故应急措施检查:检查是否有防止污染的措施和事故应急处理方案,有无水污染事件报告制度及是否健全。

(2) 城市二次供水巡查。

①卫生许可证情况检查:确定供水单位是否取得了有效的卫生许可证,供水设施产权单位是否取得主管卫生行政部门颁发的卫生许可证及是否按要求复核、换证。检查供水设施所使用的供水设备和有关涉水、消毒产品是否具有省级以上卫生行政部门颁发的卫生许可批件。

②水箱检查:查看二次供水水箱是否专用。

③环境卫生检查:检查供水设施周围环境卫生是否良好。查看水箱周围10 m内是否有渗水坑、化粪池、垃圾堆等污染源。水箱周围2 m内不应有污水管线及污染物。

④防护设施检查:检查供水设施是否加盖上锁,溢流管是否有防蚊措施,是否与下水管道相连;水消毒处理装置是否正常运转;水池是否定期清洗、消毒,有无清洗、消毒记录,以及清洗、消毒后水质是否经检验合格。

⑤卫生管理规章制度检查:检查供水单位是否建立健全的卫生管理制度,有无水污染报告制度和应急处置预案,是否配备专(兼)职人员负责饮用水卫生管理。

⑥从业人员检查:检查管水人员是否经过卫生知识培训和定期进行健康体检,体检不合格人员是否及时调离。

⑦水质检验情况检查:检查是否定期进行水质检验,检验报告(或水质检测记录)是否保存完好。

(3)学校供水巡查:学校饮用水监督内容主要是学校有无依法落实各项饮用水卫生管理要求,具体包括一般监督内容和分类监督内容。一般监督内容包括有无制定饮用水突发污染事故及水源性传染病应急处置预案和卫生管理制度;是否设专(兼)职人员负责学校饮用水卫生管理工作;管水的从业人员是否进行每年一次的健康体检并取得健康体检合格证;学生的供水量是否充足;用于饮用水消毒的产品是否索取有效的卫生许可批件。分类监督内容如下。

①若学校使用市政集中式供水,巡查内容主要是供水单位是否持有有效的卫生许可证,学校有无擅自改建市政集中式供水,管网末梢水水质是否符合卫生标准。

②若学校使用二次供水,巡查内容主要是二次供水蓄水池周围10 m内有无污染源,水箱周围2 m内有无污水管线及污染物,储水设备是否加盖上锁并定期清洗消毒,水质检测频次是否符合要求及检测结果是否达标。

③若学校使用自建设施集中式供水,巡查内容主要是学校自建设施供水周边30 m范围内是否有生活垃圾、建筑垃圾、旱厕、污水管线或污水沟等污染源;泵房内外环境是否整洁,是否堆放杂物及有毒有害物质,是否有通风措施,是否有卫生安全设施;是否有饮用水消毒处理装置及是否正常运转;使用的供水设备和有关涉水、消毒产品是否具有省级以上卫生行政部门颁发的卫生许可批件;储水设备(蓄水池)观察孔孔盖是否加锁、透气管是否安全、有无防护网罩,是否定期清洗、消毒;水质是否消毒,水质检测频次是否符合要求及检测结果是否达标。

④若学校使用开水,则可现场检查盛装开水的器皿是否每天清洗并加盖上锁,水量是否充足和方便学生饮用。

⑤若学校使用桶装水,巡查内容主要是学校有无索取桶装水的水质检验合格报告、是否索取饮水机有效卫生许可批件并定期清洗消毒。

⑥若学校使用直饮水,巡查内容主要是直饮水水质处理器、输配水设备、水处理材料等涉水产品有无索取有效的卫生许可批件,管道设备是否定期清洗消毒,水处理材料是否定期更换,水质检测频次是否符合要求及检测结果是否达标。

2. 饮用水水质抽检 饮用水水质抽检包括饮用水的采集、保存和检验等工作,饮用水采集与保存参照《生活饮用水标准检验方法第2部分:水样的采集与保存》(GB/T 5750.2—2023),饮用水水质检验方法参照《生活饮用水卫生标准》(GB 5749—2022)。饮用水水质抽检位置,可按实际巡查对象进行选择,包括对供水设施出口水进行检测,对居民家庭水龙头水进行检测,对学校龙头水进行检测等。

3. 异常情况及时报告 发现现场水质检测不合格、日常巡查发现异常、接到水质异常反映、24 h内出现3例以上可能与共同饮水史有关的疑似病例时,填写《卫生计生监督协管信息报告登记表》,立即报告辖区卫生计生监督执法机构。

(1)现场水质检测异常情况报告:现场水质检测过程中,若发现任意1件水样的任何指标不合格,及时报告卫生计生监督执法机构。报告内容包括被检测单位名称、地点、检测水样种类、检测不合格项目。

(2)日常巡查异常情况报告:日常巡查中发现影响水质卫生安全的问题(隐患)或接到群众反映水质感官出现异常(异色、异味、异物、温度异常)的报告时,应立即报告卫生计生监督执法机构。

(3)接到水质异常反映:对群众反映的水质异常,应在报告后前往现场进行核实。若确为水质异常,及时报告卫生计生监督执法机构。报告内容包括发现问题(隐患)的地点、内容等,发现出现水质异常的单位名称、地址、水质异常的表现、影响范围及有无人员发病等。

(4)疑似病例:24 h内出现3例以上可能与共同饮水史有关的疑似病例时,应立即引起重视。

可能与饮用水被污染有关,有发生介水传染病的风险,应立即报告辖区卫生计生监督执法机构。介水传染病是由于饮用或接触受病原体污染的水而导致的一类传染病,通常因水源被污染后未经妥善处理或者处理后的饮用水在输送和储水过程中重新被污染引起。常见的介水传染病有霍乱、伤寒、血吸虫病等。因饮用同一水源的人较多,故介水传染病的波及面广、发病人数多、危害较大。介水传染病的流行特点表现为:①水源一次严重污染后,发病呈暴发性,短期内突然出现大量患者,且多数患者发病日期集中在同一潜伏期内,若水源经常受污染,则发病者可终年不断。②病例分布与供水范围一致。大多数患者都有饮用或接触同一水源的历史。③一旦对污染源采取处理措施,并加强饮用水的净化和消毒后,疾病的流行能迅速得到控制。

4. 协助有关专业机构对供水单位从业人员开展业务培训

(1)协助对辖区内供水单位从业人员开展饮用水卫生工作培训。

(2)协助对供水单位从业人员开展饮用水卫生相关法律法规、标准、规范的培训,指导供水单位合法生产经营。

(3)协助开展饮用水卫生安全知识宣传、咨询,通过开设宣传栏、展出宣传板画、发放宣传材料、解答咨询等形式或利用各种媒体,提高城乡群众的饮用水卫生安全意识和法律意识。

三、学校卫生服务

协助卫生计生监督执法机构定期对学校传染病防控工作开展巡访,若发现问题隐患,及时报告;指导学校设立卫生宣传栏,协助开展学生健康教育。协助有关专业机构对校医(保健教师)开展业务培训。

1. 协助定期对学校传染病防控工作开展巡访,若发现问题隐患,及时报告 巡访内容如下。

(1)巡访机构和人员:①有无学校校长为第一责任人的学校传染病防控管理部门。②有无学校在编人员专门负责学校传染病疫情报告工作。③有无专职或兼职的传染病防治管理人员,如是否有校医或保健教师专门负责学生晨检、因病缺勤等健康信息的收集与报告工作。

(2)巡访学校卫生管理情况:①是否将传染病防控工作纳入年度工作计划。②是否将健康教育纳入年度教学计划。③是否有学校传染病突发事件防控应急预案。④是否建立传染病疫情报告制度,报告的内容、方式、时限是否正确,传染病疫情报告后是否有记录。⑤是否建立学生晨检制度和学生因病缺勤与病因追查登记制度,是否有记录;大学一般不进行晨检,传染病流行期间除外。⑥是否建立学生传染病病愈返校复课医学证明查验制度,是否有记录。⑦是否建立学生健康管理制度,是否对学生进行体检并建立学生健康档案。⑧是否对新生入学预防接种证进行查验并登记,对无证或漏种学生是否有预防接种补证、补种记录。⑨是否对学生进行传染病预防知识的宣传。⑩是否对发生传染病的学生班级、宿舍等相关环境进行及时消毒并记录。

2. 指导学校设立卫生宣传栏,协助开展学生健康教育 学校健康教育的目的是引导学生自觉采纳和保持有益于健康的行为和生活方式。可通过多种形式(如设立卫生宣传栏、课堂教学、示教等)传授科学知识,提高学生认知水平,树立正确的态度,培养自我保健意识,帮助他们掌握各种必要的健康保健和安全应急的技能。常见的健康教育内容如下。

(1)健康行为和生活方式:使学生能正确认识个人行为和生活方式对于健康的重要性,形成合理饮食、适量运动等健康行为和生活方式。

(2)疾病预防:引导学生学习和认识常见疾病,如传染病的传播、学校环境中的有害因素等,提高学生自我保健的能力。

(3)心理健康:帮助学生了解心理健康的影响因素,引导其保持积极情绪、发展良好自我认知、提高心理社会适应能力。

(4)生长发育与青春期保健:为学生提供生长发育和生殖健康方面的知识和保健技能,引导学生以负责的态度、健康的方式维护个体健康。

(5) 安全应急与避险：引导学生学习在不同环境下的安全知识，培养其相关技能和应对策略，保证学生自身和他人的安全。

3. 协助有关专业机构对校医（保健教师）开展业务培训 校医（保健教师）是校长开展学校卫生管理工作的助手和参谋，其承担着学生健康状况监测、学生健康教育、传染病防治等多项学校卫生工作，校医（保健教师）业务水平的高低决定了学校卫生工作能否顺利开展。卫生计生协管服务机构可协助有关专业机构对校医（保健教师）开展业务培训，提高校医（保健教师）的知识、技能和业务水平。

四、非法行医和非法采供血信息报告

卫生计生监督协管（上）

（一）非法行医

1. 概念 非法行医指机构或个人违反《中华人民共和国刑法》或卫生计生行政法律法规开展诊疗活动的行为。常见的卫生计生行政法律法规有《中华人民共和国执业医师法》《医疗机构管理条例》《乡村医生从业管理条例》等。诊疗活动是指通过各种检查，使用药物、器械及手术等方法，对疾病做出判断和消除疾病、缓解病情、减轻痛苦、改善功能、延长生命、帮助患者恢复健康的活动。

2. 违反《中华人民共和国刑法》的非法行医 指未取得医生执业资格的人擅自从事医疗业务活动。常见形式有以下几种：未取得或者以非法手段取得医师资格而从事医疗活动的；被依法吊销医师执业证书期间从事医疗活动的；未取得乡村医生执业证书，从事乡村医疗活动的；家庭接生员实施家庭接生以外的医疗行为的。

3. 违反卫生计生行政法律法规的非法行医 违反卫生计生行政法律法规的非法行医种类繁多，表现形式多种多样。常见形式如下。

（1）未取得合法《医疗机构执业许可证》而擅自执业。具体表现：①未取得《医疗机构执业许可证》而擅自开展执业活动；②通过买卖、转让、租借《医疗机构执业许可证》而开展执业活动；③使用过期、失效的《医疗机构执业许可证》开展执业活动；使用伪造、涂改的《医疗机构执业许可证》开展执业活动；④逾期不校验《医疗机构执业许可证》而仍从事诊疗活动或者拒不校验。

（2）超出登记范围开展执业活动，即超出《医疗机构执业许可证》核准登记范围开展执业活动，包括诊疗活动超出登记的诊疗科目范围，变更执业地点、主要负责人、名称而未做变更登记。

（3）医疗机构将本单位的科室、门诊部、业务用房租借或承包给社会非卫生技术人员从事医疗活动；医疗机构将科室或房屋出租、承包给非本医疗机构人员或者其他机构，打着医疗机构的幌子利用欺诈手段开展诊疗活动。

（4）外地医务人员来本行政区域内从事医疗活动而未对其执业证书变更登记。

（5）医疗卫生机构使用、聘用非卫生技术人员从事医疗卫生技术工作或开展诊疗活动。

（6）未经批准或备案而擅自开展义诊。

（7）利用B超非法开展胎儿性别鉴定或选择性别终止妊娠手术。

（8）出具虚假医学证明文件。

（9）发布虚假医疗广告信息。

（10）未经中华人民共和国国家卫生健康委员会和中华人民共和国商务部批准而擅自成立中外合资、中外合作医疗机构并开展医疗活动或以合同方式经营诊疗项目的视同非法行医。

（11）外国医师来华短期行医而未取得《外国医师短期行医许可证》。

（二）非法采供血

1. 概念 非法采供血指未经过国家主管部门批准或超过批准的业务范围，采集、供应血液或者制作、供应血液制品的行为，或者采集血液、供应血液、制作血液制品、供应血液制品不符合国

家相关法律法规的要求。我国常见的法定采供血机构为血站,该机构是不以营利为目的的公益性组织。血站包括一般血站和特殊血站,一般血站由地方人民政府设立,包括血液中心、中心血站和中心血库;特殊血站由卫生行政部门根据医学发展需要批准、设置,常见有脐带血造血干细胞库、单采血浆站等。非法采供血判定的法律依据主要有《中华人民共和国献血法》《血液制品管理条例》《血站管理办法》《血站质量管理规范》《单采血浆站管理办法》《单采血浆站质量管理规范》《医疗机构临床用血管理办法》等。

2. 常见形式 未经批准,擅自设置血站,开展采供血活动;超出执业登记的项目、内容、范围而开展业务活动;非法组织他人出卖血液,献血单位雇人顶替单位献血指标;临床用血的保障、储存、运输不符合国家卫生标准和要求。

(三) 信息报告

协助有关机构定期对辖区内非法行医、非法采供血开展巡访,若发现相关信息,及时向卫生计生监督执法机构报告。非法行医和非法采供血的信息来源:定期巡访发现;社区卫生服务站或村卫生室的报告;群众提供的线索或者举报;开展其他公共卫生服务时发现。

卫生计生监督协管员收集到非法行医或非法采供血的信息时,及时向卫生计生监督执法机构报告,并做好登记记录。报告内容包括非法行医或非法采供血的地点、行医时间和特点、行医人员的数量、诊疗行为、诊疗标识、报告人的基本信息、接报人的基本信息等。

五、计划生育相关信息报告

(一) 计划生育

计划生育,就是有计划地生育子女。这里的"计划",是在社会主义制度下,由中央政府宏观规划、统一领导,在全社会范围内对人口再生产进行有计划的调节,并针对各种具体情况,区别对待,分类指导,使人口数量、素质、分布和结构等与经济和社会的发展相适应,以促进社会的可持续发展。其目的是实现人口与经济、社会、资源、环境的协调发展,维护公民的合法权益,促进家庭幸福、民族繁荣与社会进步。计划生育的内容包括:①制定与实施人口发展规划。②推行生育调节。国家提倡适龄婚育、优生优育。一对夫妻可以生育三个子女。实行计划生育的育龄夫妻免费享受国家规定的基本项目的计划生育技术服务等。③奖励与社会保障。国家对实行计划生育的夫妻,按照规定给予奖励;国家建立、健全基本养老保险、基本医疗保险、生育保险和社会福利等社会保障制度,促进计划生育。④提供计划生育技术服务。

(二) 计划生育技术服务

计划生育技术服务是指使用手术、药物、工具、仪器、信息及其他技术手段,有目的地向育龄公民提供生育调节及其他有关的生殖保健服务的活动,包括计划生育技术指导、咨询以及与计划生育有关的临床医疗服务。

1. 计划生育技术指导、咨询

(1) 进行避孕节育知识的科普宣传,提供降低出生缺陷风险的指导方法,以及开展其他与生殖健康相关的咨询与指导服务。

(2) 提供避孕药具,对服务对象进行相关的指导、咨询、随访。

(3) 对施行避孕、节育手术和输卵(精)管复通手术者,在手术前、后提供相关的指导、咨询和随访。

2. 与计划生育有关的临床医疗服务

(1) 避孕和节育的医学检查:主要指按照避孕、节育技术常规,为了排除禁忌证、掌握适应证而进行的术前健康体检以及术后康复和保证避孕安全、有效所需要的检查。

(2) 各种计划生育手术并发症和计划生育药不良反应的诊断、鉴定和治疗。

(3) 施行各种避孕、节育手术和输卵(精)管复通术等恢复生育力的手术以及与施行手术相关的临床医学诊断和治疗。

(4) 根据国家卫生健康委员会制定的有关规定,开展围绕生育、节育、不育的其他生殖保健服务。

(5) 病残儿医学鉴定中必要的检查、观察、诊断、治疗活动。

(三) 计划生育监督

为加强和规范计划生育监督工作,根据《中华人民共和国人口与计划生育法》《中华人民共和国母婴保健法》《计划生育技术服务管理条例》等法律法规及相关规章,国家卫生和计划生育委员会于2015年5月4日制定了《计划生育监督工作规范(试行)》,供各级卫生计生行政部门、国家卫生计生监督执法机构及地方各级卫生计生综合监督机构在开展计划生育监督工作时遵照执行。计划生育监督主要包括:①计划生育相关法律法规执行情况的监督检查。②对从事计划生育技术服务的机构及人员的监督。③对打击非医学需要的胎儿性别鉴定和选择性别的人工终止妊娠行为(简称"两非"行为)的监督。④计划生育重大案件的督查督办以及承担法律法规规定的其他监督职责。

(四) 计划生育相关信息报告

协助卫生计生监督执法机构定期对辖区内计划生育机构计划生育工作进行巡查,协助对辖区内与计划生育相关的活动开展巡访,若发现相关信息,及时报告。巡查内容主要包括:①检查计划生育技术服务的机构的相关执业资格证或许可证;②检查医务人员、技术服务人员的执业资格证;③核对执业许可证批准的诊疗科目、服务项目、设备设施等情况;④对病历、医师门诊记录、实验室报告及相关诊疗档案进行随机抽查,确定是否开展非医学需要的胎儿性别鉴定和选择性别的人工终止妊娠行为。

六、职业卫生监督协管

(一) 职业病

根据《中华人民共和国职业病防治法》的规定,职业病是指企业、事业单位和个体经济组织等用人单位的劳动者在职业活动中,因接触粉尘、放射性物质和其他有毒、有害物质等因素而引起的疾病。我国现行的《职业病分类和目录》将职业病分为职业性尘肺病及其他呼吸系统疾病、职业性皮肤病、职业性眼病、职业性耳鼻喉口腔疾病、职业性化学中毒、物理因素所致职业病、职业性放射性疾病、职业性传染病、职业性肿瘤、职业性肌肉骨骼疾病、职业性精神和行为障碍、其他职业病12大类共计135种。如果劳动者患有职业病,可以依法享有工伤保险,包括用人单位赔偿等社会保障。常见的职业病有尘肺、铅及其化合物中毒、汞及其化合物中毒、锰及其化合物中毒、苯中毒、硫化氢中毒、氯气中毒、一氧化碳中毒等。

(二) 职业病危害因素

职业病危害因素是指生产工作过程及其环境中产生和(或)存在的,对职业人群的健康、安全和作业能力可能造成不良影响的一切要素或条件的总称。职业病危害因素按照来源,可分为生产工艺过程中的有害因素、劳动过程中的有害因素和生产环境中的有害因素。

1. 生产工艺过程中的有害因素　按照生产工艺过程中的有害因素的性质,可分为化学有害因素、物理有害因素和生物有害因素。

(1) 化学有害因素:在生产中接触到的原料、中间产品、成品和产生的废气、废水、废渣等中的毒物,以粉尘、烟尘、雾、蒸汽或气体的形态散存于空气中,主要有生产性粉尘和生产性毒物。常见的生产性粉尘有硅尘、石棉尘、煤尘、水泥尘、有机粉尘等,常见的生产性毒物有铅、汞、苯、氯、一氧化碳、有机磷农药等。

(2) 物理有害因素：包括异常气象条件（如高温、低温、高湿等）；异常气压（如高气压、低气压等）；噪声、振动等；非电离辐射（如可见光、紫外线、红外线、射频辐射、微波、激光等）；电离辐射（如X射线、γ射线等）等。

(3) 生物危害因素：生产原料和作业环境中存在的致病性微生物或寄生虫，如炭疽杆菌、真菌孢子、布鲁菌、森林脑炎病毒及蔗渣上的霉菌等。

2. 劳动过程中的有害因素　包括劳动组织和制度的不合理、劳动中精神过度紧张、劳动强度过大、劳动安排不当、个别器官或系统过度紧张、不良的体位等。

3. 生产环境中的有害因素　①自然环境因素：如夏季的太阳辐射、冬季的寒冷、高山高原环境等。②工作场所设计不合理：厂房低矮、狭窄、布局不合理。③缺乏必要卫生技术设施（通风换气、照明、防尘、防毒、防噪设备等）。④缺乏或未佩戴个人防护用品等。

（三）常见职业病的防控

(1) 尘肺病的防控：尘肺病是在职业活动中长期吸入生产性矿物性粉尘并在肺内潴留而引起的以肺组织弥漫性纤维化为主的疾病，主要包括硅肺、煤工尘肺、石墨尘肺、炭黑尘肺、石棉肺、滑石尘肺、水泥尘肺、云母尘肺、陶工尘肺、铝尘肺、电焊工尘肺、铸工尘肺以及根据《尘肺病诊断标准》和《尘肺病理诊断标准》可以诊断的其他尘肺病。尘肺病目前是我国影响面最广、危害最严重的一类职业病。

尘肺病是可防可控的，生产性粉尘防护要牢记"革、水、密、风、护、管、教、查"八字方针。①革：改革工艺和革新生产设备，不产生或减少粉尘产生，避免接触粉尘，是防治粉尘危害的根本措施。②水：湿式作业，降低粉尘浓度。③密：密闭尘源，与局部抽风相结合，防止粉尘外溢。④风：通风除尘，稀释和排除粉尘。⑤护：个体防护，减少粉尘吸入。⑥管：维修和管理，巩固防尘效果。⑦教：宣传教育，提高防尘意识。⑧查：定期监测作业场所粉尘浓度和开展粉尘作业人员职业健康检查。

(2) 职业性化学中毒的防控：生产性毒物是生产过程中产生的，存在于工作环境空气中的毒物；主要来源于生产过程中的原料、辅料、中间产物（中间体）、成品、副产品、夹杂物或废弃物，也可来自热分解产物及反应产物。劳动者在生产劳动过程中由于接触生产性毒物而引起的中毒称为职业性化学中毒。生产性毒物可以固态、液态、气态或气溶胶的形式存在。常见的生产性毒物有氯气、氨气、二氧化硫等刺激性气体，甲烷、一氧化碳、硫化氢等窒息性气体，以及铅、汞、镉等金属，苯、甲苯、二甲苯、正己烷、三氯乙烯等有机溶剂。生产性毒物主要经呼吸道进入人体，也可经皮肤和消化道进入。

职业性化学中毒的预防控制措施如下。①根除毒物：用无毒或低毒物质代替有毒或高毒物质。②降低毒物浓度：改善工艺和设备，减少有毒物质散发；革新技术，采用自动化作业，减少接触机会；通风排毒，在隔离、密闭的基础上进行局部通风，净化有毒气体后排出。③优化工艺、建筑布局：有害作业与无害作业分开，有害物质发生源置于下风侧等。④个体防护：正确使用防护服、防护手套、防护长靴、防护眼镜、防毒口罩、防毒面具等防护用品；配备必要的卫生设施等。⑤定期监测职业危害因素浓度。⑥加强安全管理和职业卫生宣传教育。

(3) 职业性噪声聋的防控：噪声会干扰工作、学习和生活，也会影响人的情绪，是我国常见的职业病危害因素之一。存在噪声危害的行业和工种分布广泛，生产过程中的噪声更是无处不在，噪声已成为职业卫生领域中看不见的"隐形杀手"。劳动者在工作场所中，若长期接触生产性噪声，较易造成听力损失，可逐渐发展为永久性听阈位移，最终导致职业性噪声聋。

职业性噪声聋是不可逆的永久性听力损伤，缺乏有效的治疗和康复措施，无法治愈，应以预防为主,其防控措施如下。①控制和消除噪声源:使用无声或者低声设备及工艺,这是防控职业性噪声聋最根本的措施。②控制噪声传播:采取吸声、消声、隔声、隔振等技术屏蔽噪声;合理布局,使工作岗位尽量远离噪声源。③减少暴露时间:合理安排劳动与休息,尽量在安静的环境休息,减少接触噪声时长。④加强个体防护:正确使用耳塞、耳罩、防噪声帽等防护用品。⑤职业健康监护和职业健康宣教:对接触噪声的劳动者进行岗前体检,有职业禁忌证者,不宜参加噪声作业;定期进行上岗期间职业健康体检,及早发现噪声易感者及噪声聋患者;开展健康教育,增强劳动者的健康保护意识。

(4) 职业性高温中暑的防控:中暑是夏季高温时常见的一种职业病。在夏季高温季节或高温作业环境下,工人因体力活动产热以及环境温度过高,人体从外界环境获得大量热能,当人体自身产生的热量加上外界获得热量大于人体本身散热时,多余的热量在人体内不断聚集,会引起人体体温升高、内环境紊乱,劳动者可能出现口渴、心悸、恶心、昏迷、抽搐、高热等症状,严重时甚至发生死亡。

职业性高温中暑的防控措施如下。①改革生产工艺:企业应该积极改革生产工艺过程,减少劳动者与热源的接触。②发现职业禁忌:在夏季高温来临前,组织劳动者进行职业健康体检,及时发现有高温作业职业禁忌证的劳动者并调离高温作业岗位。③脱离高温环境:劳动者在高温作业中出现大量出汗、口渴、头昏、心悸、胸闷、全身疲乏时,需要警惕可能为中暑前驱症状,这时应该立即撤离高温环境,在阴凉处休息并补充清凉含盐饮料,能够避免中暑发生。④健康宣教:对高温中暑的相关知识进行宣教。⑤个体防护:在高温岗位配备空调扇,给车间送冷风,发放防暑降温食品、药品等。

(四) 职业卫生监督协管内容

卫生计生监督协管单位在医疗服务过程中,若发现从事接触或可能接触职业危害因素的服务对象,应对其开展针对性的职业病防治咨询、指导;若发现职业病患者、可疑职业病患者以及发现或怀疑有职业危害因素对人体健康造成危害或可能造成危害的线索和事件,应及时向县(区)卫生计生监督执法机构报告。此外,根据2019年6月17日《国家卫生健康委办公厅关于印发职业卫生监督协管服务技术规范的通知》(国卫办监督函〔2019〕567号),职业卫生监督协管工作已纳入国家基本公共卫生服务监督协管项目。职业卫生监督协管员主要职责任务是巡查辖区内煤矿、非煤矿山、冶金、建材等行业领域的用人单位职业卫生情况,及时报告发现的问题隐患,协助卫生计生监督执法人员开展职业卫生监督检查和查处违法行为。职业卫生监督协管的工作内容和方式如下。

1. 巡查 按照《中华人民共和国职业病防治法》要求,开展辖区内煤矿、非煤矿山、冶金、建材等行业领域的用人单位职业卫生巡查,辖区内没有上述行业领域的可根据辖区情况自定行业领域并开展巡查。巡查主要内容包括:①职业病危害项目申报情况。②建设项目的职业病危害预评价报告、职业病防护设施设计、职业病危害控制效果评价报告完成情况。③工作场所职业病危害因素检测与评价情况。④劳动者职业健康监护档案情况。⑤工作场所异常情况(粉尘、噪声等)。⑥群众投诉举报情况。上述第①~④项巡查方式为检查资料有无(非建设项目第②项可为合理缺项),第⑤⑥项巡查方式为发现线索。

2. 协查 协助卫生计生监督执法人员对辖区内职业病危害严重行业的用人单位职业病防治情况进行监督检查;协助卫生计生监督执法机构对违法行为进行查处。

3. 信息报告 协管员定期进行巡查,按照技术规范的要求填写相关工作表,若发现问题隐患,及时报告。

4. 其他 完成卫生计生监督执法机构布置的其他工作。

七、卫生计生监督协管服务规范

（一）服务对象

辖区内居民。

（二）服务内容

卫生计生监督协管服务的主要内容包括食源性疾病及相关信息报告、饮用水卫生安全巡查、学校卫生服务、非法行医和非法采供血信息报告、计划生育相关信息报告。

（三）服务流程

卫生计生监督协管服务有三个重要流程，即协助专业机构培训人员、开展宣传教育和制订协管服务计划。具体流程如下所示。

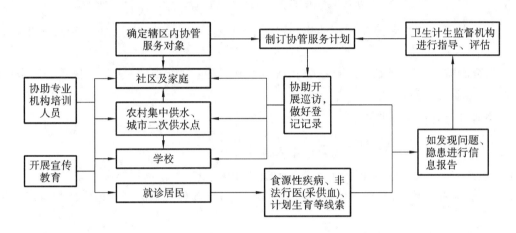

1. 协助专业机构培训人员　对供水单位从业人员开展业务培训，对校医（保健教师）开展业务培训。

2. 开展宣传教育　指导学校设立卫生宣传栏，协助开展学生健康教育。对辖区内居民尤其是就诊居民开展宣传教育，让他们了解食源性疾病、非法行医、非法采供血、计划生育的法律法规和相关知识，以便提供相应的线索。

3. 制订协管服务计划　卫生计生监督协管单位依据规范确定协管服务对象，并在卫生计生监督执法机构的指导和评估下制订协管服务计划。随后，协管单位根据该计划开展巡访工作并做好登记记录，若发现问题隐患，及时报告。卫生计生监督执法机构根据报告的信息评估是否调整协管服务计划。

（四）服务要求

（1）县（区）级卫生计生行政部门要建立健全各项协管工作制度和管理规定，为基层医疗卫生机构开展卫生计生监督协管工作创造良好的条件。例如制定协管员聘用与管理制度，对协管员的准入、聘用流程及管理方式进行规定；也可制定协管员的工作守则，要求协管员持证上岗，廉洁自律，规范其行政执法行为；还可制定协管员学习培训制度、例会制度、考核评议制度以加强对协管员的管理，提高协管员的业务素质等。尽可能为基层医疗卫生机构开展卫生计生监督协管工作创造良好的条件。

（2）县（区）卫生计生监督执法机构要采用在乡镇、社区设派出机构或派出人员等多种方式，加强对基层医疗卫生机构开展卫生计生监督协管的指导、培训并参与考核评估。

（3）乡镇卫生院、社区卫生服务中心（站）要建立健全卫生计生监督协管服务有关工作制度，配备专（兼）职人员负责卫生计生监督协管服务工作，明确责任分工。有条件的地区可以实行零报告制度。

(4) 要按照国家法律法规及有关管理规范的要求提供卫生计生监督协管服务,及时做好相关工作记录,记录内容应齐全完整、真实准确、书写规范。

(5) 各地县(区)级卫生健康行政部门要加强职业卫生监督协管队伍建设,协管员配备数量与辖区内职责任务相匹配,有条件的地方可以采取乡聘村用的方式,将计生专干、村医等人员纳入协管队伍,实行网格化管理,同时加强指导、培训和考核评估,确保完成职业卫生监督协管工作任务。

(6) 承担职业卫生监督协管工作的人员,要按照法律法规和服务技术规范等要求,认真做好职业卫生监督协管相关工作表的填写及信息报送,如遇重要情况,立即报告。

(五) 工作指标

1. 卫生计生监督协管信息报告率

$$\text{卫生计生监督协管信息报告率} = \frac{\text{报告的事件或线索次数}}{\text{发现的事件或线索次数}} \times 100\%$$

注:报告的事件或线索涵盖食源性疾病、饮用水卫生安全、学校卫生、非法行医和非法采供血、计划生育。

2. 巡查次数 协助开展的食源性疾病、饮用水卫生安全、学校卫生、非法行医和非法采供血、计划生育实地巡查次数。

3. 职业卫生协管工作指标

(1) 职业病危害信息报告率 $= \dfrac{\text{报告的事件或线索次数}}{\text{发现的事件或线索次数}} \times 100\%$

报告的事件或线索包括辖区内用人单位的违法相关信息、工作场所异常情况等。

(2) 开展巡查次数:每半年至少开展一次巡查工作,有条件的地区可根据实际情况增加巡查次数。

(3) 记录及报告:开展巡查工作后应当填写相关工作表,做到及时、真实、准确;需要报告的信息要及时上报。

(六) 附件

1. 卫生计生监督协管信息报告登记表 在开展卫生计生监督协管服务时,若发现问题隐患,及时进行信息报告并填写《卫生计生监督协管信息报告登记表》。该表中机构名称为开展卫生计生监督协管服务的协管单位,信息类别分为食源性疾病、饮用水卫生、学校卫生、非法行医或非法采供血、计划生育,根据发现的问题进行归类。信息内容即对发现问题的地点、内容等有关情况进行简单描述。发现时间为发现问题隐患的时间,报告时间为填写报告登记表的时间,报告人为填写报告登记表的协管员。卫生计生监督协管信息报告登记表如下所示。

机构名称:

序号	发现时间	信息类别	信息内容	报告时间	报告人

2. 卫生计生监督协管巡查登记表 根据协管服务计划开展卫生计生监督协管巡查,及时填写《卫生计生监督协管巡查登记表》。该表中机构名称为开展卫生计生监督协管服务的协管单位,巡查地点为被监督单位,巡查内容可在食源性疾病、饮用水卫生、学校卫生、非法行医或非法

采供血、计划生育五种类别中选择,对发现的主要问题可简单进行描述。巡查日期即实际巡查的日期,巡查人通常为2人及以上。备注栏填写发现问题后的处置方式,如报告卫生计生监督执法机构或帮助整改等内容。卫生计生监督协管巡查登记表如下所示。

机构名称:_____ _____年度

序号	巡查地点与内容	发现的主要问题	巡查日期	巡查人	备注

3. 职业卫生监督协管巡查个案信息表 如下所示。

用人单位名称		地址	
法定代表人		联系电话	

序号	巡查内容	有/无
1	职业病危害项目申报情况	
2	建设项目的职业病危害预评价报告、职业病防护设施设计、职业病危害控制效果评价报告完成情况	
3	工作场所职业病危害因素检测与评价情况	
4	劳动者职业健康监护档案情况	
5	工作场所异常情况	
6	群众投诉举报情况	

用人单位陪同人员签字: 协管员签字:

巡查时间:

4. 职业卫生监督协管巡查工作登记表 如下所示。

_____年度

序号	巡查地点与内容	发现的主要问题	巡查日期	巡查人	备注

【实训案例】

案例一

饮用水卫生案例辨析

某农村一工厂有职工30人,有2人在厂外居住,其余均住在厂内职工宿舍。厂内没有供职工用餐的食堂,工厂供水方式为农村集中式供水,职工常常有饮用生水的习惯。2023年9月6日有10名职工发生腹泻,大便呈黄水样,无里急后重,多无腹痛,仅个别有低热、呕吐。至9月15日共有25人发病,均为厂内居住职工。同期厂外无类似患者出现,近期无集体聚餐活动。以往厂

练习题及答案

内每月偶尔发生1~2例腹泻。

任务：如果你是当地卫生计生监督协管员，应如何处理？

案例二

非法行医案例辨析

王某，男，退休医师，退休后在家里为街道居民看病，不收挂号费，只收取药品费用（自带药品、针剂者不收费）。某日7时许，李某（女，65岁）因咳嗽多日，自带青霉素针剂来到王某家里。王某为李某做完皮试后，按操作规程为李某注射了其自带的青霉素针剂。十几分钟后，王某发现李某有青霉素过敏反应特征，立即按规范为其抢救，并立即叫邻居张某通知李某家属来到王某家。李某家属见状立即拨打"110""120"电话。9时15分，李某被送到湖南省人民医院抢救，9时32分，李某因呼吸循环衰竭而死亡。法医鉴定：李某因注射青霉素引起过敏性休克而急性死亡。以上事实，有法医鉴定结论、证人证言等证据予以证实。

任务：如果你是卫生计生监督协管员，接到类似案例后应该如何处理？

主要参考文献

[1] 于普林.老年医学[M].3版.北京:人民卫生出版社,2023.
[2] 朱霖.老年人健康管理实务[M].北京:人民卫生出版社,2022.
[3] 田向阳,程玉兰.健康教育与健康促进基本理论与实践[M].北京:人民卫生出版社,2019.
[4] 杨柳清.基层公共卫生服务技术[M].武汉:华中科技大学出版社,2018.
[5] 王永红,史卫红,静香芝.基本公共卫生服务实务[M].北京:化学工业出版社,2021.
[6] 詹思延.流行病学[M].8版.北京:人民卫生出版社,2017.
[7] 中国防痨协会结核病控制专业分会,中国防痨协会老年结核病防治专业分会,《中国防痨杂志》编辑委员会.中国社区肺结核主动筛查循证指南[J].中国防痨杂志,2022,44(10):987-997.